中医百日通丛书

一百天学开中药方

（第三版）

杨进　黄煌　朱丽江　编著

上海科学技术出版社

图书在版编目(CIP)数据

　　一百天学开中药方 / 杨进,黄煌,朱丽江编著. —
3 版. —上海:上海科学技术出版社,2015.9
　　(中医百日通丛书)
　　ISBN 978 - 7 - 5478 - 2765 - 9

　　Ⅰ. ①一… Ⅱ. ①杨… ②黄… ③朱… Ⅲ. ①方剂学
Ⅳ. ①R289

　　中国版本图书馆 CIP 数据核字(2015)第 181428 号

内 容 提 要

　　《一百天学开中药方》(第三版)立足于使广大中医药爱好者掌握中医学的"辨证论治"思想和以"方证相应"为依据开中药方的方法,在介绍如何学开中药方的同时,由浅入深,通俗易懂地糅合了中医学的生理、病理、诊法、辨证、中药、方剂、治法、内科、温病等多种学科的主要内容。书中所介绍的中药方作用及其临床应用内容,反映了现代的研究成果和较新进展,比较具体而切合实际,易于掌握和取得效果。

　　为了贯彻丛书的统一性,本书采用每周学习 5 天,共 14 周学完的方法。

一百天学开中药方(第三版)

杨进　黄煌　朱丽江　编著

上海世纪出版股份有限公司
上 海 科 学 技 术 出 版 社 出版
(上海钦州南路 71 号　邮政编码 200235)
中国图书进出口上海公司发行
200001　上海福建中路 193 号　www. ewen. co
印刷
开本 700×1000　1/16　印张 13.5
字数 230 千字
1998 年 1 月第 1 版　2005 年 9 月第 2 版
2015 年 9 月第 3 版　2015 年 9 月第 18 次印刷
ISBN 978 - 7 - 5478 - 2765 - 9/R·972

第三版说明

"中医百日通丛书"从 1996 年第一种图书面世至今已达 19 年之久,前后出版了 14 种。由于本丛书编排体例独特、内容深入浅出、学习掌握容易、临床实用易查,深受读者的欢迎,反复加印,丛书销量已超过 40 万册。

自 20 世纪末至 21 世纪初,国内外疾病谱出现了很大的变化,中医药在临床应用的范围和方法也发生了相应的改变。为了使读者能及时地了解和掌握中医药相关的信息和技术,我们邀请有关专家对本丛书进行了精心的修订,扩大开本,双色印刷,基本保留原有的体例和格式,删去陈旧和已不再常用的技术和内容,补充了新的相关病种和临床治疗方法。

我们希望本丛书的第三版,能为弘扬中华文化,宣扬推广中医药学,普及相关医药学知识起到一定的作用,这是我们出版者最大的心愿。

上海科学技术出版社

2015 年 8 月

编 者 寄 语

编写意图

本书以中医辨证论治的思想方法为主线,从介绍常见而基本的病证类型和相应的有效中药方入手,由浅入深、循序渐进地使读者懂得中医的理论和开中药方的方法。

中药方是中医学两千多年以来治病的主要手段,方与证相对应则是辨证论治最具体、最客观、最稳定、最能重复取效的方式,掌握了"方证相应",就可算作懂了中医学的大部分。

本书即以此为中心,逐步地介绍中医基本理论知识、辨证方法、组方原则,将以往学习中医所不可少的中医生理、病理、诊法、辨证、中药、方剂、治法等基础课程和内科、温病学等临床课程的主要内容融合在一起,作为初学中医者的一条入门途径。读者经过较短时间的自学,得以了解和初步掌握中医学的基本理论和开中药方以治疗常见病的技术,不仅可以为自己或亲友解除病痛,还可以弘扬中华文化,使中国的传统医学造福于全人类,这是编者最大的心愿。

内容安排

本书共安排 100 天,大致 14 周学完,其中每周学 5 天,休息 2 天,另外 2 天作为机动时间。具体安排是:先用一周学习中医中药最基本的特点和理论,然后用十三周的时间学习常见病证类型及其相应的中药方 60 余首和 120 首附方。其中最后一周多的时间学习一些常见疾病(或症状)的常用方,并结合复习已学过的中药方。在学习方、证的同时,逐步深化中医学的有关理论知识并了解常用中药的作用。

学完本书后,虽不能说已"掌握"了中医学,但已能了解中医理论的大略和开中药方的初步方法,并能用以治疗一些常见病,辨证论治的思想方法也渐渐印于读者的大脑之中,达到初步入门的要求,为今后进一步学习中医学打下基础。

学习要求

为了使读者能通过本书的学习初步学会开中药方,希望切实地做到以下几点。

一、因本书的内容是前后衔接、不断扩充、逐步深化的,所以必须按书中编排顺序逐周逐天地学,不可随意打乱。

二、每天的学习内容要学懂、记熟,既不要贪图速功而致囫囵吞枣,也切忌三天打鱼,两天晒网。从编排内容来看,每天学习的时间为1~2小时,另外可抽时间经常复习和背诵中药方的歌诀。

三、学习中要注意抓住几个环节:熟悉每一病证类型的主要表现特点;牢记各方的药物组成(可借助背诵各方的组成歌诀)及其功用、适应病证;认真完成每天的练习题,消化所学内容,自我检测每天学习内容的掌握情况。对于练习题中的案例题,附有"案例答案"以供参考。同时要注意的是:不具有医师资格的读者在遇到病情较重的患者时,应及时请医师或送去医院诊治,以免耽误病情。至于书中的"治疗参考"和"附方",是对所学内容的深化,除了练习题要求掌握的内容外,可根据读者的具体情况自行安排为一般了解和熟悉掌握等不同要求。

目 录

第一周

1

一、中医与中药

中医学是中国的传统医学,它是中华民族在数千年的文明史中与疾病做斗争的极为丰富的经验总结,具有与西方医学迥然不同的理论体系和治疗方法。中医治病的手段甚多,中药是其主要手段之一。中药与化学药品、抗生素、生物制品等现代药物不同,主要是采用植物、动物、矿物等天然产物。中药可以用单味药,但更多的是把若干味中药组合起来使用,称为中药方,又称方剂。

◉ 神奇的中药方

什么是好药

中药从外表来看,是那样平常,这些树皮、草根、茎叶、种子、花朵、动物尸体、石块、砂粒等,既没有经过现代化大工厂复杂工艺的加工,又没有色彩绚丽的包装,却被用来治病。中医诊病,则主要凭三个指头诊脉,看看舌苔等,即所谓"望、闻、问、切",没有精密的仪器设备。难怪许多人要怀疑,中医所开的这些中药能治好病吗?殊不知,药物治病的功效与其外表以及是否经过了复杂的加工提炼等条件并无直接的关系,至于中医诊病,其目的并不是去诊断现代医学中所说的某种疾病,确定其病名,而是按照中医学的传统理论,去探求人体所处的某种状态,并按此状态确定最适宜的中药方。明白了这个道理,就不会用西方医学的眼光来衡量中医和中药。什么是好药?能治好病的药就是好药;同样,什么是高明的医生?能解除病人病痛的医生就是高明的医生。对此,恐怕是不会有人表示异议的。

南京某大工厂有一位厂长,患慢性腹泻两年余,有人劝他吃中药,可他对那些树皮、草根实在看不上眼,找遍了南京的有名西医,最后住进了当地最高级豪华的病房,接受了全面细致的仪器和化验检查,用了许多昂贵的西药,但是病情并不见好转。入院治了四个月,结果是失望地出了院。后来,抱着试试看的心态找笔者门诊,服了两周中药方后,腹泻竟出乎意料地完全好了。这位厂长到处宣传中医中药的奇妙,当然,他再也不会怀疑中药能不能治好病了。

这样的例子不胜枚举。对中国的多数老百姓来说,有病找中医,吃几副中药,乃是一件习以为常的事,然而,对于从来没有接触过中医中药的人来说,用中药方能治好病,确实是一件神奇的事情。

中药治病的三大优点

用中药方治病为什么受到许多人欢迎呢?这是因为中药治病有它独特的优点。

1. 治疗效果可靠

多数中药方的运用已有长达百年,甚至千年以上的历史。历代的医生在使用这些中药方的过程中,对于某中药方最适宜于治何种病,如何掌握剂量和药物的加减,服药后有哪些反应等,都已经积累了极其丰富的经验。同时,在千百年的医疗实践中,对数以十万计的中药方进行了删选,保留了疗效确切的中药方,逐步淘汰了部分疗效较差或副作用较大的中药方。这样,现在所常用的中药方可以说是经过了千锤百炼、屡试不爽的,只要用得对症,没有不见效的。事实证明,中药方不仅能治好常见病、慢性病,也可以治好疑难病、急性病。

2. 使用比较安全

中药方所用的药物,多数是毒性很小或无毒性的天然药物,性质较平和,只要按规定使用,一般不必担心会出现各种副作用。特别是许多中药方可以长期使用,很少有蓄积作用,多数也不至于发生耐药性之类的问题。这一长处是化学药物所远不能及的,因而,在当前"药源性疾病"(因服药而引起的病)日益增长的情势下,许多医学界人士正在把注意力转移到天然药物方面。此外,中药方多数是口服,虽然有些药要煎煮,感到麻烦,但可省却注射等更大的麻烦,也避免了因注射造成的痛苦和被感染的危险。使用中药安全,这是从总体来说的,中药里也有少数药有毒甚至有剧毒,这些药物的使用必须有严格的要求,由有经验的医生来施用。然而,在本书中所介绍的中药方里,基本上没有采用这些药物,即使个别药物有一定毒性,也都交待了使用时的注意事项,所以在运用方面是很安全的。

3. 重视全身调整

中医学具有整体观念和辨证施治这两大特点,具体表现在治疗疾病时不是仅仅针对某一症状、某一局部病变用药,而是注重从全身状态来进行调整,即不是"头痛医头,脚痛医脚"。往往有的病人因某种病痛服中药,结果不仅治好了这种病痛,而且连其他病痛也随之而愈了。例如有一病人患顽固性头痛四五年,经CT检查,发现有脑血管瘤,即劝他手术治疗,该病人因惧怕手术而来服中药,经投用补益肝肾、活血化瘀的药方后，不到半个月，头痛即告愈，又继续治疗2个月，再经CT检查，见脑血管瘤明显缩小。病人还十分高兴地告诉笔者，他阳痿已3年余，随着头痛消失，阳痿也好了。这实际上就是全身调整的后果。由于中药方治病有许多长处，所以在世界上，中药方的研究和运用也越来越广泛，引起医学界和众多人的兴趣与重视。

◉ 中药治病的道理

中药可补人体之不足

饮水可以解渴，进食可以充饥，这是不言而喻的。人体所需要的各种营养物质，包括了各种维生素、微量元素、矿物质在内，都必须靠饮食来补充。同样，在诸多的中药里，就含有人体必需的各种营养物质，服用中药可以补充人体所需，这与一般饮食是同一道理，因而有"药食同源"之说。然而，现代药理研究表明，中药里含有的营养物质比普通饮食要广泛得多、丰富得多，而且也并非仅是补充糖类、蛋白质、脂肪、维生素之类，其中还有许多成分对人体有特殊的补养强壮作用，这是一般的饮食物所不能替代的。

中药可调整人体之失常

中药中含有不计其数的各类生物碱、苷类、挥发油、鞣质、有机酸、油脂、树脂、植物色素和无机成分等，这些成分能对人体的某些脏器组织及其功能活动进行特定的调节，或能杀死、抑制各种致病性的病原体，从而发挥出治疗疾病的作用。

由此看来，中药能治病并没有什么不可思议之处。我们日常使用的西药，就有不少是用中药制造的，如麻黄碱、小檗碱等就是从中药里提炼出来的。

中药治病的理论

用中药治病的中医，在用药的理论上，与西医就大不一样了，这是因为中、西两个医学体系完全不同的缘故。中医学认为，人体一旦生病后，从整体上来看，是处于一种正常平衡状态被打乱的局面，其中有的出现了某种不足，有的出现了某种过剩，有的发生了某种紊乱，有的发生了某种病理产物等，这就是病理状态。而对于人体来说，往往又表现为寒热偏颇、升降反常等。同时，中医学又认为中药的性质有寒凉、温热、升浮、沉降等不同，其中有的可补，有的可泻，利用这些药物所具有的性质，就可以来纠正人体的反常状态，这就是中药治病的道理。如对一位发高热、烦躁不安、口渴的病人，判断病的性质属热，就用寒凉性质的中药去治疗；又如对一位受寒凉后全身怕凉，四肢不温，腹痛，泻清水的病人，因其病的性质属寒，就用热性的中药去治疗；对呕吐、呃逆、气喘等病证，因其属气反常上逆,就用沉降性质的中药去治疗;对胃下垂、子宫下垂、久泻、脱肛等病证,因其属气反常下陷,就用升浮性质的中药去治疗。

由此看来,中医治病主要不是针对体内缺乏了什么营养物质,或必须明确了体内器官组织的病理、生化、免疫等各方面的变化,或要查清是何种病原体后才能用药,而着重利用药性来对人体"纠偏补弊",把药物的性质与人体的状态、疾病的性质统一起来,这就是中医用中药治病在理论上的主要特点,也就是通常所说的"辨证论治"。这样也不难理解,为什么中医治病并不一定要先做出明确的病名诊断,为什么有些病人虽然没有确诊为何种病,但是中医却把他们治好了。当然,中医的这套理论是通过了数千年的无数医疗实践,才摸索总结出来的。

每日练习

1. 中药方治病有什么优点?
2. 中药为什么能治病?

2

◉ 中药方的常识

药物的配伍

中药方是由若干味中药按一定的理论有目的地组合而成的,这种组合叫"配伍"。

由于中药的性质功用各不相同,即使治疗同一病证的中药,其作用也各有所长,各有所短,因而通过适当的配伍,可以发挥或增强其长处,弥补或抵消其不足,减轻或避免其副作用,从而起到相辅相成的作用。有的中药如单独运用并不适用于治疗某种病证,但通过配伍,也许就可以在治疗某种病证时发挥重要的作用。因而通过配伍组成的中药方通常要比单味药的效果好得多。

中药方的组合,主要是根据对病情本质的分析,确立治疗大法,然后选择药物。在中医学里对中药方的配伍原则有"君臣佐使"之说。所谓君药,是针对病证的主要方面起治疗作用的主要药物;臣药是配合君药治疗,或针对病证的兼见症状起治疗作用的药物;佐药是用来增强君、臣药的治疗效果,或消除君、臣药毒性和副作用的药物;使药主要是调和全方诸药作用的药物。但就每一个具体的中药方来说,除必须有君药外,其他的配伍不必齐备,而且也不必过分拘泥于君臣佐使的程式,勉强区分哪些药是君臣佐使药。在组合中药方时,只要确定病证的主要性质和表现,按此选用主药,同时再选用若干药物来配合主药,增强主药的治疗作用,或减轻主药的毒性和副作用,或治疗病证的其他病理变化和次要症状,这样也就是体现了"君臣佐使"的配伍精神。

药方的变化

中药方一般都有固定的药物组成和剂量,多数还冠以方名,这类药方称为"成方"。历代留下的成方不下十余万张,其中汉唐时代所定的药方又称为"经方",明清以后所定的药方则称为"时方"。成方虽多,在实际运用时,完全照搬成方而用的并不多见,往往还要根据病情的表现、病人的体质、四时气候、地理环境等因素进行灵活的变化加减。这种变化主要有三个方面。

1. 对药味进行加减

即根据需要在原成方中加入若干药物,或减去若干药物。实际上,多数成方也是由某些成方通过药味加减而来的。

2. 对药味的剂量进行调整

即对有的药物要增强其治疗作用,可以加大其用量,而有的药物要减轻其某方面的作用,或要避免其毒性和副作用,则可以减少其用量。

3. 对药方的剂型进行更换

中药方的常用剂型有汤(煎剂)、丸、散、膏等。一般来说,汤剂作用较快、较大,适用于较急、较重的病证,而且便于临用时灵活加减;丸剂则吸收较慢,药力较持久,适用于慢性、虚弱性的病证,而且便于携带和服用,也可用于某些急危病证的抢救;散剂中有的可直接用开水冲服,有的可在临用时加水煎汁服,兼有汤、丸剂的一些优点,用药也较为节省;膏剂多用于久病体虚者作调补用,服用也较方便。因而根据病情,同一中药方有时可作汤剂,有时可加工成丸、散剂,有些补益方可从汤剂改为丸、膏剂。

中药的煎法

中药方在使用时,要讲究煎煮方法。煎煮中药的用具以带盖的陶瓷药罐或砂锅为好,一般不宜用铁、铝等金属制品。在煎煮前,应先把中药放入容器里,加冷水浸过药物3厘米左右,浸1小时后,待中药充分湿透,然后上火煎煮,沸后可改用小火,以免药液溢出或药液熬干。在煎药时不宜频频打开药罐盖子,以免气味散失过多。

在煎药时应注意掌握好火候。用急火、大火煎称为"武火",用慢火、小火煎称为"文火"。煎药时一般先武后文,即煮沸后改用文火,第一煎在沸后再煎20~30分钟,第二煎在沸后再煎15~20分钟,适用于一般药方;也有在煮沸后继续用武火煎3~5分钟者,适用于气味芳香的药物和发汗解除在表病邪的方剂;还有在煮沸后改用文火再煎,第一煎在沸后再煎 45～60 分钟,第二煎在沸后再煎 30 分钟,适用于各种滋补方或某些有毒药物(如附子、乌头等)、介石药物(如磁石、生石膏、鳖甲、龟甲等)。

在煎药时,有些药物有特殊的煎煮要求。其中主要如下。

1. 先煎

介壳、矿石之类药物因质地坚实,应先打碎后,煎煮 20～30 分钟,然后再加入其他药同煎。有些药物如附子、川乌、草乌等因有一定毒性,须久煎以减其毒性,故先煎 1～4 小时后再加入其他药同煎。

2. 后下

凡气味芳香的药物,如薄荷、砂仁、白豆蔻等,宜在药将要煎好时再加入,略煎几分钟即可。

3. 包煎

对某些易使药液浑浊,或对咽喉、胃有不良刺激的药物,如滑石、车前子、旋覆花、赤石脂等,另用纱布或绢布包好后入煎。

4. 另煎

某些贵重药物,如人参、羚羊角、犀角(水牛角)等,为充分利用其有效成分,可单独煎煮 2 小时,取其汁另外服用。

5. 溶化或烊化

某些易溶于水的药物,如芒硝、蜂蜜等,可溶入已煎好的药液里;或有些胶质性黏的药物,如阿胶、鹿角胶,可单独加水少许加温使烊化,再兑入煎好的药液里和匀服,这可以避免和其他药物同煎时粘于锅上煮焦,影响药效。

6. 冲服

某些芳香、贵重的药物和配合使用的散剂、丹剂、自然汁等,如牛黄、麝香、沉香末、三七粉、紫雪丹、生藕汁、生姜汁等,需冲入煎好的药液里服。

7. 煎汤代水

某些体积大、分量重的药物,如芦根、竹茹、灶心土、糯稻根等,可先煎取药液,去渣澄清后,以药汁代水煎其他药。

中药的服法

中药的服用要注意服药时间和方法。

服中药一般以早晚空腹时服为宜,即早饭前 1 小时和晚饭后 3 小时左右。但对胃肠有刺激性的药物及消导之剂,或病人感到服药后胃中不适的,可在饭后服。有的药方可不定时服,即煎汤代茶频服。有的药方有特殊的服药时间要求,如治疟疾的药方宜在发作前 2 小时服,鸡鸣散则要在天明前空腹冷服。

在服药方法上,1剂中药一般煎2次,即头煎和二煎,一天内早晚分服。一些治疗慢性病的中药方也可煎3次,早晚各服1次,这样2剂药可以服3天,能充分利用药效。某些急性病可将头煎、二煎合并一次顿服,或1天服2剂,即1天服4次,以增强或保持较有力的药效。也有的中药方可煎一次后分多次服下,服完再煎第2次。

中药汤剂一般宜温服,但治疗热性病证可冷服。有的病人服药易呕吐,可先用鲜生姜片擦舌,或在药液里加入少量姜汁再服。

运用中药方的注意点

在运用中药方时还应注意以下几个问题:一是必须切实了解病人的体质和病情,认清病证的本质,以做到"方证相符"。二是应熟悉所用中药的药性、功效、主治和常用剂量,掌握药物的配伍方法和方药的变化规律。三是在使用性质峻烈或有毒药物时,应谨慎从事,一般可先用小剂量,逐渐加量,直至有效为止,但决不可超过规定剂量,以免造成中毒和副作用。

◉ 学开中药方难不难

由于中医理论独特而古奥,使其蒙上了一层神秘的色彩,加上中医书籍浩如烟海,令人无从下手,所以不少对中医学有兴趣者,不敢轻易下决心学习中医。中医学是一门涉及面广、知识基础要求较高的学科,以现代医学来说,不经过医学院多年的正规学习,是不太可能掌握的。中医学要能精通它,当然也不是一件容易的事,但要做到初步入门却也并非困难。学习中医学理论不需要设备齐全的实验室,可以通过总结了解前代医家经验的中医书籍来获得中医学的理论和药物知识,在此基础上,就可以在治病开方的实践中再积累自己的知识。在历史和现实中,通过自学而成为名医的真是数不胜数。

本书所要求的学会开中药方,是通过掌握中医诊病治病的理论,从学会"辨证"入手,了解针对"证"的常用中药方的作用和用法,从而可以对常见的病证开出较为正确、有效的中药方。从这个角度来看,在百日之内学会开中药方也并非难事。当然,要精通中医学的全部理论,运用辨证论治的方法,掌握并熟练治病的常用方药,那还必须阅读大量的中医书籍,并需经过长期的临床实践方可做到。

每日练习

1. 什么是"君臣佐使"?
2. 煎中药要注意哪些事项?
3. 服中药要注意哪些事项?

3

二、如何开出一张对证之方

如前所述,衡量一位医生是否高明,不是看他年龄、资历、仪表、言谈,而是看他用药是否有效。作为中医,则集中反映在他所开的中药方是否"对证",所以下面着重讨论如何能使中药方"对证"的问题。

◉ 什么是"对证"

"江湖医生""野郎中"之流也能开出中药方,但能否做到"对证",那就很难说了,虽然不能说一个病人也治不好,毕竟多数的疗效是不可靠的。"对证"是开中药方的关键,就是指中药方的性质、功效与病证的性质,即人体所处的病理状态是相吻合的。所谓"对证",并不是"对症"。"症"者,指症状而言,是疾病的某种个别的具体表现,如发热、头痛、咳嗽、呕吐等;"证"却是人体的整体状态,是概括了病变本质属性在内的诊断结论。由此看来,要开出对证之方,不是仅针对某种具体症状的"对症下药",而是必须首先学会"辨证",仅记得几张药方的组成是远远不够的。为此,必须了解中医最基本的理论,否则就无法分析病情,更谈不上进行辨证了。

◉ 掌握一些基本理论

中医的理论体系内容极为丰富,下面着重介绍对于分析人体病理状态和掌握中药方功效作用必不可少的一些理论知识。

阴阳气血津液

在中医学里,阴阳的概念广泛用于生理、病理、辨证、治疗等许多方面。从生理来说,一般以阴作为物质,以阳作为功能,两者既互相对立,又互相依赖。如体内各脏器的生理活动,必须有营养物质来维持,而营养物质的制造,又必须依靠各脏器的功能。从病理来说,阴阳双方互相影响,若一方过盛或过衰,就成为病理状态。如阴寒之邪可以损伤人的阳气;阳气过盛则发热,又会消耗人的阴液;如阴液衰少又会导致阳热偏亢,而阳气不足就会引起阴寒的征象。从辨证和治疗来说,任何病证都可归纳为"阴证"和"阳证",而药物的作用从根本上说,就是调整阴阳的不平衡。

气是指人体的各种功能活动,如各内脏的气,但有时也指某些营养物质,如营气等。从气的来源看,有先天之气,主要藏于肾,称为"真气""原气";有后天之气,来源于饮食,主要由脾胃产生,称为"宗气"。血是指血管内的血液,产生于脾胃,并在肝、肾的参与下形成,由心肺输送到全身,以营养人体。

津液是人身各脏器、组织中的正常液体,其中较清稀的为津,较稠浊的为液,可以润泽身体内外、四肢、孔窍。津液在血管里,即是血液的组成部分,排出体外即是汗或尿。津液也是来源于脾胃所消化吸收的饮食物,与血的来源是相同的。

脏腑经络

脏腑,即五脏六腑,是中医学生理观的基本核心,其特点是把人体的各种主要功能活动和有关组织,都按五脏六腑来归纳、分类。这些脏腑的名称在字面上与现代医学相同,但其实质所指的内容却有较大的区别,下面做一简介。

1. 五脏

指心、肝、脾、肺、肾。心主要负责血液循环,主一身的血脉,并总司人的神志、思维活动,心的外围有心包,可代行心的职能;肝主要负责体内各种功能活动的疏通、调节,又可帮助消化,调节情志,并可贮藏血液,濡养一身之筋;脾主要负责消化饮食、运输营养,并可协助控制血液的运行;肺主要负责呼吸和主持体内之气,并帮助脾转输饮食中的营养物质和促使水湿的运送;肾主要负责生殖和发育,肾中之精可以充养骨、髓、脑,协助血液化生,又是人体泌尿系统的主管脏器。

2. 六腑

指胆、胃、小肠、大肠、膀胱、三焦。胆可协助肝帮助脾胃消化,并可调节神志;胃可协助脾消化饮食;小肠、大肠可协助脾胃进一步消化饮食,分别形成小便与大便;膀胱则贮藏小便并主排尿;三焦为体内水谷和气运行的重要通道,在胸腔、腹腔中贯穿上下。除此以外,还有脑、女子胞(子宫)等。

脏与脏、脏与腑之间又有着密切的联系,从而构成了一个有机的整体。

3. 经络

是指发源于脏腑而遍行于全身的一种网络系统,实质上可以看作是人体神经、血管、淋巴等多种系统功能的综合。经络可运行气血,联络各脏腑,沟通全身上下内外,其中有主干与分枝的不同。主干经络有正经十二条,这十二条正经均与脏腑相联系,称为手太阴肺经、手厥阴心包经、手少阴心经、足太阴脾经、足厥阴肝经、足少阴肾经、手阳明大肠经、手少阳三焦经、手太阳小肠经、足阳明胃经、足少阳胆经、足太阳膀胱经。另有奇经八脉,即督、任、冲、带、阴蹻、阳蹻、阴维、阳维。主干经脉之间又有无数的分支,如别络、浮络、孙络等。

脏腑经络与气血津液等学说共同构成了中医生理学。

六淫七情

六淫七情是中医病因学的主要内容。

1. 六淫

是存在于自然界中能致人生病的六大类因素。当然,外界的致病因素不计其数,其中有各种病原微生物(细菌、病毒、立克次体、原虫等)、物理因素(寒、热、光、电、磁等)、化学因素(有机或无机化学物质)等。然而,不论何种致病因素,在侵袭人体后,所表现的症状却有某些共性可寻,古代医家就按此共性把外来的病因归纳为六大类型,即风、寒、暑、湿、燥、火,称为六淫。凡是具有升发、向上向外、行走不定特点,或引起肢体动摇、震颤的致病因素,概称为风邪;凡是具有凝闭不通特点,或造成肢体发冷、畏寒、收缩牵引的致病因素,概称为寒邪;凡是能致人高热、大汗、耗伤元气而又在夏季发病的致病因素,概称为暑邪;凡是具有重浊、黏滞难解特点,或造成肢体肿胀、渗液的致病因素,概称为湿邪;凡具有干涩性质,易耗伤人体津液的致病因素,概称为燥邪;凡具有火热性质,能上炎伤津,致人发热、口渴、口苦、小便短赤、心烦、舌红的,或致人体局部出现红肿、出血、发斑的致病因素,概称为火邪。六淫又称外感病邪,或简称为外邪,其引起的疾病则称为外感病。

2. 七情

是指能引起人体发病的各种精神致病因素,即喜、怒、忧、思、悲、恐、惊等。实际概括了各种长期的精神刺激和突然而剧烈的精神创伤。七情可直接影响有关脏腑而发病,特别易造成心、肝、脾、胃的病变。

引起人体发病的原因还有饮食不当,包括饥饱失常、不洁、偏嗜等,以及劳逸失常等,它们与七情等病因所引起的疾病称为内伤杂病,简称内伤病。此外,致病的原因还有跌打损伤、虫兽咬伤等,称为外伤。

四诊八纲

四诊八纲是中医学诊察疾病和分析病情的基本理论和方法。

1. 四诊

即望、闻、问、切,这是中医调查病人疾病表现的主要方法。望诊,是对人体的精神、气色、形态、舌象及各种分泌物、排泄物等外在情况的观察;闻诊,是对病人语言、气息、呃逆等声音和病人口气、分泌物与排泄物气味的辨别;问诊,是询问病人或家属有关疾病发生的原因、病变过程、既往病史、家属病史、生活习惯、饮食爱好以及病人的主要病痛情况,如恶寒(怕冷)、发热、头痛或头晕、出汗、身体疼痛、睡眠、饮食、口渴、大小便、月经、带下等;切诊,是对病人的脉及其他有关部位进行触、摸、按压。其中尤以望舌象与切脉是中医诊病的特点。

2. 八纲

即阴、阳、表、里、寒、热、虚、实,是对人体病变部位,性质和邪正双方力量对比的最基本概括,也是把四诊所收集到的病情资料进行分析、综合所得到的诊断结论,又称为八纲辨证。所谓表、里,是指病位的浅深。一般在初病时,病位在人体浅表,常见表证;表证不解或病时较久,体内的脏腑、气血就会出现明显的病变,称为里证。所谓寒、热,是指病证的性质。如人体表现为功能活动过分亢进而有发热、口渴、面目红赤等症状者,多属热证;如表现为功能活动衰退而有肢体清冷、口淡不渴、大便稀溏等症状者,多属寒证。所谓虚、实,是反映了人体内正气与病邪的盛衰情况。如人体正气明显不足,包括阴虚、阳虚、气虚、血虚及各脏腑功能的衰弱,都属于虚证;如病邪过盛,包括火热亢盛、痰饮、水湿、瘀血、食滞、积粪等停留于体内者,多属于实证。由此六纲又可组合出许多病证类型,如表里同病、半表半里、表寒、里寒、表热、里热、表寒里热、表热里寒、上热下寒、上寒下热、真寒假热、真热假寒、虚实错杂、真虚假实、真实假虚、虚寒、虚热、实热、实寒等。而所谓阴、阳,则是对其他六纲的概括,即表、热、实证属阳证,里、寒、虚证属阴证。但是在习惯上,如提阳证一般是指实热证,阴证则多指虚寒证。

六经、卫气营血、三焦

六经、卫气营血、三焦是主要用于外感病辨证的纲领,也就是对外感病发展过程中出现的千变万化症状,按其内在规律进行的分析、归类方法。

1. 六经

指太阳、阳明、少阳、太阴、少阴、厥阴,这是六类脏腑、经络的名称,用以概括外感病的发展规律和各种证候类型。太阳病证主要是指风寒外邪侵犯人体后出现的一种表证,以发热、恶寒、脉浮等为特征;阳明病证是指病邪已入里,邪正剧烈相争,此时属邪势强盛而正气也全力以赴抵御抗争的病变高峰阶段,以热势炽烈而津液耗伤为特征;少阳病证是指邪正相争于表里之间,引起胆火内盛、胃气上逆的病证,以寒热往来、口苦、咽干、脉弦为特征;太阴病证是由脾阳不足、寒湿内阻所致,以腹满吐泻、舌淡苔白、脉迟或缓为特征;少阴病证是指病的后期,心肾阳气已衰,功能渐趋衰竭的病证,以手足发冷、神萎形寒、小便清长、舌淡、脉沉微等为特征;厥阴病证也多见于病之后期,此时正气衰竭而病邪未尽,每表现为寒热并见、虚实错杂,以口渴、气上冲心、心中疼热、肢冷腹泻、呕吐等为特征。

2. 卫气营血

指外感热性病发展的四个主要阶段。病邪初犯于体表时,出现发热、恶寒、头身疼痛等表证,称为卫分证;如在表之邪进一步深入脏腑,引起邪正剧烈相争,热势亢盛,各脏腑的气机功能障碍,出现热势亢盛、口渴、苔黄、脉洪数有力等里热证,则为气分证;如病情继续发展,影响到营阴和心,出现神志异常、体表肌肤隐隐有斑疹,则为营分证;营分证的病变进一步加重,斑疹大片发生,口、鼻等处或大小便出血,则为血分证。

3. 三焦

指把人体的脏腑分为上、中、下三个部分,并非为六腑之一的三焦。上焦病证包括肺和心包(心)的病变,中焦病证包括脾、胃、大肠等的病变,下焦病证则包括肝、肾的病变。

四气五味

四气五味是论述中药性质的主要理论。

1. 四气

指中药所具有的寒、热、温、凉四种性质。其中温热属阳,热甚于温;寒凉属阴,寒甚于凉。以药性的偏热或偏寒来纠正人体发病后的寒热偏颇状态,这是中医学用药治病的重要理论。实际上,药性的寒、热、温、凉,正是通过这些药物作用于人体后,对人体寒热偏颇状态所发生的影响而推断出来的。如凡是能纠正人体阳热亢盛,或加重人体阳气衰微的药物,其性质属寒凉;凡是能解除人体的寒凉征象,或能振奋人体阳气的药物,其性质则属温热。

2. 五味

指中药所具有的辛、甘、酸、苦、咸五种药味。其中辛味药发散、宣通的作用较强,适用于各种毛窍闭塞、气血运行不畅的病证;苦味药有性燥祛除湿邪、降火或降气的作用,适用于湿邪内停、火热上炎或气向上逆的病证;甘味药有补益人体、缓解拘急等作用,适用于各种虚衰和拘急疼痛的病证;酸味药有收涩的作用,适用于津气外泄、盗汗自汗、久咳、久泻、遗精、遗尿等病证;咸味药有软化坚块的作用,因而适用于各种肿瘤积块、大便秘结等病证。除上述五味外,还有淡味和涩味。淡味主要有通下小便的作用,涩味则有收敛的作用。五味是用来说明药物作用的,指出了味与功效是有一定内在联系;然而要知道,中药的功效并不完全是从其味推断而来的,更主要的是在用于人体后,从其所起的治疗作用总结而来的,因此,某些药物的功效与其药味也有不相吻合的。

四气与五味结合起来,就可以较全面地反映中药的性质及其功效。如黄连性寒味苦,其性寒能清热,苦能燥湿、降火,因而黄连有清热、燥湿、降火的作用;麻黄性温味辛,其温能去寒,辛能发散、宣通,因而麻黄有发散风寒、宣通肺气的作用。

升降浮沉

升降浮沉是用以说明中药作用各种趋势的理论。不论何种病变,其病位有上、下、表、里之别;病势有上逆、下陷之分。药物的作用就要针对病情,使上逆者能下行,下陷者能上升。药物的升,指药物有升提、向上的作用,治疗胃下垂、子宫脱垂、久泻脱肛等病证;降,指药物有下降、降逆的作用,治疗各种脏腑之气上逆之证,如气喘、呕吐、呃逆等;浮,指药物有上行、发散的作用,治疗病邪在表、在上的病证;沉,指药物有下行、通利大小便的作用,治疗病邪在里、在下的病证,如便秘、小便不利、水肿等。

药物的升降浮沉性质与药物的性味、质地有一定的关系。性质升浮的药物,多数味辛、甘,性温热,或为花、叶及质轻者;沉降的药物,多数味苦、酸、咸,性寒凉,或为种子、矿物、贝壳者。同时,药物的升降浮沉性质还受炮制的影响。如以盐制则性下行,以姜制则性发散,以醋制则性收敛,以酒制则性上浮等。

每日练习

1. 什么是气血津液? 它们是怎样产生的?
2. 五脏六腑的主要功能是什么?
3. 什么是六淫? 六淫各有哪些致病特点?
4. 什么是外感病? 内伤病?
5. 八纲的含义是什么?
6. 六经、卫气营血、三焦理论的内容各有哪些?
7. 药物的四气五味、升降浮沉与所治的病证有什么关系?

4

◉ 中医所认识的"证"

> 前面已经提到中医使用中药治病的主要特点是"辨证论治",开方用药的前提是要识别和确立"证",并已涉及了一些证的名称,如表寒证、里热证之类。那么到底什么是"证"呢? 它与中药方的作用有什么内在关系呢?

什么是证

简单地说,"证"就是人在生病后整体所表现的一种状态,它包括了在病变过程中所产生的某些特定病理变化及其相应的临床症状表现,实质上也是对病变本质属性的诊断结论。证是由邪正双方交争的状况所形成的,所以处于动态的变化之中,而在某一阶段又可表现为相对稳定的状态。证的范围有大有小,分类可粗可细。如热证、寒证、虚证、实证等,都属于大范围的粗线条分类,其中各包含了许多较具体的证。如在热证中又可进一步分为表热证、里热证、虚热证等;在里热证中还可细分为气分热盛证、血热证、心热证、肝热证、脾热证、肺热证、肾热证、胆热证、胃热证、小肠热证、大肠热证、膀胱热证、三焦热证等。这些证往往还可以再分为若干更具体的证。如胃热证中有无形热盛(阳明经证)和有形热结

(阳明腑证)之分等。由此可看,中医学对证的分类是相当精细的,这也反映了对疾病本质认识的深入程度。

辨证和证型

辨证的过程,就是把证的分类一步步地从笼统、粗线条趋于具体、明确,直至最后得出一个最为具体、明确的证名,这一个证也就是通常所说的"证型"。证型的确立,实际上也就完成了对疾病进行诊察、分析,并探求出其本质的任务。而"证型"一旦被确立,其治疗的原则和方法也自然就被确定了,当然就可以选定相应的中药方了。例如,通过对某一病人病情的诊察和分析,已确定为"胃热亢盛证",那其治法必然是清泄胃热,所用的中药方无疑是以白虎汤为主。这样就可以看出,确定"证型"是开中药方的前提,要学会开中药方,最关键的是掌握确立"证型"的方法,也就是弄清楚了人体患病后所表现出来的最基本、最具体的病理状态,然后在熟悉相应治疗大法和中药方功效的基础上,正确选用最能纠正这种病理状态的中药方。如果该药方的作用与该"证型"的表现尚有不完全吻合之处,那就可以通过药物和用量的加减等变化予以调整,从而开出一张对证之方。这就是在辨证的基础上论治,做到了这一点,就可以说学习中医学已经入门了。

病与证型

中医学的证型十分复杂,在临床上,各科的每个病都可以分为若干个证型,少则三五个,多则十余个,要很快掌握各个病的所有证型是比较困难的。然而,在无数的证型中也有许多是较为基本的或常见的证型,这些证型可出现在多种疾病中,换句话说,就是有许多疾病可出现某些同样的证型,即其临床表现与治法选方是大致相同的,所以本书就主要介绍这些基本的常见证型及其相应的中药方,这些证型有较大的通用性,只要能确实掌握住,就可以广泛地运用于内、外、妇、儿各科的各种疾病,并为以后进一步学习临床各科打下坚实的基础。

如何辨证

辨证是对通过四诊而收集到的临床资料进行分析、综合并进而揭示其本质的过程。其原则是要尽可能详细地占有一切关于疾病的资料,包括病人的症状表现、演变和治疗过程、发病原因、体质状况、生活环境、习惯嗜好、季节气候等。同时,应从外在表现去探求其本质,排除各种假象表现,如病人发热、口渴、类似热证,但如渴而不想饮水,或喜饮热水,小便清长,则提示属真寒假热之证。辨证中还要注意从整体状态的角度做全面分析,抓住主要方面,特别是对证型的确定,应着重以主症为主要依据。还有,要从发展的、动态的角度,注意病情的演变情况。因为证只反映疾病某一阶段的特点,并不是一成不变的,特别是外感热病,病情变化更是迅速多端,甚至在一天之内可出现数证。此外,要注意从病情的变化来衡量医生对疾病的诊断和治疗的正确或错误,从中吸取经验教训,这也是医生提高诊疗水平的重要途径。

每 日 练 习

1. 什么是"证""症状""证型"?
2. 辨证、确定证型有何意义?
3. 在辨证时要注意哪些问题?

5

⊙ 开中药方的技巧

> 要开出一张对证的中药方,除了要首先确定正确的证型外,在开方时还需要掌握一些技巧。

以 法 带 方

证型种类极多,而每一证型又往往可以选用好几个方剂,这就给学习造成了麻烦。比较好的解决方法是把证型和方剂进行分类归纳,这样就容易掌握得多。中医学把方剂的作用归纳成八类,就是所谓的"八法"。"八法"是指汗、吐、下、消、和、清、温、补八种主要的治疗方法。汗法是通过疏散肌表而出汗,治疗各种表证;吐法是通过催吐来驱逐停留于咽喉、胃部的痰涎、宿食或毒物;下法是通过通下大便来攻逐肠胃中的宿食、燥屎、结痰、停水、瘀血等病邪;和法是通过调和表里寒热来治疗半表半里证;温法是通过各种温热药物来温补阳气、祛除寒邪、温通经络;清法是通过各种寒凉清热药物来清除火热之邪,平抑亢盛的阳气;消法是通过消食、导滞、化痰、行水、理气、活血、散结等药物来消除由食、滞、痰、水、气、血等积聚而成的病证;补法是通过滋养、补益的药物来治疗人体阴阳、气血、津液、脏腑等亏虚的病证。在以上八法的每一法内,又可分为许多更具体的治法。如清法中有清气法、凉血法、清心开窍法、清热息风法等;而清气法更可分为辛寒清气法、苦寒清气法等。这些治法与各证型都是相配的,各法都有若干方剂可供选用。在临床运用时,法是依证型而定,这是不可改变的,但该法究竟选什么方,方中用哪几样药,各药的用量是多少,都有相当大的灵活性,只要不违背法就行了。这就是"以法带方"。

此外,八法在具体运用时,各法又往往可以相互配合。如补法可与汗、下、消、清等法并用,下法可与温、清、消等法并用,温法有时与清法并用,治疗寒热错杂之证。本书所介绍的各个中药方都可按八法加以归纳,这样在学习和运用时就可以做到提纲挈领,较容易掌握。

主症主药

每一证型的确立,都有一系列的症状表现;每一中药方又由好几味,甚至十几味药物组成,要在短时间里全部记住熟悉是有一定的困难的。因而对初学者来说,本书中一方面对主要方剂附有方剂歌诀,以帮助记忆,另一方面强调了主症主药。一个证型的症状虽然不少,但其中总有少数几个关键性的、有特征性的症状,这就是该证型的主症。例如表证中表寒实证的主症是恶寒重、发热轻、无汗、口不渴;半表半里证中邪在少阳证的主症是寒热往来、口苦、胁痛等;肺热壅盛证的主症是发热、咳喘、痰黄稠等。掌握了主症,就较容易确定证型,而不必把该证型的全部症状记下来。同样的,一个中药方中也有几味起主要作用的药物,即是该方的主药。例如桂枝汤中主药为桂枝、芍药;白虎汤中主药为石膏、知母;小柴胡汤中主药为柴胡、黄芩等。掌握主药,不仅便于记忆中药方,特别对于药味较多的方子显得更为方便,而且在运用中药方时,能够遵循组方原则,在主药的基础上,进行灵活加减。

掌握主症主药,实质上就是抓住了证型确立和中药方组成的重点,据此可以举一反三,逐步达到运用自如的程度。

选药原则

在确定了证型和方剂后,接着就是开药方,即选用哪些药物?初学开药方往往有两个弊端:一是只会套用成方,不知随症加减;二是开方无法度,只会胡乱拼凑药物。当然,成方原封不动地套用并非绝对不可以,有时对典型的病证投以成方,还会收到特别好的疗效。但在多数情况下,病证的表现总有一些特殊之处,需要对成方进行适当的药物与用量的调整,使中药方能更贴切病情。至于开方无法度,则很难有奏效者,这是开方者对病证的性质心中无数所造成的。拼凑的药方,有的只是根据病人的某个症状,用几味"对症治疗"的药物;有的处方全无配伍规律,没有治疗的中心;还有的处方一开就是二三十味药,连治感冒之类寻常小疾也是如此,这不仅浪费了药材和金钱,而且众多的药物盲目地放在一起用,往往反而造成治疗作用的互相牵制和抵消。也有的医生为了想提高疗效,就盲目增加药物用量。实际上,疗效与用量之间并无必然的关系,能否取效,关键在于"对证",往往很轻的药量可以治疗很重的病证,所谓"四两拨千斤",就是因为药物对证的缘故。当然,过于胆小而不敢用足分量,也会影响疗效。

总的来说,冀图靠多开几味药或加重用量来提高中药方的效果,而不在辨证上下工夫,这实在是学习中医之大忌。在开方用药时,药物宜简不宜繁,治疗重点宜精不宜杂,在明确主症以确定证型的前提下,突出主药以组方,这是选用药物的原则。作为一个医生，在病人复杂多端的病情面前，一定要抓住主要的病理变化，做到有计划、有步骤地实施治疗，使每一次用药都能解决一些问题，减轻某一方面的病痛，想要以一张处方完全解决复杂病证的所有问题，事实上是不可能的。主观愿望是什么都想治，其后果却是什么都治不好，不论医生或病人，都应知道这个道理。当然，对较简单的、典型的病证，即使是初学开中药方的人，只要辨证准确，也完全能收到"一剂而愈"的效果。

◉ 中药方的格式

> 传统的中药方都是附在医案之内。医案，又称脉案、方案，记载有病人的病因、症状、病理分析、诊断结论、治法、药方和某些注意事项等。现代由于诊病的有关情况另有病历本记载，所以在处方上就只记有药物的名称、剂量、炮制要求、剂数以及必要交待的煎服方法等，同时还要写明病人的姓名、性别、年龄、处方日期。在书写药物名称时，应尽可能将药名排列整齐，不可凌乱，在药名后附用量，现在应该采用克(g)来表示，并可附有必要的炮制要求。处方书写字迹应端正清楚，这不仅表示开方者态度之慎重，而且也便于药房配药，避免错配、漏配。

中药方的书写形式有横式与竖式之别，两者内容大致相同，但竖式处方传统风味较重，故其中数字和用量每用中文。现将常见的处方格式举例于下，以供初学开方者参考。

横式处方格式：

```
张×× 男 35岁
川桂枝3g  杭白芍12g   炙甘草4g
生牡蛎打碎,先煎15g   生龙骨打碎,先煎12g
潞党参6g   黑附片5g   红枣五枚   生姜2片
                3剂(医生签名盖章)
                ××年×月×日
```

竖式处方格式：

```
陈×× 女 四十

五岁

党参九克   炮干姜三克
炙甘草三克   焦白术三克
砂仁打,后下三克   木香三克
粳米炒黄九克   大枣擘三枚
        (五剂)
        (医生签名盖章)
        ××年×月×日
```

1. 什么是"八法"？"以法带方"是什么意思？
2. 选药组方应注意哪些问题？
3. 一张完整的中药方要包括哪些内容？

1

三、表证开什么方

◉ 什么是表证

> 所谓表证,是外界致病因子(外邪)侵犯人体后所出现的以外表症状为主要表现的病证。表证一般都见于外感疾病的初起阶段,病变的部位及症状主要在体表,内在脏器的病变尚未发生或十分轻微。表证是种全身性证候,与体表的局部病变,如疮疖、皮癣之类有别。

表证的特征

表证的症状表现较多,其中有一些表证的特殊症状,主要有:发热,恶寒怕冷或恶风,头痛鼻塞,身体酸痛,舌苔变化不大,多呈薄白苔,其中以发热恶寒为主症。此外,也可参考其发病较快、在病之初期,除了可见咳嗽或呕吐之外,很少有内脏病变的表现。

表证与感冒

对表证做出诊断并不困难,我们几乎每个人都有过患表证的体验,最常见的就是感冒或流行性感冒,这些病的症状基本上就是表证的表现。然而,表证与感冒又不是完全等同的,因为表证不仅可见于感冒,还可以见于许多急性传染病、感染性疾病的初期,如麻疹、流行性脑脊髓膜炎、白喉、肺炎、风湿热、急性肾炎、急性泌尿道感染等,在起病之初往往都可以出现表证。另一方面来说,感冒,特别是流行性感冒,有的可出现较严重的呕吐、腹泻,少数人还可并发肺炎,这就不属于单纯的表证了。由此看来,虽然诊断表证较为容易,但要确定引起表证的究竟是什么病,这就不那么容易了,即使经验十分丰富的医生,有时也会把一些急性传染病、感染性疾病初起出现的表证误诊为感冒。因此,当我们遇到表证病人时,切不可因其症状较轻而掉以轻心,更不可随便下一个感冒的诊断结论,而应认真地检查身体各处有无其他病痛,必要时须化验血象、大小便等,或做 X 线胸透等检查,以期明确究竟是什么病。

⊙ 表证种类及治法

表证的种类

能出现表证的疾病很多,每种疾病的表证又可以有所不同,这与发病季节气候、病人的体质状况等条件都有密切的关系。表证的分类方法有多种,因而有许多名称。如按侵犯人体的外邪六淫性质来分,有表寒证、表热证、表湿证、表燥证等;如按外邪侵犯人体后,体表行使防御功能的卫阳之气是否充实,毛窍是否密闭来分,有表实证、表虚证等,其中表实证卫阳之气充盛而毛窍固密,身无汗而脉有力,表虚证则卫外阳气不足而毛窍疏松,多自汗出而脉缓无力。如将以上两种分类方法结合起来,就有表寒实证、表寒虚证、风热表证、寒湿表证、风湿表证、凉燥表证、温燥表证等多种表证名称。

除了要明确表证的分类外,还应知道,单纯属于表证的患者固然不少,但是也有许多是表证与里证并见的,即除了有表证症状外,又有内在脏腑的显著病变,这类病证称为表里同病。

表证的治法

治疗表证的原则是"解表"。解表的意思是解散在肌表的外邪,强调对在表之邪要用发散的方法。具体来说,解表的作用有很多方面,如其中一个重要作用就是发汗。通过发汗,一方面可以调整人体发热中枢功能,扩张皮肤血管,加强皮肤和黏膜的血液循环,促进汗腺的排泄,加快散热,从而可以降低体温;另一方面可以增强体内的免疫功能,抑制或杀死病原体,排泄毒素,从而使疾病在表证阶段即可痊愈。由此可见,解表虽然有发汗退热作用,但其作用机制是多方面的,不能与西药的发汗解热药等同起来。

由于表证种类甚多,解表一法在具体运用时,当视不同的表证而有所区别,如有辛温解表、解肌发表、辛凉解表、散寒化湿解表、润燥解表等多种方法。至于对表里同病之证,则有先解表后治里、先救里后治表、表里同治等法。

⊙ 表寒实证——麻黄汤

表寒实证是指感受了外界风寒之邪,引起毛窍闭塞,肌表郁闭的一种证候。本证多见于感冒或流行性感冒、大叶性肺炎、风湿病等病初起,尤易发生于平素身体较壮实者。

诊断

本证的主要症状为:恶寒,发热,无汗,头痛,身疼,脉浮紧有力。其他见症可有:腰痛,全身骨节疼痛,气急而微喘,咳嗽,胸部闷满,鼻塞,喷嚏,流清涕,口不渴,舌质不红,苔薄白等。

本证之恶寒为必有的表现,而且比较显著,病人往往穿厚衣或盖厚被,欲近火炉以取暖,身上可起鸡皮疙瘩,甚至战栗不已。至于其发热,则多在恶寒之后,而且热势多不高,一般不超过 38.5℃,尤其是病人虽发热,但自觉以怕冷为主,每不觉身热。本证无汗亦是必有之症,是体表毛窍闭塞的重要标志,若身有汗,则本证之诊断多难以成立。至于头、身、腰、骨节疼痛,一般表现为酸楚、紧张、转侧不适,很少有剧痛而难以忍受者。口不渴、舌不红,说明不属热证,津液未伤,是与表热证区别的重要依据。舌苔薄白而无腻浊之象,则可与湿邪在表而引起的发热、恶寒、头身疼痛相鉴别。表寒实证虽为体表病变,但中医学认为"肺合皮毛",在表之邪很容易影响到肺,而外来之邪往往就是通过呼吸道进入支气管和肺,因此同时经常出现咳嗽,甚至胸部闷满喘急等症状。但这些症状一般并不严重,而且也非必有之症,所以仍诊断为表寒实证。

治法 / 处方

发汗解表(麻黄汤)。

麻黄 9 克　桂枝 6 克　杏仁 9 克　炙甘草 3 克

歌诀:麻黄汤中用桂枝,杏仁甘草四般施;
　　　发热恶寒头项痛,无汗咳喘皆可治。

用法:先用水 1 800 毫升煎麻黄,煎至减少了 400 毫升时,去除浮于液面之上的沫,再放入其余三味药,煮取 500 毫升药液,滤去渣滓,乘温服 160 毫升。服后覆盖被子,以全身都微微汗出为佳。如汗出后热退,病痛大减,就不可再服;如服后未有汗出,可酌情再次温服。

解说

麻黄汤中用麻黄开泄体表毛窍,发汗散寒,为本方主药。桂枝可温通阳气,既可增强麻黄的发汗作用,又能缓解身体的酸痛。杏仁一般用北杏,可宣降肺气,麻黄可宣肺平喘,两者配伍擅长于治咳喘胸满。方中甘草可调和诸药,既能防止麻、桂过度发散,又能减轻麻、桂辛燥之性。全方药味虽少而效力甚宏,为辛温解表之代表方。

据现代药理研究,麻黄汤有较强的发汗退热作用。麻黄、桂枝、甘草对流感病毒等有抑制作用。麻黄还可解除支气管痉挛而使呼吸道通畅,桂枝能提高疼痛阈而止痛,加之可舒张血管,故可缓解头身疼痛。杏仁可抑制呼吸中枢,有镇咳作用。

治疗参考

麻黄汤多用于平素身体壮实,在患感冒后,起病急骤,恶寒显著,甚至寒战,头身疼痛而无汗,或虽用西药发汗解热药而汗出不透,接着又恶寒无汗,口不渴,伴咳嗽、喉痒、气息粗急的病人。此外,本方也可治疗肺炎初起、支气管炎、支气管哮喘、风湿病出现风寒表实证者,还有用本方治疗急性鼻炎、过敏性鼻炎表现为鼻塞,流清涕,喷嚏连连,恶寒,头痛,口不渴者。还可用本方试治小儿夜尿症、癫痫、眼结膜炎、肾炎初起面目身体浮肿等病证。

在临床运用本方时,如表证轻微,而以咳喘为主,可去桂枝,即为三拗汤[1]。如恶寒发热,出冷汗,哮喘痰涌,声音不出而抬肩张口,难以平卧者,可加生姜、半夏;如咳嗽频作,咳吐白痰,胸部满闷不适者,可加厚朴;如属风寒客表所致的筋骨肌肉疼痛之证,可加威灵仙、豨莶草、秦艽等。治疗表寒实证还有其他的一些辛温解表方剂可以使用。如对一般的表寒实证,特别是某些急性传染病、感染性疾病(如肺炎、细菌性痢疾等)初起虽表现为表寒实证,但不敢贸然投用麻黄汤时,可用荆防败毒散[2]。如属表寒实证中的轻者,可用加味香苏散[3],此方对妇女经期感冒属风寒表实证者尤其适宜。一般的轻证风寒表实证也可用葱豉汤[4]。此外,对轻证风寒表实证也可用市售中成药,如午时茶[5]等。

注意事项

本方虽应取汗而奏效,但不可发汗过多,若致大汗淋漓,势必损伤人体阳气。在发汗后,要及时用干毛巾拭干,避免再受风寒。服药期间禁食生冷、油腻等物。对本证发热者,不宜做冷敷以降热。麻黄汤发汗力较强,因而有表证而自汗出者,体虚而有表证者,患外伤疮疡又有表证者,曾有过吐血、衄血、便血或容易出血之人而有表证者,均不宜投用,否则可导致大汗耗伤阴液和阳气,助长邪热或引起再次出血,造成不良后果。

每日练习

1. 如何诊断表寒实证?
2. 麻黄汤中有哪几味药? 可用于何种病证?
3. 案例 陈某,男,31 岁
夜间在风雪中赶路三十余里,次日身恶寒,头痛,无汗,时时泛恶心,苔薄白,舌质正常,脉浮紧。请开中药方。(答案:生麻黄 8 克 桂枝 10 克 苏叶 10 克 杏仁 10 克 炙甘草 3 克 水煎服)

附方

[1]三拗汤:麻黄(不去节)、杏仁(不去皮尖)、甘草(不炙)各等分。为粗末,每服15 克,水 400 毫升,姜 5 片,同煎至 250 毫升,去渣服。服后以被覆盖,取微汗。功用:宣肺解表。主治:感冒风邪,鼻塞身重,语音不出,或头痛目眩,四肢

拘倦,咳嗽痰多,胸满气短。

〔2〕荆防败毒散:羌活、独活、柴胡、前胡、枳壳、茯苓、荆芥、防风、桔梗、川芎各5克,甘草2克。水煎服。功用:发汗解表,解毒止痛。主治:痢疾、疮肿初起,恶寒发热,无汗不渴,苔薄白者。

〔3〕加味香苏散:紫苏叶5克,陈皮、香附各4克,炙甘草2克,荆芥、秦艽、防风、蔓荆子各3克,川芎1.5克,生姜三片。水煎服,覆被微取汗。功用:发汗解表。主治:四时感冒,头痛项强,鼻塞流涕,身体疼痛,发热恶寒或恶风,无汗,苔薄白,脉浮。

〔4〕葱豉汤:葱白3枚,豆豉6克。以水600毫升,煮取200毫升,一次温服取汗。功用:通阳发汗。主治:外感风寒初起,恶寒发热,无汗,头痛鼻塞。

〔5〕午时茶:藿香、防风、白芷、柴胡、羌活、前胡、陈皮、苍术、枳实、川芎、连翘、山楂、神曲、干姜、甘草各30克,制厚朴、紫苏、桔梗各45克,红茶300克。制成散剂,每袋13.5克;制成块剂,每包两块。每用一袋或两块,用开水泡或水煎服。功用:发散风寒,和胃消食。主治:感冒风寒,内阻食积,恶寒发热,呕吐泄泻等证。

2

⊙ 表寒虚证——桂枝汤

表寒虚证是指感受了外界风寒之邪,引起人体原来较弱的卫气振奋抗邪,同时致使毛窍开泄,营卫之气不和的一种病证。本证多见于感冒、流行性感冒、各种长期发热、风湿病以及某些内伤杂病中,尤其常见于素体阴血不足,卫阳较弱,易自汗者。本证称为表寒虚证是与表寒实证相对而言的,因本证感受风寒外邪后,毛窍不能固闭,汗液外泄,卫表的正常功能相对来说较弱(虚),但这不意味人的整体都处于虚弱状态。当然,如毛窍开泄,汗出太过,营卫不和日久,也会导致卫表甚至全身的虚弱。

诊断

本症的主要症状为:发热,恶风,自汗出,脉浮和缓。其他见症可有:头痛,鼻塞,喷嚏,流清涕,口不渴,舌质不红,苔薄白,干呕等。

本证的发热一般较低,这与自汗出,散发了体内部分热量有关。在发热的同时必伴有恶风。恶风与恶寒仅是程度上有所不同,指病人对风特别敏感,有风即有寒冷感,无风则无寒冷感。恶寒则无风也有寒冷感。自汗出是本证的特征之一,指未经发汗或没有原因的自然汗出,且多与恶风并见,往往在汗出后恶风更为明显。本证的头痛可以表现为头部、颈项部的强直疼痛,但也可以表现为后头或前额疼痛,其疼痛程度一般尚轻。口不渴、苔薄白、舌不红,是没有热盛阴伤的有力佐证。至于鼻塞、喷嚏、流清涕,既可见于各种风寒感冒或流感中,也可见于某些鼻炎。

本证与表寒实证的症状主要区别在身之有汗与无汗,脉之浮缓与浮紧。就麻黄汤与桂枝汤的适应证来说,还可参考有无咳嗽、喘急、胸满等症状。

治法 / 处方

祛风散寒,调和营卫(桂枝汤)。

桂枝9克　芍药9克　炙甘草6克　生姜9克　大枣7枚

歌诀：桂枝汤治表虚风,芍药甘草姜枣同;

　　　　解肌发表调营卫,表虚自汗正宜用。

用法：以上五味药制成粗末,用水1 400毫升,微火煮取600毫升,去药渣。待药液温凉适度时先服200毫升。服后过一会儿再喝些热稀粥,以帮助药液发挥解散肌表之邪的作用。同时,应盖被约一个时辰(2小时),以遍体微微出汗为佳,但不可使汗出过多,如大汗淋漓则会损伤人体的阳气、阴液,病邪反而不能外解。服一次药后,如果汗出而病愈,剩余的药液就不要再服了。但如服药后没有出汗,就应当按前面的方法,再温服200毫升药液。如服后仍无汗,可将剩下的200毫升药液再按前法服下,间隔时间可缩短些,直到病愈为止。

解说

桂枝汤中用桂枝发散表邪,温通阳气,疏畅血液运行,所以既可和卫阳,又可调营阴,为治疗表寒虚症的主药。方中芍药用白芍,能养营调血,收敛阴液,并可制约桂枝的发散之性。与桂枝配合,一散一收,一开一合,发汗而不伤阴,敛阴而不留邪,构成了调和营卫之气的最佳配伍。生姜具辛温之性,既可佐桂枝发散在表的风寒之邪,又可温胃止呕。甘草则一方面安中益气,调和诸药,另一方面又可助桂枝温阳,助芍药和阴,缓急止痛。大枣能益脾胃,和营血,配合芍药也有酸甘敛阴缓急之效。全方立足于调和人体营卫之气,营卫得和,自能祛除在外表之风寒病邪。

据现代药理研究,桂枝汤有解热、镇痛、抗炎、镇静等作用,桂枝能提高疼痛阈,解除血管痉挛、舒张内脏平滑肌,有良好的止痛作用,而芍药对内脏平滑肌也有解痉镇痛作用,两者配合止痛效果较好。桂枝、芍药都能扩张血管,加快血液流动,即类似温通阳气、调和血液的作用。甘草、生姜、大枣又有强壮、营养、抗过敏、促进血液循环等作用。因而全方能发汗解热,抑制多种病原体,改善血液运行,增强体质,解痉、止痛。

桂枝汤是中医的常用方,不仅用于外感病表证,还常用于多种内伤杂病。现代临床与实验研究证明,本方具有双向调节的特点,如对发热者有较好的退热作用,但用于体温过低的虚寒病证又有促进体温上升而恢复正常的作用;既可通过发汗来治疗表证,又可用于治疗自汗出而不止者;既可用于脾胃虚寒、水湿内停所致的大便稀溏、小便短少、甚至肢体浮肿者,用后可通利小便,但又可用于某些小便频数与夜尿、遗尿等病证。当然,要充分发挥该方的双向调节作用,或用于外感、内伤不同病证时,还必须适当地调节方中诸药的用量,并对药物组成进行恰当的加减变化。

本方的适应病证甚多,可以本方为基础,灵活加减。一般在治疗感冒、流感等病而出现表寒虚证时,可用原方;病人体质较差,或汗出较多,可加黄芪;有明显的项背强直拘急者,可加入葛根,即桂枝加葛根汤[1];兼见咳嗽、气急者,可加入厚朴、杏仁,即桂枝加厚朴杏子汤[2];兼有腹胀满疼痛而拒按者,可加入大黄,即桂枝加大黄汤[3]。如病人有表寒虚证表现,又见畏寒恶风较甚,四肢发冷,甚至手足拘挛,脉沉细者,为兼有阳气虚衰,可加用附子,即桂枝加附子汤[4]。小儿肺炎热势已退,但仍有低热,汗出不已,干咳恶风,或妇女产后汗出淋漓者,均可用本方加入龙骨、牡蛎,即桂枝加龙骨牡蛎汤[5],该方还可治疗遗精、梦交、阳痿、脱发、失眠、健忘、癫痫、眩晕等多种病证。桂枝汤是一张治疗自汗证的主要方剂,尤其适用于伴有恶风,没有口渴、尿黄等内热征象者。如用后止汗效果不理想,可加入黄芪、糯稻根等,以加强固表止汗作用。桂枝汤也常用于低热之证,特别是对自主神经功能紊乱而致低热缠绵、时作时止、纳食不佳、时恶风汗出者,效果更好,用时可酌情加入黄芪、当归、五味子等。此外,本方加龙骨、牡蛎、浮小麦、磁石等可治心悸动不安、阵发性心动过速;加入葛根、附子等可治脑血管意外后颈项强直、自汗恶风者;本方加当归、狗脊、威灵仙等可治疗气血运行不畅所致的关节炎。本方重用芍药,即为桂枝加芍药汤,可治痉挛性便秘和多种腹泻、痢疾而腹痛者。

在临床上还利用桂枝汤能调和肌表营卫之气、疏通皮肤气血的作用,治疗多种皮肤病,特别是表现为形寒畏风、自汗、苔薄白而冬季发作的荨麻疹、皮肤瘙痒症、冬季皮炎、冻疮等,可酌情加入当归、川芎等活血养血药,此外对寒冷类型的多形红斑、湿疹等也有一定的疗效。由于本方有抗过敏作用,所以用以治疗过敏性鼻炎,症见鼻腔内作痒、鼻塞不通、喷嚏、流清涕、头昏胀,可加入蝉蜕、葶苈子研末,用桂枝汤药液冲服。

桂枝汤虽然发汗力较缓和,适应范围很广,但毕竟是辛温之剂,因而对于热邪在表或有里热者,均应忌用。本方对内有湿热,特别是平素嗜好饮酒的病人,也要谨慎使用,因方中辛甘药物会助热滋湿,甚至服后即引起呕吐。用本方治疗表证一般最多用二三剂,如仍不能治愈,就要做进一步检查,是否辨证不够准确和全面。本方是通过解肌发汗来祛除表邪,但应以取微汗为度,不可令汗出过多,否则反而会加重营卫之气的失调。在出汗后应立即用毛巾拭干身体,不可再吹风受凉。在服药期间要禁食生冷、油腻、不易消化、辛辣、气味臭恶之物及烟酒。

每日练习

1. 表寒虚证的临床表现有什么特点?与表寒实证有什么区别?

2. 桂枝汤由哪些药物组成?用于自汗病证时可加什么药?

3. 案例 沈某,男,54 岁

平素易感冒,3 天前又因脱衣受寒而发热、恶寒、头痛,自服复方阿司匹林,汗出太多,其后仍有低热,全身酸痛无力,动则汗出,汗出则恶风,头部疼痛,饮食不香,心易悸动,脉缓少力,舌淡红,苔薄白而润。请开中药方。(答案:桂枝 9 克 白芍 10 克 生黄芪 12 克 炙甘草 3 克 生姜 9 克 大枣 5枚 水煎服)

附方

[1] 桂枝加葛根汤:即桂枝汤加葛根 12 克。水煎,温服,盖被使微微汗出。功用:解肌舒筋。主治:外感风寒出现表寒虚证而见项背强直拘急者。

[2] 桂枝加厚朴杏子汤:即桂枝汤加炙厚朴 6 克,杏仁 9 克。水煎,温服,盖被使微微汗出。功用:解肌发表,止咳平喘。主治:原有咳喘宿疾,又感风寒,呈表寒虚证者。

[3] 桂枝加大黄汤:即桂枝汤加大黄 6 克,芍药 9 克。水煎,温服。功用:解肌发表,泻里和中。主治:感受风寒而呈表寒虚证,兼腹满而痛,大便不畅者。

[4] 桂枝加附子汤:即桂枝汤加附子 9 克。水煎,温服。功用:扶阳固表,调和营卫。主治:汗出不止,恶风,或伴发热,四脚微拘急,屈伸不利,小便不畅,脉沉细者。

[5] 桂枝加龙骨牡蛎汤:即桂枝汤加龙骨、牡蛎各 12 克。水煎,温服。功用:调和营卫,滋阴和阳,镇静固摄。主治:慢性虚弱病证,心悸,易惊,汗多,遗精,梦交,遗尿,或病后、产后汗出不止而恶风者。

3

⊙ 表热证——银翘散

> 表热证是指外界热性病邪侵袭人体后，在肌表皮毛所产生的病证。本证可见于外感热性病初起，有夹风、夹燥之不同，具体可分为风热表证、燥热表证，今天主要学习风热表证的诊治。该证多见于感冒、流行性感冒，还常见于多种急性传染病、感染性疾病初起发热阶段。

诊断

本证主要症状为：发热，微恶风寒，苔薄白，舌边尖红。其他见症有：头痛，无汗或少汗，咳嗽，鼻流黄浊样涕，咳吐黄痰，咽喉红肿疼痛，口微渴，小便稍黄，脉浮数等。

因本证属病邪犯表，所以发热恶寒为必有之症。但由于外邪性质为热，所以发热较显著，病人自觉烘热，体温较高，有时可超过 39℃。恶寒一般较轻微。如肌表毛窍闭塞且无汗者，恶寒可稍重。热性病邪易耗伤津液，故可有口微渴、舌边尖红、小便稍黄等表现；熬炼津液而可见鼻涕黄浊、痰黄稠。出现咽喉红肿疼痛，也有助于本证的诊断。由于肺与皮毛有相合的关系，而且中医学认为外界热性病邪往往先侵犯于肺，所以表热证中每因肺气失于宣畅而咳嗽。

如上述见症中又有口渴较明显，口唇、鼻、咽喉等处干燥，舌上少津等症状，且发病于秋季者，多属燥热表证，其咳势多较剧，痰少难咳，每为干咳阵作。

表热证与表寒证的区别主要视其发热、恶寒之侧重、汗之有无以及有无口渴、尿黄、舌边尖红、脉数之热象。

表热证与里热证的主要区别是有无恶寒和明显的热盛阴伤表现：有恶寒而无明显热盛阴伤表现者属表；无恶寒而有壮热、口大渴、小便短赤、舌红赤苔黄等热盛阴伤表现者属里。但也有表里俱热之证，为里热证同时还有恶风寒等表证症状。

某些急性传染病，如流行性乙型脑炎等，由于病情发展快，故在疾病初起时表热证为时较短暂，或不典型，在诊断时应加以注意。

治法 / 处方

疏散表热，清热解毒（银翘散）。

金银花 10 克　连翘 12 克　淡豆豉 9 克　牛蒡子 9 克　竹叶 9 克　荆芥 5 克　桔梗 5 克　薄荷(后下)5 克　甘草 5 克　芦根 30 克

歌诀： 银翘散主上焦疴,竹叶荆牛豉薄荷;

甘桔芦根凉解法,风热表证用时多。

用法： 以上药物制成散剂,每次用 9 克,先取鲜芦根煎汤,以其汤加药煮沸,香气大出即滤渣热服。如病情重者,日服三次,夜服一次;较轻者,日服二次,夜服一次。现代多按前列剂量作汤剂煎服,也先用鲜芦根煎汤代水,药液香气大出即可去渣服,不可过煮。服后病不解者,可每天服两剂。如身无汗而恶寒重者,可在服药后盖被,多饮些热开水,使全身微微汗出,如身已有汗,就不必再发汗。

解说

银翘散中金银花、连翘都可以清解热毒,且具透发之性,为治疗表热证的主药。荆芥、薄荷、淡豆豉、牛蒡子都有辛散之性,可助金银花、连翘驱散外邪。其中荆芥、豆豉虽然性味辛温,但温而不燥烈,且与其他寒凉药配伍后,温性被制,而取其疏泄肌表、宣通毛窍的作用。牛蒡子、桔梗、甘草合用,能清利咽喉、宣肺化痰。竹叶、芦根性甘凉,有清热、生津、止渴之功。甘草则调和诸药。全方性凉而辛散,可疏散肌表风热、宣肺利咽。

据现代药理研究,本方对多种病毒有灭活作用,并有一定抗菌效果,还能增强人体的免疫功能。方中金银花、连翘、牛蒡子对多种致病菌有抑制作用。荆芥可兴奋汗腺而发汗解热。桔梗在口服后能使支气管中稠痰变稀而易于咳出。甘草通过其抗炎、抗过敏作用,能保护发炎的咽喉和气管黏膜,减少刺激而镇咳。因而银翘散较适用于上呼吸道感染或呼吸道传染病的初期。

治疗参考

本方在临床上常用于感冒、流行性感冒、急性支气管炎、肺炎初起、麻疹初起、猩红热、咽喉炎、腮腺炎等多种呼吸道疾病。此外,对流行性乙型脑炎、伤寒、钩端螺旋体病、急性子宫内膜炎、药物性皮炎、各种疮疡初起等疾病出现表热证者,都可以酌情使用。

在具体运用时,可做适当加减变化。在冬季发病,病人恶寒较重、无汗,为肌表闭塞较甚,方中薄荷、淡豆豉、荆芥等辛散药可加重用量,或酌加葱白、苏叶、防风等。在夏季发病或病人汗较多者,可去荆芥。伴有胸脘痞闷,舌苔白而腻,或泛恶欲呕者,多兼有湿邪,可加入藿香、佩兰、大豆卷等。口渴较甚,可加天花粉;咽喉疼痛较重,甚至颈项都有肿痛者,可加马勃、玄参、僵蚕、射干、板蓝根等。如鼻中出血,可去荆芥、豆豉,加白茅根、茜草根、侧柏叶、栀子炭等。热势较重,可酌加黄芩、蒲公英、鸭跖草等。

为便于服用,银翘散已制成成药。如银翘解毒片,每次服4片,每天2次;银翘解毒丸,其中蜜丸每粒重15克,每服1～2粒,每天2次,水丸如梧桐子大,每服9克,每天2次;银翘散泡剂,每次1袋,开水泡服,每天2次。据研究,其中以袋装泡剂的作用为最佳。此外,风热在表的感冒还可用感冒退热冲剂[1]。风热表证咳嗽较甚者,可在银翘散中加杏仁、枇杷叶、前胡、紫菀等;咳甚而表证较轻者,可用桑菊饮[2],该方解表清热作用较弱,但止咳化痰作用较强。表热证有明显燥象,或属燥热表证者,可用桑杏汤[3]辛凉润燥解表。

注意事项

使用银翘散时,要根据肌表的毛窍开闭状态而决定是否发汗。如恶寒较重而无汗者,应配伍辛温发散之品,不可全部用寒凉之品,否则在表之邪难解。如属表寒之证,本方更属忌用之例。

此外,有许多急性传染病在初起阶段,可表现为表热证,此时治疗当投银翘散之类,病情每可在表证阶段得愈,但应密切观察,以防病邪内传而很快转为其他病证,如已出现传变,要及时改换治法。

每日练习

1. 如何诊断表热证?表热证的治疗原则是什么?

2. 银翘散由哪些药物组成?可用于治疗何种病证?

3. 案例 沈某,女,31岁

因劳累后出汗,脱去棉衣不慎受凉,次日即发热,微微怕风觉冷,头痛,咽中疼痛,稍有咳嗽,身无汗。查体温39.1℃,舌苔薄白,舌尖较红,脉浮数。请开中药方。(答案:金银花10克 连翘10克 牛蒡子10克 桔梗6克 竹叶10克 淡豆豉10克 薄荷后下6克 荆芥6克 芦根20克 玄参10克 大青叶15克 生甘草3克 水煎服)

附方

[1]感冒退热冲剂:大青叶、板蓝根各30克,草河车、连翘各15克,制成冲剂。18克为1袋,每次服1袋,每天服3次。体温超过38℃者,可每次服2袋,日服4次。功用:清热解毒。主治:感冒或流感发热,微恶寒,咽喉疼痛。

[2]桑菊饮:桑叶7.5克,菊花3克,杏仁6克,连翘5克,薄荷2.5克,桔梗6克,生甘草2.5克,芦根6克。水煎服。功用:疏风清热,宣肺止咳。主治:风热犯表,咳嗽,身热不甚,口微渴,舌尖红,苔薄白,脉浮数。

[3]桑杏汤:桑叶6克,杏仁9克,沙参12克,浙贝母6克,香豉6克,栀子皮6克,梨皮6克。水煎服。功用:清宣凉润解表。主治:燥热犯表,身热,微恶风寒,头痛,口渴,干咳无痰,或痰少而黏,苔白少津,舌边尖红,脉浮数。

4

⊙ 表湿证——藿香正气散

表湿证是指外界湿邪郁于肌表,阻遏人体卫外阳气所引起的一种病证。湿邪犯表常兼有风寒、风热等性质。而病证的表现除了有表证外,又可分为两类:一是以关节疼痛为主要特点;二是以兼见胃肠道症状为主要特点。今天所学习的表湿证,是指湿邪兼有风寒性质,即风寒湿邪侵犯人体后,在引起表证的同时,又有明显的湿困脾胃症状的一类病证。至于湿邪所致关节疼痛的诊治内容将在"风湿证"中介绍。本证多见于夏秋季感冒伴有腹泻者(即胃肠型感冒)、急性胃肠炎、中毒性消化不良、病毒性肝炎等病中。

诊断

本证主要症状为:发热恶寒,胸脘满闷,恶心呕吐,腹泻,苔白腻。其他见症可有:头痛而沉重,脘腹疼痛,肠鸣作响,肌表无汗,肢体困重酸楚,脉濡缓等。

由于湿邪犯于体表,邪正抗争,湿邪与风寒相夹,阻遏人身卫阳之气,故见发热,恶寒,多数无汗。湿属阴邪,性重浊黏腻,困郁肌表后,可使肌表气血运行不畅,致肢体困重酸楚;内阻脾胃后,又可导致气机运行不畅,脾胃升降功能失常,所以出现胸脘满闷,脘腹疼痛,恶心呕吐,肠鸣腹泻。其呕吐之物,多为胃中未消化的东西,腹泻多呈稀薄粪便,粪水相夹或黄色稀水,无脓血,无恶臭,也不伴肛门灼热感,故与湿热内蕴所致的痢疾、腹泻不同。当然,与吐泻米泔水样的霍乱也是应严格区别的。

总之,本证的特点是既有发热恶寒、无汗等表证症状,又有呕吐、腹泻等消化道症状,而且没有明显的热象,发病多在夏秋季节。这与人们在夏秋炎热之时每贪凉露宿、过食生冷以及气候潮湿有一定的关系。

治法／处方

解表化湿,散寒和中(藿香正气散)。

藿香9克　紫苏6克　白芷6克　大腹皮9克　茯苓9克　白术9克　陈皮6克　半夏曲9克　姜制厚朴6克　桔梗6克　炙甘草3克　生姜3片　大枣2枚

歌诀:藿香正气腹皮苏,甘桔陈苓术朴俱;
　　　夏曲白芷加姜枣,风寒湿邪并能祛。

用法:上为细末,每用6克,加姜、枣以水煎煮,趁热服。因方中芳香药物较多,故不宜久煎,以免降低药效。如病人无汗,可盖被取汗。服后病不解,可再次煎服。现代常按上列剂量加水1 200毫升煎服。12小时后再加水煎二汁服,每天1剂。

解说

藿香正气散中用辛温芳香的藿香为主药,既能芳化肌表和脾胃的湿浊,又能发散在表的风寒。紫苏、白芷也为辛温芳香之品,可助藿香芳香化湿、外散风寒。桔梗能宣肺利咽,厚朴则可行气化湿、宽胸除满,大腹皮可利湿行气,陈皮可燥湿理气,半夏可燥湿降气、和胃止呕,以上数药均可祛湿而通利气机。同时,方中又配伍茯苓、白术健脾助运、祛湿利水,生姜、大枣调和脾胃,甘草调和诸药,组成宣化湿邪、发散风寒、通畅气机、调和脾胃的方剂。

据现代药理研究,藿香对多种病毒、病菌有抑制作用,又可促进胃液分泌,增强消化能力,是味治疗胃肠型感冒的主要药物。厚朴也有广谱的抗菌作用,又可松弛肌肉,对肠管、支气管均有兴奋作用。茯苓有利尿作用,对肝和肠胃道的损伤、炎症有一定治疗效果。紫苏有一定的解热作用,桔梗有祛痰、镇静、抗炎作用,白芷有抗菌作用,甘草可缓解平滑肌痉挛,生姜能增强血液循环,兴奋肠管。综合全方的作用,可解热、抗菌、消炎,治疗消化道和呼吸道病变。

治疗参考

藿香正气散是治疗外感病的常用方,多用于夏秋季的胃肠型病毒性感冒,还可治疗急性胃肠炎、肠伤寒的初期、小儿腹泻、传染性肝炎等疾病。在临床上又利用其有较好的祛湿、散寒温中、理气行滞作用,用于治疗慢性胃炎、溃疡病、结肠过敏、各种消化不良、慢性肝炎、慢性肾炎等病,出现中寒、湿阻、气滞见症者,均可收到较好的效果,因而其运用范围已不限于外感疾病。

为便于携带,本方还可制成丸剂,即藿香正气丸,每次服6～9克,每天2次。也有制成液体制剂出售,称为藿香正气水,每瓶10毫升,每次服1瓶,每天服2～3次。本方在临床运用时,可根据病情灵活加减。表邪较重,表现为恶寒甚而无汗,骨节肌肉酸痛明显者,可加香薷以发汗解表、祛湿和中。兼有宿食停滞,脘腹胀痛,吐泻物酸臭气味较重者,可加神曲、莱菔子消食导滞。腹泻较甚,以黄色稀水为主者,可加薏苡仁、车前子、泽泻等以健脾利水止泻。此外,夏季乘凉饮冷,内伤于暑湿而外有寒湿阻表,以致发热、恶寒、无汗、骨节疼痛、身体拘急、心烦、口渴、舌红苔白腻者,可用新加香薷饮[1]。夏秋季节湿热之邪初犯人体而热象尚未显著,见湿遏肌表、脾胃,身热,微恶寒,肢体倦怠,不渴,胸闷,口中黏腻,苔薄白微腻,脉濡缓者,可用藿朴夏苓汤[2]。

注意事项

本证虽以夏秋季胃肠型感冒为多见,但也可发生于其他急性传染病初起,其在表湿邪可久留不去,或转化为里湿证,而寒湿亦可化为湿热,其中的变化情况不可忽视。藿香正气散性温偏燥,对于湿热在表或在里之证均不宜投用。即使外现寒湿之象,但里有暑热见症者,亦须配合清除暑热之品,或改用新加香薷饮之类。

每日练习

1. 什么是表湿证?其症状表现有哪些?
2. 藿香正气散由哪些药物组成?一般用来治什么疾病?
3. 案例 王某,男,22岁

夏夜在露天下过夜,第二天上午觉身体恶寒不适,伴发热,中午后即泛恶、呕吐、腹痛,拉黄色稀水样大便四次。查体温39.1℃,心肺正常,腹部平软,有轻度压痛,无反跳痛。苔薄白微腻,口中淡而不渴。请开中药方。(答案:藿香9克 姜半夏9克 苏叶10克 苏梗10克 茯苓10克 炒白术9克 陈皮6克 厚朴5克 白豆蔻后下6克 生甘草3克 生姜3片 水煎服)

附方

[1]新加香薷饮:香薷、厚朴、连翘各6克,金银花、鲜扁豆花各9克。水5杯,煮取2杯药液,先服1杯,得汗则不再服,如不汗则再服。功用:解表化湿、祛除暑热。主治:夏月感暑,寒湿外遏,发热,恶寒,身无汗,身形拘急,头痛,心烦口渴,舌红苔薄腻。

[2]藿朴夏苓汤:藿香6克,半夏、猪苓各4.5克,赤苓、杏仁、淡豆豉各9克,生薏苡仁12克,白蔻仁2克,厚朴3克。水煎服。功用:解表化湿。主治:湿温病初起,身热恶寒,肢体倦怠,胸闷口腻,苔薄白,脉濡缓者。

5

四、半表半里证开什么方

◉ 什么是半表半里证

半表半里证是外邪既不在人体之表,又不在人体脏腑而出现的一种病证。当然,外邪不在表又不在里,是根据病证的症状推断出来的,既不同于前述的表证,又不同于脏腑病变的里证。由此可知,半表半里证多见于外感病,其病位既不在表,又不在里。

半表半里证有多种表现形式,其共同的特殊症状主要是发热与恶寒交替出现,即病人一会儿怕冷畏寒,一会儿怕冷畏寒的感觉消失了,但代之而来的是全身发热,甚至面目红赤、口渴欲饮,如此重复出现。这通常称之为"寒热往来"。然而,与寒热往来相类似的表现还有多种:其中有的表现为一阵恶寒,接着一阵发热,一天之中可重复多次;有的表现为每至下午则微微恶寒,入夜自觉身热,但用体温表检查却无明显异常;有的表现为先恶寒,甚至全身战栗不已,欲盖厚被或近火炉,接着恶寒渐解而发热,热势急剧上升,以致浑身如冒火,欲饮冰水,继则全身大汗而热势陡退,症状基本消失,到第二天或隔一二天后,上述症状再度出现,这就是人们较为熟悉的疟疾,属于"寒热定时";也有的发热、恶寒、汗出与疟疾相似,但发作时间没有规律,称之为"寒热类疟";还有的发热与恶寒并不是交替出现,而是寒热并现,但一会儿以发热为著,一会儿又以恶寒为著,称之为"寒热起伏"。以上这些热型与表证、里证均不相同,都属于半表半里证的特征。

半表半里证如出现于外感病中,多为病之早期,少数也可出现于恢复期。有些外感热病的疟疾、回归热等则是以寒热往来为主要表现的病种。某些内伤杂病也可出现半表半里证,但其中有的病人发热、恶寒程度较轻微,或只是病人的自觉症状,如某些神经功能紊乱、慢性胆囊炎病人;有的病人则可发高热,多呈弛张型热,并有恶寒,如某些风湿病、系统性红斑狼疮以及急性白血病等恶性肿瘤疾病。不论何种疾病,只要出现寒热往来或类似的症状,往往对于诊断和指导处方用药有重要的参考价值。

◉ 半表半里证种类及治法

半表半里证除了寒热往来这一症状有各种相类似的表现外,还有许多兼见的症状,据此可把半表半里证分为多种证型。常用的分类方法,有按病变的不同部位来分的,如邪在少阳证、邪伏募原证、邪留三焦证等。此处所说的少阳、募原、三焦都是指半表半里的各种不同部位,但应注意这里的三焦概念,是指六腑之一的三焦,即为体内水湿通行分布的器官,而不是将人身脏腑所在位置划分的三个部位。也有按半表半里所兼夹的病邪性质不同来分类,如胆经湿热证、少阳兼表证(少阳太阳证)、少阳兼腑实证(少阳阳明证)、少阳痰热证、少阳水饮证等。本单元将学习邪在少阳证、少阳太阳证、少阳阳明证、少阳痰热证、少阳水饮证。

治疗半表半里证的原则是"和解表里",即"和法"。和解的意思是使在半表半里的病邪分别通过向外宣发和向里清泄的方法得以解除,其中既有达表之药,又有清里之品,配合而用。达表的药物以柴胡、青蒿等为代表,清里的药物则以黄芩为代表。和解法一方面可以解热、抗菌、消炎,另一方面又可疏利肝胆,调节胃肠消化功能,因而和解法的作用也是多方面的。

由于半表半里证种类较多,和解一法在具体运用时,应根据不同的证型而有所不同。其中有和解少阳法、清泄少阳法、宣透募原法、分消三焦法等,如有兼表、腑实、痰热、水饮者,又当配合解表、通里、清化痰热、温化水饮等不同治法。

和解法有其较为特殊的适应证,一般较易掌握。但如误用于表证,会引邪入里,如误用于里证,又无祛除里邪之力,会延误病情。此外,由于气血虚弱有时也会发生时寒时热,对此不可投用和解之剂。

每日练习

1. 什么是半表半里证?其诊断依据是什么?
2. 半表半里证有哪些主要证型?
3. 什么是"和解"?它有什么治疗作用?

第三周

1

⊙ 邪在少阳证——小柴胡汤

邪在少阳证是指外邪侵犯于少阳胆经,邪正相争于表里之间的一种病证。本证可因在表之邪不解进一步向内传变而来,也可由外邪直接犯于少阳而致病,在外感病中较多见,有些内伤杂病也可有类似本证的表现。本证多见于感冒、疟疾、扁桃体炎、流行性腮腺炎、急性病毒性肝炎、急性胰腺炎、急性胆囊炎、急性胸膜炎、产后感染和败血症等病中。

诊 断

本证的主要症状为:寒热往来,胸胁胀痛。其他见症可有:心中烦,时时欲呕吐,不想进食,口苦,咽喉干燥,视物昏花等。

由于本证为邪正相争于胆经,其部位既不属表,又不属里,故称为半表半里。如病邪占优势,则人体阳气被遏,所以恶寒,如人体阳气亢奋,则恶寒解而发热,而体内卫外的阳气是定时在身内运行的,所以这种寒热与人体阳气的运行规律有密切关系,多表现为寒热定时,或寒热往来。少阳胆经的循行路线是布于胸胁,所以邪在少阳,致经气不舒畅而胸胁胀满或疼痛,然而可表现为一侧或两侧胸胁的胀痛。胆经源于胆腑,邪在胆经可引起胆气犯胃,胃气上逆而作呕吐、不欲饮食。如胆经有热,其火热之气上扰,可致心烦、口苦、视物昏花。

邪在少阳一般为无形之邪热,但有时也可为湿热之邪,尤其是感受湿热性质的病邪而致病者,其症状表现为寒热如疟,寒轻热重,口苦,胸闷,呕吐呃逆,苔白腻。其病理特点为胆热较重而有湿痰内阻,因而有湿热的症状表现。

邪在少阳的临床表现较多,在诊断时一般只根据一二个主症就可做出结论,不必各种症状具备。

治法 / 处方

和解表里,兼调脾胃(小柴胡汤)。

柴胡12克　黄芩9克　人参9克　半夏9克　甘草(炙)6克　生姜(切)9克　大枣4枚

歌诀:小柴胡汤和解供,半夏人参甘草从;

更配黄芩加姜枣,少阳为病此方宗。

用法:上7味药,加水2 400毫升,煮取1 200毫升,去药渣后再煎,煎至600毫升。每次温服200毫升,每天3次。

解说

小柴胡汤中以柴胡轻清升散,透达清解,并可疏畅气机的郁滞,使病邪得以向外宣发,为本方主药。又配合苦寒的黄芩,清除少阳的蕴热,使病邪又可从里而解,与柴胡相伍,可起到和解少阳的作用。又因胆胃不和而造成胃气上逆,故用半夏、生姜和胃降逆。方中人参、甘草、大枣可以益气健脾,一方面扶助正气,以防御病邪向里传变,另一方面助正气逐邪外达。全方有和解少阳、补中扶正、和胃止呕的作用。在现代临床上,方中人参多不用,或以党参代替。

据现代药理研究,小柴胡汤除有解热作用外,还有保护肝细胞,促进胆汁分泌等多种作用。方中柴胡有镇静、镇痛、止咳、保肝、消炎作用,黄芩除可抑菌、抗病毒外,还有抗炎、提高免疫功能、降低毛细血管通透性等作用,与柴胡配合后可解热、利胆、解除平滑肌痉挛。人参可增强人体对各种有害刺激的防御能力,并可抗疲劳,兴奋中枢神经系统,与甘草、生姜等配合,可改善消化系统功能。半夏有一定的止吐、止咳作用。由此可见,小柴胡汤的作用是多方面的,对于消化系统、神经系统和免疫功能等方面都有一定的治疗效果。

治疗参考

小柴胡汤在临床上适用于许多疾病,如感冒、流感、肠伤寒、急性胸膜炎、急慢性肝炎、急慢性胆囊炎、急性肾盂肾炎、产后感染、败血症、变态反应性败血症、肋间神经痛、疟疾、慢性湿疹等,凡出现寒热往来、胸胁胀满疼痛、口苦、咽喉干燥等少阳症状者,皆可用本方治疗。

在具体运用时,应根据病情进行加减。如患者有肠腑热结,出现下午热甚,大便秘结者,可加上芒硝,即柴胡加芒硝汤[1]。本方与平胃散合用,即为柴平汤[2],治疗全身疼痛、手足沉重、寒多热少、脉濡的湿疟,或治疗某些少阳病证兼痰湿内蕴者,常用于慢性胆囊炎见腹痛、低热、恶心、呕吐、腹部饱胀、大便稀溏等症状。本方与四物汤相合,可治疗虚劳日久,微发寒热者,常用于结核病、肝炎病人久治不愈,月经稀少或愆期。本方加枳壳、桔梗、陈皮、绿茶即柴胡枳桔汤[3],适用于少阳病证出现寒热往来,兼有胸脘痞满者。现代用柴胡、黄芩、半夏、木香、郁金、车前子、川木通、栀子、茵陈、生大黄配伍,称为柴胡利胆汤,治疗急慢性胆囊炎、胰腺炎、胆结石、化脓性胆管炎,出现寒热往来,右胁胀痛,口苦咽干,目黄,皮肤发黄,尿黄浊,大便秘结,舌质红赤,苔黄腻,脉弦者。小柴胡汤加当归、丹参、益母草,荆芥炭等,可治产后身体虚弱,又感受外邪,邪入少阳经,出现寒热往来,恶露不尽者。小柴胡汤加生地、当归、桃仁、红花、丹皮等,可治疗妇女月经来潮时感受外邪而寒热往来,少腹疼痛,甚至神志不清而说胡话者。小柴胡汤还可用于多种无明显发热恶寒表现的病证,如胆汁返流性胃炎、乳腺肿瘤、肾绞痛等,说明本方有较广泛的运用前景。

对于邪在少阳、胆热较重而兼有痰湿内阻之证,出现寒热往来或寒热起伏,或发如疟疾,寒轻热重,口苦胸闷,干呕或吐黏涎,舌红苔腻者,可用蒿芩清胆汤[4]。方中以苦寒芳香的青蒿代替柴胡配合黄芩来清少阳之热,青蒿有化湿清热作用,适用于热甚而有痰湿者。

注意事项

少阳病证的病邪在半表半里,所以不可用"汗、吐、下"之法,即不可发汗、催吐、攻下,否则徒然损伤正气、血液、津液。此外,少阳病证可以进一步发展为里证,所以在临床上要密切观察病情的变化,以便及时更换治法。

每日练习

1. 少阳病证的主要临床特征是什么?
2. 小柴胡汤由哪些药物组成?
3. 案例　沈某,女,41岁

每日发热、恶寒已延5天。上午热势较轻,午后恶寒后,热势上升,可达39.4℃,周身乏力,口苦,时恶心,食欲不振,右胁肋部胀痛,查肝脏肿大,肋下3厘米,质软,有压痛。请开中药方。

附方

[1]柴胡加芒硝汤:柴胡9克,黄芩、人参、炙甘草、半夏、芒硝(冲服)各6克,生姜3克,大枣4枚。水煎服。功用:外解少阳,内泻热结。主治:寒热往来或下午热甚,口苦,胸胁胀满,大便秘结,舌燥苔黄,脉迟弦。

[2]柴平汤:柴胡、人参、半夏、黄芩、甘草、陈皮、厚朴、苍术,加姜、枣,水煎服。功用:和解少阳,祛湿和胃。主治:湿疟,一身尽痛,手足沉重,寒多热少,脉濡。

[3]柴胡枳桔汤:川柴胡、青子芩各4克,枳壳、姜半夏、新会皮各4.5克,鲜生姜、桔梗、雨前茶各3克。功用:和解透表,畅利胸膈。主治:往来寒热,两头角痛,耳聋目眩,胸胁满痛,舌苔白滑,脉弦。

[4]蒿芩清胆汤:青蒿、黄芩各6克,淡竹茹、赤茯苓各9克,仙半夏、枳壳、陈广皮各5克,碧玉散(滑石、甘草、青黛)(包)9克。水煎服。功用:清胆利湿,和胃化痰。主治:寒热如疟,寒轻热重,口苦胸闷,吐酸苦水,或呕黄涎而黏,甚则干呕呃逆,胸胁胀疼,舌红苔白,间现杂色,脉数而右滑左弦者。

2

◉ 少阳阳明证——大柴胡汤

少阳阳明证是指在少阳病证的同时,又有热结于胃肠的一种病证。本证也可见于外感病、内伤杂病,特别是消化系统的病证。如急慢性胆系感染、急性胰腺炎、溃疡病急性穿孔、肝炎等。

诊断

本证的主要症状为:寒热往来,心下拘急疼痛或坚满拒按。其他见症可有:胸胁苦满,口苦,咽干,微微觉烦,大便秘结,或稀溏而热臭,呕吐,黄疸,苔黄,脉弦数。

本证的临床表现特征是在少阳病证的同时,出现心下拘急疼痛,或坚满拒按,并可见大便秘结,或腹泻而大便稀溏、热臭。此种心下拘急疼痛、坚满拒按,其实际部位是在胃、肠、肝、胆、胰等,具体表现为局部肌肉紧张、疼痛,并多有压痛,所以表现为拒按,也可出现反跳痛,即压在痛处的手突然松开时会有较明显的疼痛。疼痛的部位可在心下一侧或心下两侧。按中医理论,心下满痛坚硬,大便秘结或热性腹泻,苔黄,脉弦数是病邪已深入阳明,形成了阳明热结,因而称之为少阳阳明证。

治法 / 处方

和解少阳,内泻热结(大柴胡汤)。

柴胡 15 克　黄芩 9 克　芍药 9 克　半夏(洗)9 克　枳实(炙)9 克　大黄 6 克　生姜 15 克　大枣 5 枚

歌诀: 大柴胡汤用大黄,枳芩夏芍枣生姜;

少阳阳明同合病,和解攻里是良方。

用法: 上八味药,用水 2 400 毫升,煮取 1 200 毫升药液,去渣滓,再煎成 600 毫升药液。每次服 200 毫升,每天服 3 次。

解说

大柴胡汤是由小柴胡汤去人参、甘草,加入大黄、芍药、枳实而成。方中柴胡、黄芩可和解少阳之邪,大黄、枳实则泻下阳明热结,实寓小承气汤之意。所以本方又可看作是小柴胡汤与小承气汤的合方。方中芍药可缓急止痛,调和血行,半夏降逆止呕,配伍生姜,可加强止呕之力,而大枣、生姜同用,能调和营卫而保护胃气。少阳阳明证用大柴胡汤时,从小柴胡汤内去人参、甘草的原因,是由于热结于阳明,不宜再用甘温之品,以防助热伤阴。总结本方的作用有和解退热、缓急止痛、降逆止呕、通下热结等多方面。

据现代药理研究,大柴胡汤有较明显的利胆、降低括约肌张力作用。其中大黄、芍药有协同利胆效果;大黄、枳实合用可增强肠蠕动,通下大便。大黄等多种药物有抗菌、抗炎、镇痛、解热作用。因而本方对消化系统的多种炎症有较好的疗效。

治疗参考

大柴胡汤在临床上应用范围较广泛,多用于急腹症中上腹疾病。经大量的临床实践证明,对于各种胆系急性感染、胆石症、急性胰腺炎、胃及十二指肠穿孔、急慢性肝炎等疾病有较好的疗效,其中有许多需要手术的病人在用本方治疗后得以免受开刀之苦。除此以外,在高血压病、脑血管意外、鼻窦炎、慢性湿疹、糖尿病、痛风等多种疾病的治疗中,用本方也往往取得较好的疗效,其作用在于调整身体的血液运行、排泄毒素、改善体内的新陈代谢。

在临床上运用本方时,见有眼球、皮肤、小便发黄者,可酌加茵陈、栀子等;体温较高,口渴心烦,舌质红赤者,可加蒲公英、金银花、连翘、板蓝根等。发热恶寒未去而肠道热结已成,同属于少阳与阳明合病,但若以阳明里证为主者,可用厚朴七物汤[1]。如治疗胆结石病,可用本方为主进行加减,如胆道排石汤[2],有利胆排石的作用。

注意事项

本方在运用时,应辨明少阳与阳明病证的侧重。如以少阳证为重者,治以和解为主;如以阳明里实证为重者,治以通泄在里热结为主。少阳阳明证多数病情较重、发展较快,所以要密切观察病情的变化,或送进医院里施行治疗。以免发生意外。

每日练习

1. 大柴胡汤的主要适应证是什么?其辨证要点如何掌握?

2. 大柴胡汤是由哪些药物组成的?

3. 案例 冯某,男,30 岁

上腹部阵发性剧烈疼痛 3 天,局部压痛。伴恶心、呕吐,吐出物为黄绿色酸水,口苦而渴,咽喉干燥,大便 2 天未解,尿黄短少,苔薄黄腻,舌红,脉弦滑而数。

查白细胞总数 15.6×10^9/升,中性粒细胞 91%,淋巴细胞 9%,尿淀粉酶 1 024 单位。请开中药方。(答案:春柴胡 12 克　黄芩 12 克　炒枳壳 10 克　白芍 12 克　蒲公英 18 克　炒延胡 10 克　青皮 9 克　生大黄后下 9 克　金钱草 20 克　生甘草 3 克　水煎服)

附方

[1]厚朴七物汤:厚朴 15 克,甘草、桂枝各 6 克,大黄、枳壳各 9 克,大枣 4 枚,生姜 12 克。水煎服。功用:解肌发表,行气通便。主治:外感表证未罢,里实已成,腹满,发热,大便不通,脉浮而数。

[2]胆道排石汤:茵陈、金钱草各 30 克,黑山栀、丹参各 12 克,柴胡、枳壳、赤芍、白芍、生大黄各 6 克。水煎服。功用:清热,利胆,排石。主治:胆石症发作期,肝管结石,手术后残留结石等。

3

◉ 少阳痰热证——柴胡加龙骨牡蛎汤

少阳痰热证是指痰热阻于少阳胆经而致的一种病证。由于肝胆相近,互为表里,而痰热又易影响心神,所以本证与肝、心等脏有关,在临床上以神经系统疾病为多见,如癫痫、神经衰弱症、精神分裂症等,以及某些眩晕症等。

诊断

本证的主要症状为:胸胁满闷,神志异常(包括心烦、惊恐不安、多虑、抑郁、多言或说胡话,甚至神识不清、狂躁怒骂等)。其他见症有:时有发热,或寒热往来,身体困重,小便不利,眩晕耳鸣,失眠,口苦,苔黄或腻,舌质红,脉弦数或弦滑。

本证可因外感病过程中,表证未解而正气已虚,以致病邪乘虚内陷于少阳而成,也可因内伤杂病中少阳胆经及心、肝等脏腑之气亏虚,痰热内阻而致。由于邪在少阳经,相争于胸胁部位,故见胸胁满闷。又因邪阻肝胆,或蒙蔽心神,又可以出现各种神志症状,轻则心烦、惊悸、焦虑或抑郁,重则神志不清。以上为诊断本证的主要依据。此外,如本证发生于外感热病中,因邪在太阳之表,或在少阳之经,有的还可入里结于阳明,所以可出现发热或寒热往来等热型,但如发于内伤杂病,则不一定有发热症状。由于本证可能有表证不解、正气受伤、邪阻经络等病理变化,所以可见一身尽重,甚至身体的转侧都不方便。邪阻少阳,气机运行不畅,可致体内水液输送分布受到影响,所以小便可以减少或不通利。痰热扰于上,则眩晕而耳鸣,失眠而口苦。苔舌及脉也是痰热的征象。

对本证的诊断,除了掌握其主症外,还可参考其病证表现与胆经有密切关系。如梅尼埃病(内耳眩晕症),属少阳经上耳的病变;有的癫痫病人,在发作先兆期往往有胸胁部胀闷,亦与少阳经循行部位有关,所以上述症状就可作为诊断本证的重要依据。

和解少阳,清化痰热,重镇安神(柴胡加龙骨牡蛎汤)。

柴胡9克　龙骨15克　黄芩6克　生姜6克　铅丹(可用生铁落30克代替)　人参6克　桂枝6克　茯苓9克　半夏6克　大黄6克　煅牡蛎15克　大枣3枚

歌诀:柴胡龙骨牡蛎汤,黄芩铅丹人参姜;

　　　苓夏大黄桂枝枣,清热镇惊是良方。

用法:上十二味药,用水1 600毫升,煮取800毫升,再加入切如棋子大的大黄,煮一二沸,每次乘温服200毫升,每天服3次。

柴胡加龙骨牡蛎汤是由小柴胡汤加味而成的。方中以小柴胡汤配合桂枝,可使内陷于少阳的病邪从外而解,未用甘草,是其属甘温之品,不利于痰热的祛除。方中桂枝配合龙骨、牡蛎、铅丹等质重性沉降的药物,可镇惊安神。大黄可泻邪热,茯苓可利小便、宁神,从而有助于痰热的祛除。

据现代药理研究,本方对神经系统有较显著的作用。方中龙骨、牡蛎有抑制中枢神经、安定的作用,铅丹有杀菌、制止黏液分泌等作用。方中的小柴胡汤对神经系统有镇静作用,在加入龙骨、牡蛎、铅丹后,这一作用有所加强,所以本方侧重用于神经系统的疾病。

柴胡加龙骨牡蛎汤是一张寒温并用、攻补兼施、升降两行的方剂,较多用于各种神经系统疾病,如癫痫、精神分裂症、神经症、脑外伤后综合征见有烦躁不安,头晕,心慌,易惊,抑郁,甚至神志错乱者。此外,还可以用于甲状腺功能亢进症出现低热、便秘、失眠、易怒者,又可治疗某些高血压病出现头晕、头痛、烦躁、口苦、耳鸣者,有平抑肝阳的功效。也可利用本方清泄痰热和重摄的作用,治疗产后汗多,伴有头昏、目眩、心悸者。

在临床运用时,如兼见胸胁疼痛,大便色黑,舌紫暗者,为夹杂有瘀血内阻,可加桃仁、红花、川芎、地鳖虫等。兼有面目红赤,大便秘结,尿红赤短少者,为邪热内盛,加龙胆草、栀子,去人参、桂枝、生姜、大枣。眩晕较甚,痰多,苔厚腻者,为痰热较重,可加礞石、沉香、石菖蒲等。烦躁不安,可加朱砂、夜交藤、酸枣仁等。病人体质虚弱,可酌减大黄、铅丹;痰热较甚,可酌减人参。

注意事项

本方的组成较复杂,在临床上要抓住使用的主症,如无少阳病证的表现,可去柴胡。其痰热往往无明显的征象,有时可试用本方治疗二三天,如服后无效就要转用其他方法。方中铅丹虽可镇惊坠痰,但性寒有毒,一般不用,可以用生铁落代之。对于上述本方所治疗的疾病,并非都必用本方,还要按中医辨证理论,属少阳痰热者方为适用,如属纯虚或火热之证,则非本方所宜。

每日练习

1. 少阳痰热证的主要症状表现是什么?
2. 柴胡加龙骨牡蛎汤由哪些药物组成?
3. 案例 黄某,女,26岁

7年前患癫痫,发作越来越重,近月来每天发作2~3次。面色发红,头晕,便秘,时泛恶,胸脘痞闷不舒,舌尖红,苔腻,脉弦数。请开中药方。(答案:柴胡12克 黄芩10克 法半夏9克 桂枝8克 生龙骨先煎20克 生牡蛎先煎30克 茯苓10克 生大黄后下6克 生铁落先煎30克 龙齿先煎20克 生甘草3克 大枣4枚 水煎服)

4

◉ 少阳水饮证——柴胡桂枝干姜汤

少阳水饮证是指外邪犯于少阳半表半里又兼有水饮内停的一种病证。可见于感冒、肺结核、胸膜炎、肝炎、胆囊炎等外感病,也可见于癫痫、神经衰弱症、急性肾炎、乳房小叶增生等其他疾病中。其水饮可以是病人原来体内就有,也可以是外邪犯于少阳后,阻滞气机而引起体内津液运行障碍所成。

诊断

本证的主要症状为:寒热往来,胸胁满闷,如有物支撑,小便不利。其他见症有:心烦,口渴,不呕吐,身无汗而头部有汗,苔薄白,脉沉弦等。

本证实际是小柴胡汤证的一种变证,因而具有邪在少阳证的主要症状,如寒热往来,胸胁满闷,心烦等。但又有水饮内停,阻于少阳经,则较单纯的气机郁滞为甚,故胸胁胀满较重,甚则觉如有物支撑。水饮内停后,津液运行失常,所以小便不利。少阳经邪热与水饮相结,其郁热上蒸,致头部出汗而身无汗。本证所见的口渴一方面是由于郁热伤阴液所致,另一方面是由于水饮中阻后,津液不能正常输布上升而致。苔薄白、脉弦为邪在少阳之象,因有水饮内停,脉多沉。

治法／处方

和解少阳,温化水饮(柴胡桂枝干姜汤)。

柴胡 15 克　桂枝 9 克　干姜 6 克　天花粉 12 克　黄芩 9 克　牡蛎 6 克炙甘草 6 克

歌诀:柴胡桂枝干姜汤,瓜蒌芩蛎草同方。

用法:上七味药,加水 2 400 毫升,取 1 200 毫升,去药渣,再煎成 600 毫升药液。每次温服 200 毫升,每天 3 次。开始服下后可有心中微烦的感觉,再服,可汗出而愈。

解说

柴胡桂枝干姜汤是从小柴胡汤变化而来的一张方剂。方中柴胡、黄芩合用以和解少阳之邪。桂枝、干姜、甘草等温热通阳之品可以温化水饮。瓜蒌根、牡蛎可散结而逐除水饮,瓜蒌根又可清热生津,与黄芩相合,清除在里的郁热。原来小柴胡汤中所用的半夏,因本证未有呕吐故不用,原有的人参、大枣,因本证有水饮内停,不宜用壅补之品,故亦去之。所以全方的作用有和解清热、温化水饮、生津止渴等多方面,服后可使少阳之邪从汗而外解,在里的水饮由内而得化。

据现代药理研究,干姜、桂枝等能兴奋血管中枢和交感神经,扩张血管,改善血循环,桂枝还有利尿、解热作用,这与本方的清热、化饮功效有一定的关系。至于柴胡、黄芩、牡蛎、甘草的现代药理研究,前已有所介绍。

治疗参考

柴胡桂枝干姜汤在临床上的运用范围与小柴胡汤相类,所不同者,更适用于少阳郁热较甚而夹水饮内停或水饮上犯的病证。其水饮上犯的表现形式很多,其中有眼结膜充血、头皮瘙痒、头部或上半身湿疹、目痛、耳痛等。当然,这些症状并非皆属水饮上犯,但若有其他少阳水饮之表现,或排除了其他病理变化后,就可以用本方治疗。本方在临床上可以治疗疟疾、急性肾盂肾炎、肺结核、胸膜炎、肝炎、胆囊炎、癫痫、神经衰弱症、冠心病、乳房小叶增生等多种疾病出现少阳水饮证表现者。

在具体运用时,如津液不足、干咳者,可加天冬、玉竹。兼有虚热盗汗者,可加黄芪、鳖甲、碧桃干等。水饮较甚而眩晕,可加泽泻、茯苓、白术等。心悸不安、失眠者,可加酸枣仁、远志、青龙齿、夜交藤等。

注意事项

本方的运用关键是掌握少阳病证的同时见有水饮内停或水饮上犯的表现,若内无水饮、郁热,则方中桂枝、干姜均不得轻率投用。在服本方后,因药力助正气外逐病邪,所以有微烦的感觉,如再接着服药,表里阳气宣通,可汗出而愈,这与解表剂的发汗机制有所不同。

每日练习

1. 少阳水饮证的辨证要点是什么?

2. 柴胡桂枝干姜汤由哪几味药物组成?

3. 案例　金某,男,46 岁

右侧胸胁疼痛 1 周,吸气时尤甚。伴有畏寒,下午发热,夜间汗出,头昏痛,纳食减少,稍有咳嗽,小便短赤,脉沉弦,苔白腻。胸部 X 线检查诊为急性胸膜炎,请开中药方。(答案:柴胡 9 克　炒枳壳 10 克　炒白芍 12 克　桂枝 9 克　天花粉 12 克　干姜 5 克　黄芩 10 克　炒延胡索 10 克　生牡蛎 20 克　炙甘草 5 克　水煎服)

5

五、寒证开什么方

◉ 什么是寒证

所谓寒证,是由于感受外界寒邪,或体内阴寒病邪(如水湿、痰浊)过盛而致阳气被遏或阳气虚衰所出现的以人体功能活动衰退为主要表现的一类全身性病证。

寒证有表寒证和里寒证之分,以前所学习的表寒实证、表寒虚证都属于表寒证。里寒证中又有里寒实证和里虚寒证之别,里寒实证以寒邪遏阻阳气为主,里虚寒证则以阳气虚衰为主。

里寒证都有功能活动衰退的表现,其中里寒实证与里虚寒证的有些症状相类似,但细加区分,还是各不相同的:寒实证可见四肢发冷,怕寒,腹痛拒按,大便秘结,或见痰多喘促,苔白厚腻,脉沉伏或弦紧有力;虚寒证可见四肢清冷,怕寒畏冷,腹痛喜按,精神委靡,大便稀薄,小便清长,舌质淡,脉微或沉迟无力。本单元主要讨论里虚寒证的诊治,但某些里寒实证的诊治也可参考运用。

里虚寒证的临床共同表现有上述特点,然而由于病变所涉及的脏腑、经络部位不同,其具体的症状各有区别,在以后将逐一学习。

里虚寒证的形成

里虚寒证的产生多是由于体内阳气衰微之故。人体阳气有温煦内外、促使各脏腑行使正常的生理功能、维持生命活动等作用,阳气衰微后就可以出现各种功能减退所致的寒象。特别是阳气不足后,脾肾诸脏运化食物、水湿的功能衰退,易出现腹痛、腹泻、水饮或寒湿内停等症状。

里虚寒证多出现在急性病后期或慢性病日久不愈之后,也有的属于体质亏虚,因而里虚寒证的病变程度及病情轻重有很大的差别。其中有的表现为平素即怕冷,四肢不温,稍食生冷或受凉即腹泻,俗称为"火气不旺",这是里虚寒证的轻度表现;也有的可表现为面色苍白,精神委靡,甚至冷汗淋漓、脉微弱,严重者可因阳气衰亡而致虚脱、死亡,这则是里虚寒证的较重表现。

在临床上,里虚寒证可见于急慢性肠炎、慢性肾炎、慢性胃炎、慢性支气管炎、某些神经症等,还可见于各种急性传染病、感染性疾病出现周围循环衰竭、心力衰竭、肾衰竭者。

⊙ 里虚寒证种类及治法

里虚寒证的种类

里虚寒证的临床表现十分复杂,这一方面与阳气虚衰的程度有关,更主要的是与阳气虚衰的不同部位有关。人体的五脏六腑和各经络组织都有阳气,如阳气虚衰,功能减退,都会出现特有的临床表现。据此,就可以把里虚寒证分为若干证型。这些证型的命名主要有两种方式:一是按六经名称来命名,其中主要有太阴虚寒证、少阴虚寒证、厥阴虚寒证等;二是按脏腑名称来命名,其中主要有心阳虚、脾阳虚、肾阳虚等。但六经与脏腑又是有密切联系的,所以太阴虚寒证实质就是指脾胃虚寒证,少阴虚寒证实质就是指心肾阳虚证,厥阴虚寒证实质就是指肝胆虚寒证。除上所列举者外,里虚寒证中还有肺虚证、大肠虚寒证、小肠虚寒证、膀胱虚寒证等。本单元将学习较为常见的太阴虚寒证、少阴虚寒证、厥阴虚寒证的诊治内容。

治疗里虚寒证的原则是"温里"。温里的意思是温补阳气、温通经脉,一般使用辛温、辛热药物。由于里虚寒证的各种"寒象"是阳气不足所致,当体内阳气恢复后,各种虚寒症状就可以随之而解除。而温里的药物一般也能驱散寒邪(外寒),由此就可理解,为什么许多治疗里虚寒证的方药也可用于寒实证。温里的具体作用,表现在振奋有关脏腑的功能活动,其中包括促进内分泌、加强血液循环、扩张血管、升高血压、增强消化功能、增强心脏的收缩力量、调节人体免疫功能等多方面的作用。

由于里虚寒证的轻重程度和病变部位各不相同,所以温里的具体方法有温里散寒、温补阳气、回阳固脱及温肾、温脾、温胃、暖肝、温肺等不同。

由于温里方药性温热,用之不当有助热伤阴之弊,所以除辨证要确切外,应注意剂量不可过大,中病即止。对于素体阴血不足者,更要谨慎从事,此外,在夏月炎暑季节投用温里方药,用量不宜过大。

◉ 太阴虚寒证——理中汤

太阴虚寒证是指脾阳虚衰不能运化水谷、温养四肢所致的一种里虚病证,由于脾属太阴经,所以称为太阴虚寒证。本证多见于消化系统的疾病,如急慢性肠炎、胃十二指肠溃疡、慢性胃炎等;也可见于一些传染病,如霍乱、肠伤寒、慢性肝炎等;还可见于呼吸系统的某些慢性疾病,如肺源性心脏病、慢性气管炎等出现明显脾胃症状者。本证尤其容易见于平素脾阳不足和患重病、久病之后。

诊断

本证的主要症状为:腹部胀痛,呕吐,腹泻,腹痛喜温、喜按,口不渴,舌质淡。其他见症有:饮食减少,食后腹胀更甚,或口虽渴而欲饮热水,口流清水或稀涎,苔白微腻,脉细弱。

脾主运化,升发人体清阳之气。若脾胃素虚或过食生冷而寒湿内生,使脾阳受伤,脾之健运功能失司,升降失常而致上吐下泻。寒邪内盛,阳气不伸,故致腹满而痛,口不渴,苔白腻,脉细弱。腹痛而喜温、喜按是里虚寒证的特征之一,与里热、实寒所致的腹痛可做鉴别。本证病人有时也会口渴,但必喜饮热水,所谓借热水以祛散里寒。本证中呕吐多表现为吐清水稀涎,或吐胃内容物,没有热臭气味;腹泻多表现为大便稀溏,甚则泻下稀水,伴见小便清长,故与湿热所致的腹泻有明显的不同。

如脾胃突然感受外寒,阻遏脾阳,也会出现与本证相类似的表现,虽然两者性质有虚实之分,但本质上脾阳之阻遏与虚衰并无绝对界限,所以在诊治上也可相互借鉴。

治法 / 处方

温中健脾(理中汤)。

干姜 5 克　人参 6 克　白术 9 克　炙甘草 6 克

歌诀:理中汤主温中阳,人参白术草干姜。

用法:上四味药,用水 1 600 毫升,煎煮成 600 毫升药液,去药渣后,每次温服 200 毫升,每天服 3 次。服药后约隔半小时,可喝稀热粥 200 毫升左右,盖被安卧,使全身微微感到发热,注意保暖,不要随便揭开被子,以免受寒。也可将四味药用蜜制成丸剂,名理中丸,每丸 6~9 克,每次服 1 丸,服时嚼碎,用温开水送下,白天 3 次,晚间 2 次。服后如腹中仍不觉热,可适当加量。现代也有制成水丸,如梧桐子大,每次服 6~9 克,每天服 3 次。

解说

理中汤中以辛热的干姜温补脾胃阳气以祛里寒,使脾胃升降功能恢复正常,为本方的主药。配合人参补气健脾以助运化,又用白术健脾燥湿,炙甘草益气和中。四药相配合,可温中焦之阳,复中焦之虚,祛中焦之寒,升清降浊,助运化湿。至于方中人参,临床上多用党参代替,亦有健脾益气之效。

据现代药理研究,理中汤中所用的干姜有健胃、改善血液循环等作用;人参则可增强肠胃的功能,又可兴奋神经系统,改善体内代谢;甘草可缓解肠管平滑肌的痉挛,抑制胃酸分泌,保护胃肠黏膜。因而全方对调整消化系统及全身的功能有一定的作用。

治疗参考

理中汤是温中健脾的常用方,临床应用较为广泛,凡是因脾胃虚寒引起的或由其他疾病所造成脾胃虚寒的病证,均可以本方为主。常用于治疗急慢性胃肠炎、胃及十二指肠溃疡、胃下垂、各种水肿、慢性支气管炎、小儿重度营养不良以及妇女月经过多等疾病有脾胃虚寒表现者。在治疗慢性腹泻、腹痛病证时,掌握脾胃虚寒的特点非常必要,除了前述的主症和其他见症外,还可参考以下表现:疼痛多为隐痛、钝痛;饥时较甚,得食稍缓;疲劳或受寒后腹痛、腹泻加重等。此外,结合病人的平素体质是否偏于脾胃虚寒,也有一定的诊断价值。

在临床具体运用时,本方有许多加减法,并衍化为多种方剂。呕吐较甚,可加吴茱萸、姜半夏等;腹泻较甚,可加重白术用量,或加用苍术、茯苓等;治疗月经过多或吐血、便血而属脾胃虚寒者,方中干姜宜改为炮姜,并可酌加炙黄芪、茜草炭、藕节等。虚寒较甚,四肢不温,可加附子,即为附子理中丸[1]。中焦虚寒又兼有郁热,见吐酸、脘腹疼痛、大便稀溏者,可加黄连,即为连理汤[2]。脾胃虚寒又兼有太阳表寒证者,可加桂枝,即为桂枝人参汤[3]。脾胃虚寒兼有痰饮内停者,可加半夏、茯苓,即为理中化痰丸[4]。脾胃虚寒而水湿内停者,与五苓散合用,即为理苓汤[5]。

此外,脾阳虚衰而腹痛绵绵,得温得按则痛减,面色无华,四肢倦怠,心中悸动,舌淡苔白者,用理中汤总觉过于温燥,可改用小建中汤[6]。此方由桂枝汤倍芍药加饴糖而成,可温里缓急,建中气以益脾胃。

注意事项

本方用于中焦虚寒的病证收效甚捷,但性温热,不可过量久用。对于脾胃虚寒而夹杂邪热者,应与清热之品配伍而用。用于各种出血病证时,更要做到辨证确实无误,否则其温热之性将会迫血妄行而加重出血;且要注意与止血之法结合运用,如出血量甚大,应在严密观察下慎重用药,以免发生意外。

每日练习

1. 什么是寒证、里寒证、里虚寒证?
2. 里虚寒证的临床表现有什么特征?
3. 治疗里虚寒证的大法是什么? 要注意哪些问题?
4. 太阴虚寒证要掌握什么辨证要点?
5. 理中汤由何药组成? 请举出 3 个主要的衍化方剂。
6. 案例 哈某,男,54 岁

平素有慢性胃炎史。前天因食生冷食物后,胃脘部隐隐作痛,有时甚剧,用热水袋压在上腹部则舒。面色苍白,四肢欠温,口淡不渴,大便稀溏,日三行。苔薄白,舌质淡,脉细弱。请开中药方。(答案:炒白术 10 克 熟附子 10 克 干姜 5 克 党参 10 克 木香 4 克 炙甘草 5 克 水煎服)

附方

[1]附子理中丸:人参(去芦)、白术、干姜、甘草(炙)、黑附子各 30 克。为细末,炼蜜为丸。每服 6～9 克,温开水送服,每天 3 次食前服下。功用:温阳祛寒,益气健脾。主治:脾肾虚寒,脘腹冷痛,呕吐泄泻,手足不温,脉沉迟。

[2]连理汤:理中汤加黄连、茯苓。水煎服。功用:温中祛寒,兼清郁热。主治:饮食生冷致脾胃虚寒,兼感暑热而致腹泻,呕吐,呕吐酸水,苔白,舌边尖红。

[3]桂枝人参汤:桂枝(后下)12 克,炙甘草、白术、人参各 9 克,干姜 6 克。水煎温服。功用:温里解表。主治:表证未除,脾阳已伤,表里同病,腹痛绵绵,腹泻,心下痞硬,头痛恶寒者。

〔4〕理中化痰丸：人参、白术（炒）、干姜、甘草（炙）、茯苓、半夏（姜制）。为末，水泛为丸，如梧桐子大。每次服四五十丸，白开水送下。功用：益气健脾，温化痰涎。主治：脾胃虚寒，痰涎内停，呕吐食少，大便不实，饮食难化，咳唾痰涎。

〔5〕理苓汤：人参6克，干姜、甘草、桂枝各5克，白术、猪苓、茯苓各9克，泽泻15克。水煎温服。功用：健脾利水。主治：脾胃虚弱，食少，大便稀溏，小便不利，身面浮肿者。

〔6〕小建中汤：芍药18克，桂枝9克，炙甘草6克，生姜10克，大枣4枚，饴糖30克。上六味，以水1400毫升，先煮前五味成600毫升药液，去药渣，再加入饴糖，上火微煎，每次温服200毫升，每天服3次。功用：温中补虚，和里缓急。主治：虚劳里急，腹中时痛，得温、得按则痛减，脉细弦而缓；或心中悸动，虚烦不宁，面色无华，或四肢酸楚，手足烦热，咽干口燥。

第四周

1

◉ 少阴虚寒证——四逆汤

少阴虚寒证是指心肾阳气虚衰,阴寒内盛而致的一种阴盛阳衰病证,由于心、肾分属手少阴、足少阴经,所以称为少阴虚寒证。本证多见于各种急性传染病、感染性疾病过程中,如各类脑炎、脑膜炎、流行性出血热、肠伤寒、肺炎、重症肝炎、麻疹、白喉等疾病,其中有部分相当于休克或休克前期、心力衰竭等;此外也可见于部分慢性疾病中,如冠心病、慢性肾炎、神经性头痛等。本证的形成,有的是因外寒直接犯于心肾,抑遏并进而损伤阳气所致;有的是在疾病过程中心肾阳气大伤而致虚寒内生。

诊断

本证的主要症状为:四肢发凉,甚至全身发凉,恶寒倦卧,神衰欲寐,舌质淡,脉微细。其他见症可有:呕吐,不渴,腹泻多完谷不化,舌苔白滑,面色白,口鼻气息不温,腹中拘急疼痛,心烦不安等。

本证是由心肾阳气虚衰所致,中医学认为,脾为后天之本,肾为先天之本,脾阳有赖于肾阳资助,肾阳则赖脾阳以补充,两者在温煦肢体,运化水谷精微等方面起协同作用,如肾阳虚衰,脾阳亦随之而衰,表现为阴寒内盛、运化失司、水液停滞等病变。脾肾阳衰则不能温煦肢体,故见四肢发凉,甚则全身不温,并可表现为恶寒倦卧。同时本证有心阳虚衰,以致无力鼓动血液运行,也会加重虚寒的症状,并致脉微细,甚至难以触及。由于阳气不足不能温化水湿和饮食,所以有呕吐、腹泻或完谷不化,苔白滑。阳气虚衰而阴寒内盛可致腹中拘急疼痛,面色白,口鼻气息不温。心阳不足,可致心神失养而出现心烦不安。

本证如病情进一步发展,可因阳气大虚,阴寒极盛,阳气不能内守而虚阳向外浮越,表现出真寒假热之象,症见手足清冷、呕吐、腹泻、恶寒等虚寒征象,又有身发热或面部发红等假热之象。此属危笃之证,不可等闲视之。

由于本证多较危重,须及时救治,所以对本证的诊断要注意尽可能早期发现心肾阳衰的表现,如精神委靡不振,脉细无力,面色少华等,必要时可配合血压测定、心电图检查等。

本证与太阴虚寒证有类似之处,均属虚寒病证,但太阴虚寒证之阳气虚衰局限于脾胃,全身阳衰表现较轻;本证为心肾阳气均衰,故全身阳衰表现显著,有委靡嗜卧、恶寒肢冷,脉微细欲绝等症状。

治法 / 处方

回阳救逆(四逆汤)。

制附子 9 克　干姜 6 克　炙甘草 6 克

歌诀:四逆汤中附草姜,阳虚肢厥急煎尝。

用法:以上三味药,加水 600 毫升,煮取 240 毫升,去药渣,分两次温服。

解说

四逆汤中附子大辛大热,可振奋心肾阳气,祛除阴寒,为本方主药。干姜主温中焦脾胃阳气,助附子温补一身阳气。阳气得复,则四肢厥逆可回,故方名为四逆汤。甘草可益气和脾胃,既能助姜、附回阳救逆,又可缓解姜、附辛热燥烈之性,并解附子之毒性。全方虽仅三味药,但温阳之力较大。

据现代药理研究,四逆汤有改善心血管功能,增强血液循环的作用,能升高休克动物的血压。方中的附子、甘草都有类似肾上腺皮质激素的作用,可改善毛细血管通透性、减少炎性渗出;附子和干姜可使心脏收缩力短暂加强。研究指出:附子、干姜、甘草配伍同煎,强心作用显著增强而毒性大为降低。四逆汤对体温有双相调节作用,即对高热者可解热,又可使体温偏低者体温上升至正常。此外,四逆汤还有调整肠胃功能的作用。可见本方的药理作用十分复杂。

治疗参考

四逆汤是治疗危重病证的常用方,多用于急性心力衰竭、休克或休克前期、心肌梗死、急慢性胃肠炎吐泻过甚或急性病大汗出而致虚脱者,也可用于一般的小儿腹泻(可加入黄连)、胃下垂、慢性肠痉挛等疾病。本方用后,每可使吐泻很快得止、四肢厥冷很快回暖。

在临床运用时,本方应根据病情进行加减。脾肾虚寒而水湿内停所致的水肿和寒湿带下、水泻,加党参、茯苓、泽泻、车前子等;寒湿所致的关节疼痛,加桂枝、白术、苍术等。本方加人参,即为四逆加人参汤[1],除补阳气外,还可补元气,能加强回阳救逆的作用。本方中加重附子的分量,即为通脉四逆汤[2],治心肾阳衰、虚阳上浮而见面红赤等假热之象者。本方去干姜、甘草,加人参,为参附汤[3],可治疗阳气暴脱而肢冷、汗出、脉微者。本方加人参、熟地、当归,名六味回阳饮[4],为阴阳两补之方,治疗阴阳之气将脱的病证。

注意事项

本方所治的四肢厥冷之证,系心肾阳气大虚所致,称之为"寒厥"。但亦有因邪热内郁不能外达四肢而致四肢厥冷者,则称之为"热厥",必有胸腹灼热,便秘,尿黄赤,口渴,脉数,舌红等里热表现,属真热假寒之证,切忌投用本方。当外寒在表而恶寒,手脚发凉时,更不可误认为阳虚而投用本方。此外,本方所用的附子有一定毒性,最好用熟附子,用量不宜过大,并须久煎或先煎,以减弱毒性。

附方

[1]四逆加人参汤:人参3克,附子9克,干姜、炙甘草各6克。水煎服,或先煎附子1小时,或将人参另煎兑入。功用:回阳救逆,益气固脱。主治:真阳元气衰微,四肢厥逆,恶寒倦卧,脉微,腹泻虽停止,但以上见症并无好转者。

[2]通脉四逆汤:炙甘草6克,附子15克,干姜9克。上三味,水煎取汁,分两次温服。功用:回阳通脉。主治:少阴虚寒证,腹泻完谷不化,手足厥冷,脉微细欲绝,身上反不恶寒,面色红赤者。

[3]参附汤:人参12克,附子9克。水煎服。功用:回阳,益气,救脱。主治:元气大亏,阳气暴脱,出现手足厥冷,汗出,呼吸微弱,脉微细等症状者。

[4]六味回阳饮:人参30克,熟地黄15克,当归9克,制附子、炮姜各6克,炙甘草3克。水煎服。功用:两补阴阳,急救回脱。主治:急性热病中因阴液耗伤而致阳气外亡,阴阳将脱之证。

◉ 厥阴虚寒证——吴茱萸汤

厥阴虚寒证是指寒邪犯于肝经或肝经阳气大衰而致的一种阴盛阳衰病证,由于肝经属厥阴,所以称为厥阴虚寒证。因肝与胃有密切的关系,肝经则上循头部、下络前阴部,所以本证又常以胃气上逆、头及外生殖器的症状为主要表现。本证多见于高血压头痛、神经性呕吐、妊娠恶阻、内耳性眩晕等疾病。至于前阴部的部分病证,可参"气滞于下证"。

诊断

本证的主要症状为:呕吐或干呕,胃脘作冷疼痛,吞酸嘈杂,颠顶头痛,口吐涎沫。其他见症可有:胸膈满闷,手足不温,腹泻,口淡不渴,舌质淡润,苔白滑,脉弦迟。

肝经阳气被遏或阳气不足而内生虚寒之象,虚寒犯于胃,导致胃气上逆,故呕吐或干呕。寒气循经上攻于头顶则作颠顶疼痛。由于胃有虚寒,故胃脘作冷疼痛,并泛吐涎沫,有时表现为吞酸嘈杂。寒气内阻,气机不畅则致胸膈满闷。胃寒则腹泻,口淡不渴,舌淡苔白滑。手足不温多是肝胃虚寒较甚的表现。本证的临床表现又往往有夜半加剧,天明渐减的特点,可供诊断时参考。

在太阴、少阴、厥阴等虚寒证中,均可出现呕吐,在诊断时,主要按厥阴虚寒、心肾虚寒、肝胃虚寒的不同兼证而加以鉴别。其中厥阴虚寒证的呕吐往往伴有泛吐涎沫或口中渗清水、头痛等症状。临床上偏头痛、颅内炎症或占位性病变等疾病就往往表现为呕吐或干呕与头痛并见。

由此可见，厥阴虚寒证虽可见于外感病中，但更多的是见于内伤杂病中，尤以消化系统、神经系统等疾病为多。

治法／处方

暖肝胃，降呕逆（吴茱萸汤）。

吴茱萸9克　人参9克　生姜18克　大枣4枚（擘）

歌诀：吴茱萸汤参枣姜，肝胃虚寒此法商；
　　　胃寒呕吐泛涎沫，厥阴头痛亦堪尝。

用法：上四味药，用水1 400毫升，煮取400毫升，去药渣，每次温服140毫升，每天服2～3次。

解说

吴茱萸汤中吴茱萸味辛而苦，性燥热，可温胃散寒，宣开郁滞，下气降浊，为本方的主药。配合人参可大补元气，温中养胃，再重用生姜温胃散寒，可助吴茱萸补虚降逆止呕。方中大枣性甘温，可助吴茱萸、人参温胃补虚。全方有温肝暖胃、降逆止呕之功用。

据现代药理研究，方中吴茱萸能缓解平滑肌痉挛，有止呕、镇痛及降血压、抑菌、增加消化液分泌等作用；人参则可兴奋神经系统、垂体-肾上腺皮质系统，提高人体对外界不良条件刺激的抵抗力；生姜则能增强血液循环，并可镇吐；大枣有一定的营养作用。全方的作用较为复杂，因此可用于多种疾病。

治疗参考

本证虽为厥阴虚寒证，但与胃、肾、心、脾等脏有关，故不仅用以治疗急性肠胃炎、胃十二指肠溃疡、神经性呕吐、幽门痉挛、神经性头痛、梅尼埃病，也可用于虚寒性眼疾出现瞳孔散大、视物昏花、青光眼以及高血压病所致的头痛等。

本方在具体运用时，可随证做灵活变化。阳虚较甚而寒象显著者，可加炮附子、干姜或高良姜；兼见手足麻木或酸楚者，可加桂枝；呕吐较重，可加姜半夏、砂仁、代赭石等；头痛剧烈，可酌加川芎、葛根、全蝎等；胃中嘈杂吞酸，可加乌贼骨、荜茇、煅瓦楞子等。在治疗胃虚寒型的慢性胃炎、消化性溃疡等疾病时，可加高良姜、丁香、白豆蔻、白胡椒等。

注意事项

本方性辛热，用之不当则有助热伤阴之弊。如由肝阳上亢或胃热旺盛所致的头晕头痛、恶心呕吐、脘腹疼痛等症均不可投用。本方服后,有少数人可发生短暂的胃脘不适或眩晕加重,稍事休息就可消失。

每日练习

1. 什么是少阴虚寒证?其诊断标准是什么?
2. 四逆汤中有哪几味药?它适用于哪些疾病?
3. 厥阴虚寒证有哪些临床表现?
4. 吴茱萸汤由哪些药物组成?可治疗哪些病证?
5. 案例　韩某,女,8岁

因受凉和过食生冷后腹泻,曾服黄连素两次未见效。次日连续腹泻水样便四次,精神委靡,面色苍白,手足发凉,时时腹痛泛恶,苔白腻,舌质淡红,脉细弱无力。请开中药方。(答案:熟附片9克　干姜5克　肉桂2克　炒白术10克　炙甘草3克　水煎服)

6. 案例　周某,女,45岁

胃部隐隐疼痛多年,受寒或食冷后即痛剧,伴泛吐涎沫和偏头痛,面色不华,苔白舌淡,脉沉弦。请开中药方。(答案:吴茱萸5克　姜半夏9克　木香5克　干姜3克　党参10克　炙甘草3克　生姜15克　大枣4枚　水煎服)

2

六、热证开什么方

◉ 什么是热证

所谓热证,是指疾病过程中体内阳气过度亢盛后所出现的以人体功能活动亢进为主要表现的一类全身性病证。

热证可见于外感病,特别是外感热性病更以热证为主,也可见于内伤杂病中。外感热性病的热证大多是体内阳气为抗御外邪而亢奋所致,内伤杂病的热证则多由体内阴阳平衡失调而阳气偏盛所致,即所谓"阳盛则热"。

热证有表热证和里热证之分,表热证前已学习过。里热证又有里实热证与里虚热证之别,本单元将学习里实热证的诊治内容。至于里虚热证是由阴液衰少而引起的,其诊治可参见以后的"虚证"中"阴虚证"。

里热证都有功能活动亢进的表现,主要有:身发热,不喜多穿衣盖被,口渴而想喝冷水,面部红赤,甚至眼睛也充血发红,心中烦躁不安,大便燥结难解或腹泻热臭味极大的稀便,舌质红而干燥,脉数等。但如见低热、盗汗、消瘦、五心烦热、口燥、咽干、舌红少苔、脉细数,发生于急性热病后期或慢性病、久病之后者,则多属于里虚热证。

热 证 、 热 度 、 炎 症

热证的概念与体温上升并不完全等同。因为体温上升的原因很多,甚至某些寒证也有发热的表现,因而并非所有的发热都属于热证。热证虽一般都有发热,但也有一些病人仅自觉发热,而体温表却不能显示体温上升,尤其是一些内伤杂病的热证往往有这种情况。因而诊断热证的依据主要是"热象",而不是"热度"。所谓热象,是指体内各种有热的表现,即前述判断热证的一些特征症状,如面目红赤、口渴饮冷,小便短赤等。热证与现代医学所说的炎症概念也不完全相同,虽然多数炎症表现为热证,但也有少数炎症可表现为虚证、寒证,况且还有一些热证并非由炎症引起,因而两者的概念不可混淆。

在临床上,热证在各种传染性、感染性疾病中是最常见的病证,在内伤杂病中,五脏六腑都可以出现各种火热病证,如高血压病、自主神经功能紊乱、某些风湿性或类风湿关节炎、糖尿病等多种疾病皆可出现热证。

◎ 热证种类及治法

热证是一个范围十分大的概念,几乎所有的病证不是属寒证就是属热证。以本单元主要学习的里实热证来说,就有许多证型种类和相应的治法。

里实热证的种类

里实热证多是由各种病邪引起的,以火热亢盛症状为特征的病证,一般见于外感性病的发热期,也可见于内伤杂病。如按病变的脏腑来分类,有肺热证、胃热证(包括阳明气热证、阳明腑实证等)、肝热证(包括肝阳亢盛证、肝火上炎证等)、心热证、肠热证、膀胱热证、胆热证等;如按病变的卫气营血阶段来分类,有气分热证、营分热证、血分热证等;如按火热的性质来分,有火毒热证、湿热证、热结证、痰热证、瘀热证等。

里实热证虽与阴液不足所致的虚热证有别,但由于火热之邪容易耗伤阴液,所以里实热证常伴有不同程度的阴液不足,而呈虚实相杂的病理。当然,既称为里实热证,其阴液的不足是次要的,从属的。

治疗热证的总原则是"清热"。此处所说的清热,是指清除体内亢盛的邪热,当然,这主要是指里实热证而言的,如属阴虚发热,则应以养阴为主,结合清虚热。清热法在具体运用时,必须针对热邪的不同性质而分别施治,特别要强调兼顾与热邪兼夹的病邪。如邪热属单纯的功能亢进、阳热过盛,称为"无形邪热",其治法以清热、泄热、泻火、解毒为主。如邪热与肠内燥屎、水湿痰浊、瘀血、积滞结在一起者,称为"有形热结",其治疗必须在清热的同时结合攻下、利水、化湿、祛痰、逐瘀、导滞等攻逐有形之邪的治法。

清热法的作用并不是单纯的退热,而是分别具备了对细菌、病毒等病原微生物的抑制、杀灭作用,对抗或中和细菌毒素以及在病变过程中产生的各种有害物质的毒性,提高人体免疫功能,抗炎、镇静、保护组织器官、调节神经系统等十分复杂的作用。由此可见,清热法并不等于就是退热法。

清热法在具体运用时,按其邪热的性质、程度和所在部位而分别采取不同方法,其中有辛寒清热、通下泄热、宣肺清热、苦寒泻火、清热散血凉血、清热凉营、清热化湿以及清各脏腑法等。

清热法所用的方药性寒凉,对于各种寒证固然忌用,即使对虚热之证,也不可滥用。且清热之品极易损伤胃气,所以不可用之太过,必要时应与健脾和胃药相伍,以防弊端。

1. 什么是热证、里热证、里实热证?
2. 热证的诊断依据是什么?
3. 热证是否就是指发热或发炎的病证? 为什么?
4. 热证的治疗原则是什么? 在具体运用时要注意哪些问题?

3

◉ 阳明气热证——白虎汤

阳明气热证是按六经和卫气营血辨证分类而确定的,指邪热亢盛于阳明(胃)的气分热证,又称为阳明经证、胃热亢盛证。本证属于无形邪热所致的里实热证,多见于各种传染性和感染性疾病的发热极期阶段,如流行性乙型脑炎、大叶性肺炎、钩端螺旋体病、流行性出血热等病程中每可发生。此外,在一些内伤杂病中也可出现与其相类似的病证。

本证的主要症状为：高热，口大渴欲饮，大汗出，脉洪大有力。其他见症可有：心烦，口干舌燥，面目红赤，恶热，气息粗重，舌苔黄糙或干黑有芒刺。

本证在外感热病中，多由在表之邪内传，全身阳气进一步振奋以抗御外邪，从而致阳热亢盛形成里实热证。因气分实热内盛，所以身有高热而面部红赤，不恶寒而反恶热，不欲穿衣盖被。内在热势亢盛，迫津液外泄，所以有大汗出。邪热耗伤津液，故口大渴而饮水自救，自觉口干舌燥。脉洪大有力及苔黄糙或干黑，甚则上有芒刺，皆为里热亢盛的表现。

本证的主症可归纳为"四大"，即大热、大渴、大汗、脉洪大。但在临床诊断时，也不必完全拘于"四大"。如外感热性病中，在大热、大渴、脉洪大的同时，虽然多有大汗，但也有因肌表毛窍闭塞而不开，以致表现为无汗。在某些内伤杂病中，虽见大渴、脉洪，但并无大热、大汗，亦有诊断为胃热亢盛证者。此外，如本证兼有表证未解，也可见微恶风寒而无汗；而本证中如汗出太多，致毛窍过于疏松，阳气相对不足，也可出现恶风寒或背微恶寒的症状，因而对本证的诊断，应综合全身各种症状而下结论。

本证还可因邪热遏伏于内不能外达，反而出现四肢厥冷，但必有胸腹灼热、烦渴欲饮、苔黄或黑燥、脉洪有力等实热症状。此种四肢厥冷称为"热厥"，属真热假寒之证。

辛寒清热保津（白虎汤）。

石膏(碎)30 克　知母 10 克　甘草(炙)3 克　粳米 15 克

歌诀：白虎汤中石膏知，甘草粳米四般施；
　　　　阳明大汗兼烦渴，清热生津法最宜。

用法：上四味药，用水 2 000 毫升，煮米熟后，去药渣，约成 600 毫升药液，每次温服 200 毫升，每天服 3 次。如属急重证，可每 2～3 小时服 1 次。方中生石膏因较难溶于水，所以用量较大，必要时可用至 250 克。

白虎汤是治疗气分无形邪热亢盛的一张重要方剂。由于阳明气热证的邪热毕现于表，热势壮盛，汗出如蒸，面目红赤，所以其治疗大法以辛寒为主，因为辛寒之法在清热中寓有外透之效，可使邪热外达而解。本方用石膏性辛甘寒，因而可透泄邪热，为本方主药。知母苦寒而质润，可佐石膏清热，又可保存津液。粳米与甘草可养胃和中，从而使大寒之剂不致有损伤脾胃阳气之弊。因而全方清热而不凉遏，寒凉而不伤脾胃，祛邪而能顾护津液，用药虽简而功效较佳。

据现代药理研究,白虎汤有退热作用,但若方中不用石膏则无退热效果。单味石膏已证实有较快的退热作用,在配合了知母后,退热作用则更为持久。知母又有一定的抗菌作用。方中甘草可保护胃黏膜,并具有肾上腺皮质激素样作用,可抗炎、抗过敏反应、解痉、镇痛、解毒。

治疗参考

白虎汤在临床上应用范围甚广。如多种传染病和感染性疾病的发热极期,呈阳明气分热甚而无其他有形实热夹杂者,多可用本方治疗,所治的疾病不再一一列举。此外,对某些内伤杂病,如糖尿病、高血压病、急性风湿热、暑热症或中暑,出现大渴引饮,或大汗出,或高热者,也往往可以投用。

至于本方在具体运用时的加减更是不胜枚举。本方加人参,即为白虎加人参汤[1],治阳明气热证气阴受伤较甚而烦渴不止,汗多,背微恶寒,脉浮大无力者。本方加桂枝,即为白虎加桂枝汤[2],治壮热,汗出,关节肿痛者。本方加苍术,即为白虎加苍术汤[3],治阳明气热证而兼有湿邪困阻中焦脾胃,见壮热口渴,汗出,出现胸脘痞满,头重如裹者。在阳明气分热甚的同时兼有表证而有恶寒者,本方可加入荷叶、薄荷叶、竹叶等,即为新加白虎汤[4]。在用本方治疗各种脑炎、脑膜炎、败血症、肺炎时,每加用金银花、连翘等以加强清热解毒之功效。

注意事项

白虎汤是用以清热的名方,但使用时必须见有阳明气分热甚表现者方可用之,切不可一见发热较高就投用本方。如有的表证病人恶寒未解而体温较高,或阳气大虚后阳气外浮而身热面红赤但足冷、喜热饮、脉微细或散大无力的真寒假热证,切忌用之。此外,如热邪已与燥屎、痰饮、瘀血、水湿等有形实邪相结,就不宜单纯用本方清热,否则只可扬汤止沸,难以取效。

每日练习

1. 阳明气热证的主症是什么?

2. 白虎汤由哪几味药组成? 临床运用时有哪些主要的加味方?

3. 案例　郭某,男,28 岁

发热 3 天,热势渐盛,体温 39.8℃,面部发红,眼结膜充血,全身汗出如蒸,口渴欲饮冷水,头痛,心中烦躁,小便短赤,大便尚畅,苔黄燥,舌质红赤,脉洪数。请开中药方。(答案:生石膏 20 克　知母 10 克　大青叶 18 克　黄芩 10 克　生甘草 3 克　水煎服)

附方

[1] 白虎加人参汤:人参 9 克,生石膏(碎)30 克,知母 18 克,炙甘草 6 克,

粳米 15 克。水煎至米熟汤成,去渣温服。功用:清热,益气,生津。主治:阳明气热证而见脉洪大无力,背微恶寒者。

[2]白虎加桂枝汤:即白虎汤加桂枝 9 克。水煎服。功用:清热,通络,和营卫。主治:身热不恶寒,骨节疼痛剧烈,或有肿痛,气粗心烦,口渴,苔白或黄燥,脉弦数。

[3]白虎加苍术汤:即白虎汤加苍术 9 克。水煎服。功用:清热祛湿。主治:阳明气热证兼湿阻中焦,见壮热,胸脘痞满,汗多,口渴,苔黄或白腻,舌红,脉数。

[4]新加白虎汤:苏薄荷 1.5 克,生石膏 24 克(研),鲜荷叶一角(包),陈仓米 9 克,知母 12 克,益元散 9 克(包煎),鲜竹叶 30 片,嫩桑枝 65 厘米(切成 3 厘米长)。先用活水芦根 60 克,灯心草 1.5 克,同石膏粉先煎汤代水。功用:清肝胃,凉心肺。主治:胃热亢盛,壮热,烦渴,溺短赤热,咳血昏狂者。

4

◉ **阳明腑实证——调胃承气汤**

> 阳明腑实证是指邪热与肠中燥屎相结,热盛而津液耗伤的一种病证。此处阳明原指阳明胃,因而本证也属于胃实热证,但本证的阳明实际上主要是指手阳明大肠,所以可看作是肠腑的实热证。本证多见于各种急性传染病和感染性疾病的热盛极期,也可见于内伤杂病中的肠梗阻、精神分裂症等消化系统、神经系统疾病中。

诊断

本证的主要症状为:腹满而痛,便秘。其他见症可有:身热不恶寒,口渴心烦,汗出,神识不清或说胡话,舌苔黄燥甚至灰黑燥裂,脉沉滑有力等。

邪热与肠内燥屎互结,称为热结,其阻于肠道之内,致传导功能失职,加上燥屎又属有形之邪,故见腹胀满疼痛,大便不能通行。又由于热结于内,邪热不能外出而盛于里,所以身热不恶寒,有的可在下午 3～5 点钟时热势转盛,称为"日晡潮热"。由于里热蒸腾,逼津液外泄,所以身有汗,有的以手足汗出为主,有的则为全身出汗。热邪上扰心神,就会烦躁不安,严重者可见神识不清或说胡话,邪热灼伤津液则口渴。苔黄燥、灰黑燥裂为热盛阴伤之象。因燥屎阻于肠道,气机不畅,故脉滑有力,但每表现为沉而不浮。

对于本证的诊断,大便秘结不通固然是一个重要依据,但也偶有表现为腹泻者,这是因为燥屎结于肠道,大便不得排出,肠中水液从燥屎之旁流出,故见大便稀水,但必恶臭异常,肛门灼热,称之为"热结傍流"。临床上这种情况较为少见。

本证一般均有发热,但在内伤杂病中,则不必见有发热。此外,本证因邪热与燥屎相结,每易致热势内遏,故出现四肢厥冷者也不为少见,当然此也属"热厥"之类。

治法／处方

攻下肠道热结(调胃承气汤)。

大黄(去皮,清酒洗)12 克　甘草(炙)6 克　芒硝 12 克

歌诀:调胃承气硝黄草,腑实腹痛急煎尝。

用法:上药用水 600 毫升,先煮大黄、甘草至 300 毫升,去药渣,加入芒硝,再微煎一二沸,乘温一次服下。

解说

由于邪热与燥屎结于肠道,所以本方用大黄攻下,使大便畅通,则在里的邪热也可随之而外泄,是本方的主药。方中配伍芒硝,可以帮助软化大便,使大便易于排出。甘草则调和诸药而保护胃气,以防攻下而损伤胃气。全方虽以通大便为主,但其更重要的目的还在于祛除体内的邪热,而不是仅仅通大便而已。

据现代药理研究,调胃承气汤可增强胃肠的蠕动,增加肠容积,改善肠道血液循环,有一定的抗菌、增加免疫功能、利胆、利尿等作用。方中大黄对多种病菌有较好的抑菌作用,并可抗病毒、真菌、原虫等,可健胃和缓下,排泄体内的钾和降低血尿素氮,还能利胆、收敛、消炎、解痉、降低血压和血胆固醇、利尿、增加血小板以止血等,其作用十分广泛。由此可见,本方的治疗作用远非只是通大便。

治疗参考

调胃承气汤在临床上所治的病证甚多。如用于急性传染病、感染性疾病、热势亢盛而有腑实证者,投用本方后,每每大便一通,则热势很快下降,病痛也随之衰退,这是因为邪热得以外泄的缘故。多用于急性肝炎、暴发性肝炎、肠伤寒、流行性乙型脑炎、肺炎、细菌性痢疾、流行性出血热、败血症、急性阑尾炎、胆道感染、腹膜炎、结膜炎、咽喉炎、牙周炎、化脓性扁桃体炎等。本方还可用于治疗内伤杂病,如急、慢性肾炎用本方后可通过通大便而利小便,明显改善症状,又如糖尿病、脑血管意外、皮质醇增多症等表现为实热内结证者也可投用。再如胆结石病,也可用本方通下利胆。

调胃承气汤在具体运用时变化甚多,有许多与本方相类似的方剂,而且每与清热、补养正气、理气、化瘀等治法并用。本方去甘草,加厚朴、枳实,即为大承气

汤[1],治疗热结肠腑证有明显气机郁闭者。本方去甘草、芒硝,加厚朴、枳实,即为小承气汤[2],其攻下泻热作用较轻,但宣通气机的作用较强。如热结肠腑而人体津液大伤,特别是肠道阴液不足,致大便更难排出者,可用本方去甘草加生地、玄参、麦冬,即为增液承气汤[3],热性病中,正气、阴液大伤而热结肠腑者,可用本方加当归、人参、麦冬、生地、玄参、海参、姜汁,即为新加黄龙汤[4]。在外感热病后期,热邪已去,但肠中津液受伤,或平素里热较重,肠道津液不足者,不可单纯投以攻下之剂。

注意事项

　　调胃承气汤虽然适应范围很广,许多病证不必见大便秘结或发热等症,但也并非可随意投用。因通下之法用之不当甚易损伤脾胃阳气,甚则耗伤正气和阴液。所以必须严格掌握适应证,即有肠腑热结的病理变化。此外,通下法在用药后大便得通者,一般即不要再服。在煎煮方法上,芒硝固然应溶化,不要煎煮,其中大黄的煎法更应考究,由于大黄久煎会减弱泻下作用,所以要加强其泻下作用时,大黄不宜久煎,反之,则可稍久煎。此外,大黄生用则泻下力较强,用制大黄则泻下力较缓。

每日练习

　　1. 阳明腑实证的诊断依据是什么?

　　2. 调胃承气汤由哪几味药组成? 请举出三个与其相似的方子。

　　3. 案例　罗某,男,42 岁

　　腹部胀满,按之疼痛,已不大便 8 天,下午低热,头胀痛,口唇干燥,心烦欲呕,舌见灰苔干燥,舌质红,脉弦滑。请开中药方。(答案:生大黄后下10 克　芒硝兑入12 克　生地 15 克　玄参 12 克　麦冬 12 克　水煎服)

附方

　　[1] 大承气汤:大黄(酒制)、枳实各 12 克,厚朴(炙)24 克,芒硝 9 克。水煎服,大黄后下,芒硝溶服。功用:峻下热结。主治:阳明腑实证,腹部胀满疼痛,坚硬拒按,目中视物不清,脉沉实。或见四肢厥冷,或肢体抽筋,或神昏发狂。

　　[2] 小承气汤:大黄(酒制)、枳实(炙)各 12 克,厚朴(炙)6 克。水煎服。功用:轻下热结。主治:阳明腑实证,潮热谵语,胸腹痞满,苔老黄,脉滑而数,或痢疾初起,腹痛,里急后重。

　　[3] 增液承气汤:玄参 30 克,麦冬(连心)、细生地各 25 克,大黄 9 克,芒硝5 克。水煎服,芒硝溶服。功用:滋阴增液,泄热通便。主治:阳明腑实证,兼有阴液亏虚,燥屎不行,下之不通者。

　　[4] 新加黄龙汤:细生地、玄参、麦冬(连心)各 15 克,生甘草 6 克,人参(另

煎）、当归各 4.5 克，生大黄 9 克，芒硝 3 克，海参（洗）2 条，姜汁六匙。上药用水 1 600 毫升，煎成 600 毫升，先用 200 毫升，冲入另煎的参汤和二匙姜汁，一次服下。服后如腹中作响，或肛门排气，为将要解大便。如等候 2～4 小时仍不解大便，再按上法服药一杯。如等候 6 小时不解大便，再服第三杯药。

5

⊙ 火毒壅盛证——黄连解毒汤

火毒壅盛证是指火热性质病邪壅聚而致红肿、化脓、发斑、狂乱、出血等"毒"象的一类病证。所谓火毒，其性质与火热并无区别，只是其致病更为严重，且多有壅聚不散的特点，所以称为"毒"，以别于一般火热之邪。火毒又名热毒或火热之毒，其所致的病证多见于败血症、脓毒血症、肺炎、重症肝炎、流行性脑脊髓膜炎、钩端螺旋体病、急性菌痢及痈肿疮毒等病。

诊断

本证的主要症状为：发热，烦躁不安，口苦，局部红肿热毒或发斑、出血，狂乱，舌红苔黄。其他见症可有：口燥咽干，头痛如劈，身痛如被杖打，咽喉肿痛或化脓，身发黄疸，神志不清或说胡话，小便黄赤短少，或为外科痈肿疔毒疮疡等病证。

本证为火热之毒壅盛于局部或充斥于全身上下内外所致，因而必有发热、口燥咽干等表现。但又因本证系火毒壅聚，阻遏气机运行，所以可致局部红肿热痛，甚至化脓成痈疮之类。火热内盛，迫血妄行，溢于血脉之外则皮肤发斑或出血（包括吐血、衄血、便血、尿血等）。火热扰乱心神则狂躁或神昏说胡话，火热耗伤阴液，则小便黄赤短少。口苦是火热内蕴成毒的一个重要征象，所以是本证的主症之一。本证的头痛、身痛可表现得相当剧烈，与表证中因外邪客于肌表，经脉之气阻滞所致的头身疼痛有别，这是由于火热之邪灼伤经筋而引起的，因而头痛如劈开，身痛如被打一般。舌红苔黄，是火热内盛的症状。

本证与阳明气热证都是由无形邪热引起的，但阳明气热证的邪热浮盛于表，因而身壮热，蒸蒸大汗，口大渴，脉洪大；本证之邪热倾向于壅聚，所以往往会导致红肿、成痈、发斑、出血等症状，而无大汗及大渴等表现。根据二证临床的表现一般不难区别，但有时二证又可同时出现，形成火热之毒充斥表里上下的局面。

泻火解毒（黄连解毒汤）。

黄连9克　黄芩6克　黄柏6克　栀子9克

歌诀：黄连解毒柏栀芩，火盛三焦是病因；

　　　烦狂大热兼痈疮，吐衄发斑此方饮。

用法：上四味药，以水1200毫升，煮取400毫升，分3次服下。本方也可制成水丸或蜜丸服用。

解说

黄连解毒汤中四味药均是苦寒清热解毒药，其中黄连用量较大，是本方的主药，按药物的功用，四药稍有不同：黄连主泻心火，兼泻胃火；黄芩主泻肺火；黄柏主泻下焦之火；栀子可通泻三焦之火，并可导热下行，使火热从小便而出。本方的药物组成较单纯，是一张泻火解毒、治疗火毒病证的代表方。

中医学中对无形邪热的清热之法，按药物性质来分类，大抵有辛寒、苦寒、甘寒三大类。辛寒清热法适用于阳明气分邪热浮盛之证，如白虎汤，可使邪热向外透达而解；苦寒清热法适用于火热壅聚内蕴而成毒之证，如黄连解毒汤，可以直折火势，清除火热之邪而解毒；甘寒清热法则多适用于阴液不足而发热的虚热之证，将在以后有关"阴虚证"的诊治时再做介绍。

据现代药理研究，黄连解毒汤有较强的抑菌、抗病毒作用，并可促进吞噬细胞系统的吞噬作用，调节人体的免疫功能。方中黄连、黄芩、黄柏、栀子都分别具有抗菌、利胆、降血压、调节免疫功能的作用，数药配合可发挥协同作用。

治疗参考

黄连解毒汤的临床运用范围较广泛，特别是对多种感染性疾病有较好的疗效，不少人把它作为中医的"广谱抗生素"来使用，当然，其作用机制不仅仅限于抑制或杀死病原微生物，对人体还有多方面的治疗作用。本方可用于细菌性痢疾、急性肠炎、急性黄疸型或无黄疸型肝炎、流行性脑脊髓膜炎、钩端螺旋体病、肺炎、败血症、烧伤、痈肿疮疡等各种感染性疾病出现火毒证者，此外，也可用于一些非感染性疾病出现火毒症状者，如三叉神经痛、过敏性紫癜等。

本方在具体运用时，每须随证加减。火毒内蕴而身发黄疸，可加茵陈、大黄；热盛而阴液耗伤较甚，可加生地、麦冬、玄参等滋养阴液之品。其他泻火解毒的方剂还有许多，均以苦寒清热解毒药为主而组成。热毒炽盛，迫血妄行而致的吐血、衄血等，可用泻心汤[1]。该方又名大黄黄连泻心汤，方中用大黄并非专以攻下，而是取大黄泻火解毒的功效，所谓泻心即是泻火，因为心主属火。

本方由苦寒药物所组成,虽可直折火势,但苦味药性燥,易伤津液,而火毒内盛又每有津液耗伤,所以在用本方时应十分注意津液的盈亏,对于津液大伤、舌质光绛者不可投用,必要时应与养阴药并用。此外,本方为大寒之方,如病人素体虚寒而患火毒之证,投用本方时要特别注意毋使过量,也不宜长期使用,以免损伤人体阳气。本方清泻火毒的力量虽大,但若属于表证发热或阳明气热证发热,误投本方反可使病邪遏伏而难解,此即所谓"凉遏冰伏"。如属有形热结于内所致的发热,用本方只可扬汤止沸,亦非所宜。

每日练习

1. 什么是火毒?火毒壅盛证的主要临床表现是什么?
2. 黄连解毒汤由哪些药物组成?可用于哪些疾病?
3. 案例 陈某,男,15岁

发热2天,伴剧烈头痛及身痛,口苦,时时作呕,心烦,时躁扰不安,小便黄赤短少,脉弦数有力,舌质红赤,苔黄燥。请开中药方。(答案:黄连6克 黄芩10克 黄柏6克 栀子10克 竹叶12克 连翘12克 水煎服)

附方

[1]泻心汤:大黄、黄芩各9克,黄连3克。上药用开水浸渍,绞去渣滓,分二次服。功用:泻火解毒,燥湿泄痞。主治:胃脘痞满,按之软,发热烦躁,甚则发狂,大便秘结,小便短赤,吐血,衄血,目赤肿痛,口舌生疮,牙龈肿痛,或身发黄疸,舌红苔黄,脉滑数。

1

⊙ 血分热盛证——犀角地黄汤

血分热盛证是指邪热已入血分,而致血热炽盛、血液妄行的一种病证。所谓血分,一是指外感热病卫气营血四个病程阶段的血分阶段病变;二是指内伤杂病中血液的病变。本证多见于各种传染病及感染性疾病的极期,尤其是发生弥散性血管内凝血(DIC)阶段,也可见于过敏性或血小板减少性紫癜,或其他出血性疾病属血热者,还可见于急性白血病、尿毒症、肝性昏迷等多种疾病中。

诊 断

本证的主要症状为:发热,皮肤发斑疹、色鲜红或紫黑,或见吐血、衄血、尿血、便血,舌红绛或深绛,脉数。其他见症可有:神志昏糊说胡话,口干,漱水不欲咽,小腹不满而自觉满,大便色黑易解。

血分热盛证的重要病理特点是血有热而迫血妄行(或谓热盛动血),因而除了可有发热、舌深绛等热象外,还有血液溢出脉外的表现,如溢于皮下则有斑疹,其初出时色多鲜红,稍久则色紫黑;如肺、胃血络伤则血从上而溢,为吐血、衄血;肠道、膀胱、子宫血络伤则血从下而溢,为便血、溲血、阴道出血等。如邪热内扰心神则神昏而说胡话。由于内有出血,这些溢出血脉的血液则成瘀血,加之血液有热,煎熬浓缩血液亦可形成瘀血,所以本证的另一重要病理特点是瘀血内生而与邪热相结,即形成瘀热。瘀血内阻,致津液不能上输分布,所以口干,但体内津液未有大伤,所以饮水后仅漱水而不欲咽下。

本证中发热虽是主症,但在内伤杂病中并不一定有体温的升高,往往仅是病人自觉身体烘热,手足心较热,面部或口唇发红等,这些症状也可作为血分有热的佐证。

对于血分热盛证,因其可致发斑、出血等症状,所以也有称为血分热毒证,即属于火毒壅盛证范围,但其病变主要限于血分,所以有特定的症状表现。

治法 / 处方

清热凉血散瘀(犀角地黄汤)。

犀角 3 克　生地黄 30 克　芍药 12 克　牡丹皮 9 克

歌诀：犀角地黄芍药丹，热盛血分服之安。

用法：犀角磨汁，余药用水煎，去渣取液与犀角汁相和服。或把犀角削片后与余药用水煎服。

解说

犀角地黄汤中所用的犀角为咸寒之品，能清热凉血解毒，为本方的主药。目前已禁止犀角入药，也可用性质与其相类似的水牛角代之，但用量要增大到30克以上，可削片或刨丝后入煎剂用。方中生地黄性甘寒，既善于清血分之热，又可滋养阴血，是凉血止血的一味重要药物。赤芍、丹皮均有清热凉血、活血散瘀的功效，既可增强犀角、生地黄的凉血作用，又可祛除血分热盛产生的瘀血，还可防止凉血药物阻遏血液运行的弊端。全方药只有四味，但配伍严谨，清热、解毒、凉血、养阴、祛瘀、止血几大功效具备。

据现代药理研究，犀角有强心、镇静等作用，生地黄除有强心作用外，可促进血液凝固，增加血液黏度，因而有止血作用。赤芍对多种病菌有抑制作用，并可加快血液流动、扩张血管，丹皮则有镇静、镇痛、抗炎、解热多种作用，对血循环也有一定的兴奋作用。由此可见，本方不是一张仅仅退热的方剂，而是针对血分热盛的各个病理环节发挥多种效能的良方。

治疗参考

犀角地黄汤在临床上广泛应用于外感热性病的危重病证和多种内伤杂病、外科、妇科病的治疗。在运用时，掌握血热、出血两个主要病理变化。在外感热性病中，血分热盛证即血分证阶段，必有发热（热势多较高，或为全身灼热）、动血（发斑疹或腔道出血），多属急性传染病或感染性疾病的 DIC 阶段，或其他原因所致的大出血，如流行性乙型脑炎、流行性脑脊髓膜炎、流行性出血热、钩端螺旋体病肺出血型、肠伤寒肠出血、暴发性肝炎、败血症、麻疹或猩红热等病中每可见到。在内伤杂病中，尤多见于以出血为主症的各种疾病，如过敏性或血小板减少性紫癜、急性白血病等。此外，血热和出血又是妇女月经不调、胎前产后病常见的病理变化。所以上述疾病的治疗一般均可以犀角地黄汤为主方。

本方在具体运用时有许多加减变化。热毒较甚时，可酌加黄连、金银花、连翘、板蓝根、大青叶等其他清热药物；心火亢盛而心烦躁扰不安者，可加黄连、栀子以清心火；邪热闭阻心包而神志昏糊者，可加用安宫牛黄丸；吐血、衄血较甚者，可加白茅根、侧柏叶、旱莲草等；如便血，可加地榆炭、槐花炭等；尿血，可加白茅根、小蓟等。如火热之毒不限于血分，而是充斥表里上下，本方可与黄连解毒汤等方合用，如清瘟败毒饮[1]之类，其清解热毒之力大为增强。

本方所治的病证多数是病情危重者,因而特别要注意辨证用药的准确性,如属阳气不足、心脾不足而不能摄血或阴液亏虚,虚热迫血妄行所致的出血病证不可投用本方。本方性寒凉,故平素阳虚脾胃运化能力较差者,在用本方时要适可而止。除了部分慢性病证外,本方所治的病人一般应置于医院的严密监护之下,以便一旦出现危象时可及时配合抢救措施。

每日练习

1. 血分热盛证的主要临床表现是什么?

2. 犀角地黄汤由哪几味药组成?每味药有什么作用?

3. 案例 顾某,男,19岁

腹痛,便血,皮肤瘀斑反复出现已有一年余。面色少华,两下肢大腿、小腿分布有红色、紫黑色瘀斑七八处,大如银元,小如黄豆。体温37.4℃,心肺正常,腹平软,无压痛。舌质红赤,苔薄白,脉弦数。请开中药方。(答案:水牛角^{先煎}30克 生地15克 丹皮9克 赤芍12克 紫草9克 仙鹤草18克 大蓟15克 小蓟15克 水煎服)

附方

[1] 清瘟败毒饮:生石膏180克,小生地、乌犀角18克,黄连12克,栀子、黄芩、知母、赤芍、玄参、连翘、丹皮各6克,甘草、桔梗、鲜竹叶各3克。生石膏先煎,煮沸十余分钟后,再入其他药物同煎,犀角磨汁和服,或研末,或先煎兑入,分二次服。如无犀角,用水牛角120克煎汤代水。功用:清热解毒,凉血救阴。主治:邪热炽盛于气分血分,壮热,大渴引饮,头痛如劈,烦躁如狂,神昏,吐衄发斑,舌绛唇焦,脉数。

2

⊙ 邪热壅肺证——麻杏石甘汤

邪热壅肺证是指邪热壅闭于肺,而致肺气失却正常功能的一种病证。邪热壅肺一般是由感染所致,所以多见于大叶性肺炎、支气管肺炎(特别是麻疹并发的肺炎)、百日咳、白喉、猩红热、某些急性气管炎、慢性支气管炎急性发作等病中。

本证的主要症状为：发热，咳嗽，气喘，脉数。其他见症可有：口渴，胸闷，胸痛，咳黄色稠痰，喘急或见鼻翼扇动，苔薄黄而干，舌质红等。

本证在外感热性病中，有的是由在表的风寒之邪化热传里，或风热、燥热之邪传里犯肺而致，也有的则是邪热直接犯肺所致。由于肺主呼吸，其气必须能升宣，又能下降，而肺中邪热壅盛，必致肺气郁闭，从而使肺的升降功能失职，所以本证除了有发热、口渴、脉数、舌红苔黄等里热的共同表现外，还有咳嗽、气喘，甚至鼻翼扇动（多见于小儿）的症状。其气喘的轻重程度往往又可反映肺气郁闭、失却升降的程度。而热势高低、口渴、舌红、脉数的状况则多反映了邪热的轻重程度。在本证中，邪热的程度与肺气郁闭的程度有时是一致的，有时也可各有侧重而不一，至于胸闷、胸痛及咳黄色稠痰，是肺热熏灼，累及肺络，煎熬肺中津液所致，有的还可咳吐铁锈样的痰。

本证有时可见汗出，有时却无汗，这与肺气郁闭状况也有一定关系。如肺气郁闭较甚，往往外表毛窍也闭塞，故表现为无汗；反之，肺气尚可宣降，则毛窍闭塞不甚，此时多表现为有汗，当然，这种情况下一般喘急较轻。肺中邪热也较易向外透达。

治法 / 处方

清热宣肺（麻杏石甘汤）。

麻黄 9 克　杏仁（去皮尖，打碎）9 克　炙甘草 9 克　石膏 20 克

歌诀：麻杏石甘药四件，肺热壅盛服后解。

用法：上四味药，用水 1 400 毫升，先煮麻黄，沸后去其上浮泡沫，煎至 1 000 毫升时，加入其余三味药，煎得药液 400 毫升，去药渣。每天 2 次温服，每次服 200 毫升。

解说

麻杏石甘汤中麻黄与石膏的配伍是治疗肺热的典型配伍法：麻黄性辛温，原本不宜用于热证，但肺气的郁闭又非用其辛温之性不能宣发，它在配伍寒凉的石膏后，就可以监制其温热之性，使其宣开肺气而不助热势；石膏性寒，可凝滞气机的运行，原本也不宜用于肺气郁闭之证，但与麻黄相配，则善于清肺经之热。因此两者相得益彰。方中杏仁可降肺气而化痰，可助麻黄止咳平喘。至于甘草，可益气和中，调和诸药，并防石膏大寒伤胃气。

现代药理研究表明，麻杏石甘汤全方煎剂及其单味药有一定的抑菌、抗病毒作用。而麻黄可舒张支气管平滑肌而平喘，杏仁有镇咳祛痰作用，两者又都有一定的利尿作用，有助于消除肺脏的细胞水肿。石膏则有解热、止渴、利尿作用，甘

草有祛痰、镇痛及肾上腺皮质激素样作用。可见本方的药理作用较复杂,而从临床上运用本方所取得的卓越疗效来看,可能还有更多的药理作用尚未被人们所认识。

麻杏石甘汤在临床上一般用于呼吸系统的各种感染性疾病,特别是各种肺炎,肺气郁闭较甚而伴见喘急的,效果较好。此外,也可用于小儿过敏性哮喘属邪热闭肺者。还可用于治疗风热之邪犯于头面及肌表的多种疾病,如风疹、鼻窦炎急性发作、流行性红眼病、角膜溃疡、急性虹膜睫状体炎、麦粒肿等,甚至有用以治小儿遗尿、肾炎水肿等病。其运用时辨证的关键仍在"肺热",其中典型的肺热证固然是发热、咳喘,但也可把鼻腔、咽喉甚至头面的风热征象也作为诊断肺热的参考,诸如鼻涕黄浊、痰涎黏稠而色黄、眼屎黏稠色黄而干、咽喉肿痛等,因而使用本方的范围就明显地扩大了。

在具体运用本方时,有许多加减法。如兼见身无汗而恶寒者,多为在表之邪未尽,可加荆芥、豆豉、苏叶、牛蒡子等解表药;如病人素体阴虚或邪热已耗伤阴液者,可酌加北沙参、麦冬、芦根等清养肺阴的药物;如肺热炽烈,体温较高,咳吐铁锈样痰,或咳腥臭脓样痰者,可加入金荞麦、鱼腥草、虎杖、大贝母、薏苡仁等清肺化痰药。如用本方治疗百日咳并发肺炎者,可加入百部、川贝母、前胡、天竺黄等化痰止咳药;用本方治疗白喉并发肺炎者,可加入金银花、连翘、生地、玄参、黄连、板蓝根等清热解毒、养阴润肺药。本方加桂枝、生姜、大枣,即为大青龙汤[1],方中解表作用得以加强,治疗外感风寒表实证又兼有里热者。此外,若治疗肾炎水肿属肺有热者,本方可去杏仁,加大枣、生姜以调和营卫,即为越婢汤[2]。

咳喘的原因很多,如属风寒之邪壅肺、肺气虚衰、痰湿壅肺等引起者,均非本方所宜。

本方在运用时,应注意麻黄与石膏的用量比例。一般来说,以麻黄为一、石膏为五较合适(而传统用法多为一比二),即轻用麻黄、重用石膏。在治疗白喉及猩红热等病时,麻黄可用 3 克,而石膏用至 60 克,这种用法目的在于加强清肺之力。但若肺气郁闭较甚,麻黄用量可以适当增加,不必过于畏其辛温发散而不敢投用。

本方在治疗小儿支气管肺炎时,往往对高热、喘急等症状有很快的缓解作用,但此类病证变化甚快,在治疗时要密切观察,如有面色苍白、汗出淋漓、神情委靡表现者,当及时加用温补心肾阳气之品,或送进医院抢救。

每日练习

1. 如何诊断邪热壅肺证？肺热证是否一定要有汗出症状？
2. 麻杏石甘汤中，麻黄与石膏的配伍有何作用？两者用量比例如何掌握？
3. 案例　尚某，男，4岁

感冒3天，发低热，恶寒，鼻流清涕，咳嗽阵作，按感冒服退热片，服后稍出汗，但昨晚起热势剧增，体温39.8℃，不恶寒，身无汗，鼻中不流清涕而干燥，咳势加重，伴有气急喘促，烦躁不安，舌质红，苔薄黄干燥，脉滑数。请开中药方。
（答案：生麻黄6克　生石膏25克　杏仁去皮尖10克　鱼腥草25克　瓜蒌皮15克　生甘草6克　水煎服）

附方

[1]大青龙汤：麻黄10克，桂枝、炙甘草、杏仁(去皮尖)各6克，石膏(打碎)12克，生姜9克，大枣(劈)5枚。水煎温服，取微汗，若一服汗出病愈，停后服。功用：发汗解表，兼清里热。主治：外感风寒兼有里热证，恶寒发热，寒热俱重，身体疼痛，不汗出而烦躁，脉浮紧。

[2]越婢汤：麻黄、生姜各9克，石膏30克，甘草6克，大枣5枚。水煎服。功用：发汗利水。主治：身热恶风，全身水肿，汗出不渴，脉浮。

3

● 肠道湿热证——葛根芩连汤

　　肠道湿热证是指湿热内蕴于肠道，而致传导失司，引起腹泻的一种病证。本证可发生在外感热性病过程中，如外感表邪未解而病邪内传阳明大肠，形成湿热内蕴肠道；也可由外界湿热之邪直接犯于肠道所致。可见于急性肠炎、痢疾、肠伤寒、小儿流行性腹泻及多种感染性疾病并发肠炎者。

诊断

本证的主要症状为：身热，腹泻，泻下物臭秽，肛门有灼热感。其他见症可有：或伴微恶寒，胸脘烦热，口干作渴，汗出，或有气息喘急，苔黄腻，脉数。

由于湿热蕴阻于肠道，小肠及大肠的分清泌浊与传导功能失常，清浊不分，合污而下则作腹泻。因属湿热为患，所以伴有身热，泻下物多色黄褐而臭秽，或泻下急迫，势如水注，或腹痛即泻。此证如从表证转来，但表证仍未解，则可伴见微恶寒。湿热内扰,则胸脘烦热,热邪伤阴则口干渴。里热外蒸则汗出,肠热上迫于肺,则可见喘急。然而,上述恶寒、汗出、喘急诸症并非本证必见者。至于苔黄腻,脉数,则为湿热内盛之象。

肠道湿热内蕴也可致痢疾,其腹泻以里急后重、便下脓血为特点,但中医学辨证时一般认为其属积滞与湿热互结于肠道,因而其诊治与本证略有不同,可参后"治痢方"内容。

清化肠道湿热(葛根芩连汤)。

葛根 15 克　甘草(炙)3 克　黄芩 9 克　黄连 6 克

歌诀:葛根黄芩黄连汤,再加甘草共煎尝;
　　　邪陷阳明成热痢,清化肠热保安康。

用法:以上四味药,用水 1 600 毫升,先煮葛根成 1 200 毫升,再加入其他药,煎煮成 400 毫升,去药渣,分两次温服。

葛根芩连汤中以葛根为主药,既可鼓舞肠胃中清阳之气上升而奏止泻之效,又具辛凉解肌之性,可解未去之表邪。配合苦寒的黄芩、黄连,可清热燥湿,祛除肠中湿热而止泻。甘草可甘缓和中,协调诸药。

本方也可看作是表里同治之方剂,但其解表之力较弱,对无表证的肠道湿热证也可适用。

据现代药理研究,葛根能解热和缓解平滑肌痉挛,提高胃液和胆汁的分泌,所以可以改善胃肠功能。黄芩、黄连有广谱抗菌作用,尤其对一些肠道病菌更为有效。甘草的药理作用前已做介绍。综合全方的作用,本方对肠道炎症能取得较好的疗效是有其药理基础的。

葛根芩连汤对于肠有湿热而致的腹泻,不论是否有表证,都可适用。除了常用于各种急性肠炎、细菌性痢疾初起等病外,还常用于麻疹、流行性乙型脑炎、病毒性肺炎等疾病中并发的肠炎或肠功能紊乱所致的里热腹泻。也可加蜈蚣、全蝎、芍药等,治疗小儿麻痹症。特别是肺炎出现恶寒发热、咳嗽气喘又见腹痛腹泻者,用本方可清热、解表、止喘、止泻,甚为对证。

本方去葛根加芍药、大黄、槟榔、当归、木香、肉桂,即为芍药汤[1],可清湿热,行气血,导积滞,适用于湿热与积滞结于肠道所致的痢疾。若本方去黄连、葛根,加芍药、大枣,即为黄芩汤[2],可清热止痢,也用于痢疾。如兼见呕吐,可加姜半夏以降逆止呕;如夹食滞,可加山楂、神曲以消食;如腹痛较甚,可加木香、芍药以行气缓急止痛。如兼有肺热咳喘者,可加桑白皮、杏仁、大贝母、枇杷叶等以清肺化痰,或合麻杏石甘汤。

注意事项

腹泻原因甚多,表现也不一,如非肠道湿热引起者,不可投用本方。即使是肠道湿热所致的腹泻,如兼有气滞、血瘀、积滞者,单用本方的效果不理想,应分别与理气、化瘀、消积的方药配合。

附方

[1] 芍药汤:芍药15克,当归、黄连、大黄、黄芩各9克,槟榔、木香、甘草各5克,肉桂2克。上药研细末,每次用15克,以水500毫升,煎至250毫升,食后温服。功用:清热解毒,调气和血。主治:湿热痢,症见腹痛,便脓血,赤白相兼,里急后重,肛门灼热,小便短赤,苔腻微黄。

[2] 黄芩汤:黄芩9克,芍药6克,炙甘草3克,大枣4枚。水煎服。功用:清热止痢,和中止痛。主治:腹痛下痢,身热,口苦,舌质红赤,脉弦数。

⊙ 湿热蕴中证——连朴饮

湿热蕴中证是指湿热蕴伏中焦脾胃,而致脾胃升降失常所引起的一种病证。本证一般发生于外感热病中。由于感受了外界湿热之邪,其中有的为湿热之邪先犯于肌表,而后传入脾胃,湿邪逐渐化热,湿热俱盛,蕴伏于中焦,有的则为湿热之邪直接犯于中焦脾胃所致。本证多见于肠伤寒、急性胃肠炎、霍乱、钩端螺旋体病等病中。

诊断

本证的主要症状为:胸脘痞满,呕吐,腹泻,苔黄腻。其他见症可有:发热,汗出不解,口渴不欲多饮,小便短赤,脉数等。

湿热之邪最易侵犯脾胃,而夏秋之交尤多湿热致病,所以本证的发生以夏秋为多,且多由饮食不洁引起。湿热之邪犯于脾胃后,必阻滞中焦气机,所以见胸脘痞满,甚则可有脘腹胀满。湿热中阻,又可影响脾胃的升清降浊功能,胃气不得下降则上逆为恶心呕吐,脾气不能升运清气,则水谷之气下趋而为腹泻。湿热中蕴而耗伤津液,则可见发热,口渴,小便短赤,苔黄腻而舌质红,脉数等症状,但又因湿浊内阻,所以往往口渴而不多饮。

本证在诊断时要注意辨别湿与热的侧重:如脘痞腹胀较甚,口渴不著或喜饮热水,小便色白浑浊,苔白腻,属湿重热轻之证;热盛,蒸蒸汗出,汗出而热不解,口渴显著。小便短赤而涩,苔黄腻,脉滑数,属热重湿轻之证。此外,本证的发热高低还与病种有关,如本证见于肠伤寒,一般热势较高,可达 39~40℃以上,如本证见于急性胃肠炎、痢疾、霍乱等,则体温不一定明显升高。

治法 / 处方

清热化湿,理气和中(连朴饮)。

制厚朴 6 克　黄连(姜汁炒)3 克　石菖蒲 3 克　制半夏 3 克　香豉 9 克(炒)焦栀子 9 克　芦根 60 克

歌诀:连朴饮内用豆豉,菖蒲半夏芦根栀;
　　　胸脘痞闷兼吐泻,湿热蕴中此方治。

用法:水煎服。

解说

连朴饮中用黄连燥湿清热,厚朴行气化湿,使气行湿化,湿化则热易去,两味药为本方主药。又配合栀子助黄连清热燥湿;豆豉则可宣透气机,以外达热邪;方中石菖蒲性芳香,可化湿浊而和脾胃;半夏则可燥湿降逆而止吐,芦根则可清热化湿、和胃止呕。本方配伍特点是苦寒与辛温之品相合,如黄连、栀子等属苦寒,厚朴、半夏等属辛温。此种配伍称之为"辛开苦降",又称为"苦辛通降",取其苦寒以清热燥湿,辛温以化湿宣通气机。因而本方可使湿热得清,脾胃调和,清升浊降,止吐止泻。

据现代药理研究,黄连、厚朴、栀子等均有较好的抑菌作用,半夏、厚朴、石菖蒲等则对肠胃的功能有调整之效。所以连朴饮对于消化道的多种感染性疾病能收到良好的效果。

治疗参考

连朴饮在临床上常用于治疗急性消化道感染病,如急性胃肠炎、肠伤寒、副伤寒、细菌性痢疾等属湿热内蕴者,见呕吐较甚者,可加炒竹茹、姜汁等,必要时可加用玉枢丹[1]。治疗霍乱病、小腿肚转筋(腓肠肌痉挛),改用蚕矢汤[2]更为适宜。如本证偏于湿重者,可加藿香、佩兰、鲜荷叶等;如偏于热重者,可加黄芩、生石膏等。

注意事项

连朴饮在临床运用时,要根据病证性质的湿、热侧重来调整清热与化湿的药物及用量。本证如出现吐泻剧烈,甚至有明显脱水表现者,当配合口服或静脉补液疗法。如吐泻物呈淘米水样者,应立即送交化验,以及早确诊是否为烈性传染病——霍乱,便于及时隔离治疗和采取其他防疫措施。

每日练习

1. 肠道湿热证的主要临床表现有哪些?

2. 葛根芩连汤适用于哪些病证？其作用是什么？

3. 湿热蕴中证的诊断依据是什么？如何确定其湿与热的偏重？

4. 连朴饮由哪几味药组成？

5. 案例 宋某，女，8岁

夏秋之交，突然腹泻，大便呈黄色稀粪，有热臭气味，半日中已泻稀便5次，口渴，饮水不多，有恶心，身有热（体温38.1℃），舌质红，苔薄黄而微腻，脉数。请开中药方。（答案：葛根15克 黄芩10克 黄连6克 木香6克 炙甘草3克 水煎服）

6. 案例 张某，女，24岁

发病10天，始恶寒、发热，近1周来恶寒已解，但体温渐升高，下午尤甚，最高时升至40.3℃。胸闷不饥，汗出不多，口渴但饮水不多，有时恶心，头重，身困倦，苔薄黄腻，舌红，脉滑数，小便短赤，大便稀溏，日解2次。请开中药方。（答案：黄连6克 厚朴6克 法半夏9克 石菖蒲6克 炒栀子9克 淡豆豉9克 黄芩10克 芦根18克 水煎服）

附 方

[1] 玉枢丹：山慈姑、五倍子各90克，红大戟45克，千金子霜、雄黄、朱砂各30克，麝香9克。研细，与蒸熟糯米粉混匀，压制成锭，阴干。口服，每次0.6～1.5克，每日2次。市售也有作散剂，小瓶装，每瓶6克，每服1.5克，每日2次。功用：辟秽解毒，化痰止呕，消肿止痛。主治：感受暑热、秽湿，脘腹胀闷疼痛，恶心呕吐，腹泻，以及外科红肿热痛诸疾、虫咬损伤。

[2] 蚕矢汤：晚蚕沙15克，生薏苡仁、大豆黄卷各12克，陈木瓜、川连（姜汁炒）各9克，制半夏、黄芩（酒炒）、通草各3克，焦栀子5克，陈吴茱萸（泡淡）1克。水煎凉服。功用：清热利湿，升清降浊。主治：湿热蕴阻，霍乱吐泻，腹痛转筋，口渴烦躁，苔黄厚腻，脉数。

4

⊙ 肝胆湿热证——龙胆泻肝汤

肝胆湿热证是指肝或胆及其经络因湿热之邪蕴阻而引起的一种病证。肝与胆相邻，功能密切相关，而发病后也多互相影响，因而肝胆同病者甚多。就本证而言，有病位主在肝者，也有病位主在胆者，还有病位主在肝经或胆经者，亦有肝胆脏腑同病或肝胆二经同病者。以病邪来说，湿热之邪有趋下的特性，所以注注表现为湿热下注。但如火热之性较盛，则也可表现为肝火或胆火上炎。本证多见于各种肝炎、胆囊炎、带状疱疹以及耳、乳房、生殖器及外阴等处的多种炎症，还可见于高血压病、精神分裂症等内伤杂病中。

诊断

本证的主要症状为：湿热下注者见小便淋涩、妇女带下腥臭、前阴肿痛等；肝胆之火上炎者见眩晕、头痛、口苦、目赤、耳鸣等。其他见症可有：胸胁胀痛，黄疸，泛恶脘痞，前阴肿痒或渗水起疹，耳聋、耳肿，目红流泪，舌质红赤，苔黄腻等。

本证的临床表现十分复杂，在诊断时除掌握湿热下注及肝胆火炎的主症外，可注意两个辨证环节：一是病变部位。本证病位有的在肝胆，即在两胁下（中医学中左右两胁下均为肝胆之分野，这与现代解剖学认识有所不同），因而在胁下的胀满疼痛多责之肝胆；有的则在肝经或胆经循行的区域，其中主要有头（尤其是头之两侧、耳及其前后）、胸胁及乳房、前阴、足趾等，这些部位的病变每与肝胆有关；有的则在肝、胆的开窍部位，肝开窍于目，所以许多目疾与肝有关。二是病邪的性质属湿热或火热，当然，病邪的性质是从症状表现推断出来的，实质上是代表了病证的性质。就本证来说，肝胆之火上炎，扰于头部，则致眩晕、头痛，且多伴有头胀、头痛，以两侧头角部为甚的特点。火热犯于眼，则有目红赤流泪羞明；犯于耳，则有耳鸣、耳聋、耳肿等表现。口苦多为肝胆有热的征象。肝胆湿热下注，除了出现泌尿、生殖系统的一些症状，如小便淋涩、浑浊、频急，妇女白带增多而气味腥臭，或色黄绿，外阴的肿痛、瘙痒、渗液或湿润腥臭以外，还可出现下肢肿痛、结块等症状。此外，湿热或火热阻滞于肝胆之经，可出现胸胁胀痛、小腹胀痛等症状。肝胆之邪可影响到脾胃的功能，所以可出现泛恶、脘部痞满，甚则不思饮食、厌油。肝胆邪热内扰，还可引起心烦、失眠，甚至狂躁不安等症状，有的病人也可发热，或出现五心烦热的表现。

治法 / 处方

清化肝胆湿热（龙胆泻肝汤）。

龙胆草（酒炒）6 克　黄芩（炒）9 克　栀子（酒炒）9 克　泽泻 12 克　川木通 6 克　车前子（炒、包煎）9 克　当归（酒洗）3 克　生地（酒炒）6 克　柴胡 6 克　生甘草 3 克

歌诀：龙胆泻肝栀芩柴，车前生地泽泻偕；

木通甘草当归合,肝胆湿热力能排。

用法:水煎服。或制成丸剂,名龙胆泻肝丸,每次服 3~6 克,每天服 2~3 次。

解说

龙胆泻肝汤既能清化肝胆湿热,又可清折肝胆火热之邪。方中龙胆草苦寒可泻火、燥湿,为本方主药。配合苦寒的栀子、黄芩,可协助龙胆草清热燥湿,因以上均为苦寒之品,故本方实寓有清热解毒之意。方中又用淡渗利水的车前子、泽泻、川木通,其目的固然为了使湿邪从小便而外出,但同时也是为了使火热之邪有外泄之道路,所以即使是肝胆火热上炎之证,仍需配合用之。由于方中用了大苦大寒的药物,极易苦燥伤阴,加之淡渗利水又可伤阴,所以本方还配合了滋养阴血的生地、当归,从而使本方祛邪而不伤正。湿热之邪蕴阻肝胆之经脉,必然影响气机运行,而气机的郁滞又会使湿热之邪更难祛除,所以方中又加用柴胡以舒畅肝胆之气。方中甘草除可调和诸药外,又具有清热解毒作用。该方有多味药采取酒制,其目的是为了避免过分寒凉而抑遏脾胃阳气,同时又可使药力上达头目。综合本方的作用特点,以清为主,祛邪而佐补正,利水而佐滋阴,配伍较合理。

据现代药理研究,本方对于许多急性炎症有良好的抑菌抗炎效果,并兼有利尿、利胆、止痛等作用。方中龙胆草有镇静、抗炎作用,还有一定的解热作用。栀子除有抑菌作用外,有镇静、镇痛、解痉、利胆、降血压等作用。黄芩、柴胡、当归等药的作用前已有介绍。因而本方的作用不仅限于抗菌消炎,而具有较广泛的调节人体功能和免疫力的作用。

治疗参考

由于肝胆湿热证的表现十分复杂,所以龙胆泻肝汤在临床上治疗的病证也相当广泛,据大致的统计,其适应的疾病不下六七十种。其中有属于外感热病者,有属于内伤杂病者,除内科外,外、妇、儿、五官、皮肤等几乎所有各科都把本方作为常用方。如感染性疾病中的急慢性肝炎、急慢性胆囊炎、肺炎、胸膜炎、膀胱炎、急性肾盂肾炎、急慢性睾丸炎、附件炎、阴道炎、会阴部脓肿、急性中耳炎、急性结膜炎、耳部疖肿、下肢丹毒、带状疱疹、急性阑尾炎等,内伤杂病中的高血压病、急性肾炎、精神分裂症、神经衰弱症、三叉神经痛、神经性头痛、柯兴(库欣)综合征等,以及各种湿疹(尤其是阴囊湿疹)、过敏性皮炎、功能性子宫出血等,凡具有肝胆湿热、火热表现,属邪实正盛证者,均可选用本方。

本方在具体运用时,可随证进行灵活加减。肝火上炎而头痛眩晕者,可加菊花、石决明、羚羊角等;肝胆邪热犯胃或犯肺,致吐血、咳血者,可加侧柏叶、藕节、白及等。湿热下注而湿邪较盛,患处渗液较多,可加苍术、苦参等。对于湿热下注所致的病证,见下肢痿软、足膝关节红肿疼痛、下肢有结节性红斑、外生殖器或肛门红肿疼痛,或瘙痒渗液者,也可用三妙丸[1],或以三妙丸为主进行加味。如肝胆火热上炎而大便秘结,以致火热不得外泄者,可改用当归龙荟丸[2],其泻火之力更胜。

注意事项

龙胆泻肝汤虽然配伍有补正之品,但毕竟是大苦大寒之剂,易伤脾败胃,因而平素脾胃虚弱者使用时宜慎重,剂量可适当减少。本方中所用的木通在市场上有品种混乱的情况,有用马兜铃,马兜铃属的植物(关木通)充本品者,可引起中毒,应予注意。本方亦不宜久服或大剂服,以防损伤脾胃。服药期间,忌食油腻、生冷之物。

每日练习

1. 肝胆湿热证的临床表现有何特征?
2. 龙胆泻肝汤由哪些药物组成?
3. 案例　苏某,女,23岁

平素易头晕、偏头痛,心烦,易怒,口苦,胸胁满闷,四肢麻木,今晨突然视物不明,头痛加剧,以左头角为甚,小便黄赤涩痛,舌红苔薄黄而腻,脉弦滑而数。量血压:190/120毫米汞柱。请开中药方。(答案:龙胆草6克　生栀子12克　黄芩10克　柴胡6克　生地15克　泽泻10克　木通4克　车前子⑮10克　当归12克　葛根15克　白菊花10克　生甘草3克　水煎服)

附方

[1] 三妙丸:黄柏(酒拌略炒)120克,苍术(米泔水浸,焙干)180克,川牛膝60克。共为细末,面糊为丸,每次服6～9克,空心姜盐汤下。功用:清热燥湿。主治:湿热下注,两脚麻木,或如火烙热,或足膝红肿热痛,或下肢痿软无力,或下部湿疮,小便短黄,苔黄腻。

[2] 当归龙荟丸:当归、栀子、黄连、黄柏、黄芩各30克,龙胆草、大黄、青黛、芦荟各15克,木香5克,麝香1.5克。共为末,水泛为丸。每次服6克,温开水送下,每天2次。功用:清热泻肝,攻下行滞。主治:肝胆实火证。头晕目眩,心烦不安,狂躁或胡言乱语,大便秘结,小便赤涩。

5

七、痰饮水湿证开什么方

◉ 什么是痰饮水湿证

所谓痰饮水湿证,是指因体内的痰饮、水湿等病理产物所引起的各种病证。这类病证可见于外感病,也可见于内伤杂病。以前曾学习过的表湿证、少阳痰热证、少阳水饮证、肠道湿热证、中焦湿热证、肝胆湿热证等,均已涉及痰饮、水湿诸邪为患。但本单元则着重讨论因体内运化水液的功能失调后所形成的痰饮,水湿导致的病证。

诊断痰饮水湿证主要根据其临床的表现。然而,痰饮水湿证的临床表现十分复杂,而且症状五花八门,难以归纳出共同的症状特点,其中有的病证有明显的特征,如咳出痰液、泛吐清水稀涎、胃中有水液晃动之感、肠中有水行辘辘之声、胸腔积液(胸水)、腹腔积液(腹水)、水肿等,这些可视为有形可见的痰饮水湿,据此作出诊断并不困难。但有些病证则无上述的表现,但仍诊断为痰饮水湿证,如痰饮证多见头晕、目眩、心悸、呕吐等;湿浊在上多见头昏重、胸闷、咳喘等;湿浊在中多见胃脘胀满,恶心呕吐,口中发黏或发甜等;湿浊在下多见大便稀溏、小便浑浊、下肢浮肿、妇女白带频频等。这些痰饮水湿的存在只是根据症状推论而定的,因而在诊断上有一定困难,其特征除了上列的症状外,还可参考舌象、脉象,痰饮水湿证病人的舌苔多腻浊或润滑多液,而脉多滑或弦或濡软。

由此可见,痰饮水湿证涉及许多疾病,除消化系统的慢性胃炎、胃下垂、慢性肠炎、慢性肝炎等疾病外,还与高血压病、高脂血症、眩晕症、神经衰弱症、胸膜炎、慢性腹膜炎、肝硬化腹水、慢性肾炎、心脏病、妇女慢性附件炎、慢性支气管炎等疾病有关。

◉ 痰饮水湿证的形成与表现

痰饮

痰饮是人体水液代谢障碍所产生的一种病理产物,而其一旦形成,又必然会成为新的致病因素。中医学认为痰饮的分布部位极其广泛,在各种脏腑组织器官里都可发生痰饮为患。痰与饮的性质同类,但饮(或称水饮)的质地清稀,且多留积于胃肠、胸胁、腹中,如胃中的潴留液、胸水、腹水等;痰质地黏稠,多有较固定的形态或表现,除了从肺咳出的痰液外,还可表现为内阻脏腑、外留筋骨皮肉,如痰闭心窍而致神昏,风痰在肝而致眩晕、麻木、抽搐,痰阻经络而致拘挛、瘫痪,痰留皮下则成积块,痰滞关节则关节肿大、强直或畸形等。痰饮一般认为属有形之邪,但有些病证并不一定有实质性的痰饮,如眩晕、肢体麻木等。

水湿

湿为外界六淫之一,此是"外湿";如脾胃运化功能失常,水谷不能化生精微,也会导致水液停滞而形成湿浊或水液,此称为"内湿"。内湿的致病特性与外湿相似,即病证表现有重浊、黏滞难解,或引起肢体肿胀、渗液等特点。内湿可由外湿侵犯人体后,影响了脾胃的运化功能而致,也可因脏腑的其他病变而导致脾胃虚弱,运化水液功能减退而致,而且当脾胃功能失常而有内湿存在时,也更容易感受外湿而发病。这说明了内湿与外湿在致病及病理变化上是有密切关系的。

◎ 痰饮水湿证种类及治法

痰饮水湿证的种类

按痰饮水湿性质以及发病部位的不同,痰饮水湿证又可分为许多证型,如湿痰蒙心、痰热闭阻心包、痰湿阻肺、痰热壅肺、湿困脾胃、湿热蕴中、肾虚水泛、痰饮阻胃、水蓄膀胱、风痰入络、饮留胁下、水潴腹腔、水泛肌肤、痰结皮下等。本单元将学习其中的蓄水证、痰饮证、阳虚水泛证、湿困脾胃证、痰湿证、痰热内扰证、风痰上扰证、水饮证的诊治内容。

痰饮水湿证的治法

治疗痰饮水湿证的原则是"祛痰逐饮,利水化湿",即属于八法中的"消"法和"下"法范围,其目的是为了清除痰饮水湿等有形之邪,祛除体内的病理产物,从而治疗由此而引起的各种病证。祛痰逐饮利水化湿的药物分别可以利小便,泻大便或通过帮助恢复脾胃的运化功能来消除体内的痰饮水湿。在祛除病邪的同时,还应注意调整和恢复痰饮水湿所影响到各脏腑组织的功能。

由于痰饮水湿证的证型甚多,其具体的治法各有不同。本单元中要学习的有通阳利水、温化痰饮、温阳化水、健脾化湿、燥湿化痰、清化痰热、祛风化痰、攻逐水饮等治法。但不论何种治法,往往都用淡渗利小便之法,即所谓"治湿不利小便非其治也"。

治疗痰饮水湿证时,必须注意人体正气的强弱,避免逐邪而伤正。并应立足于恢复脾胃的运化功能,振奋体内阳气,以有助于痰饮水湿的消除。还应注意有无气滞、血瘀、邪热等其他病理因素存在。因此,本证的治疗经常与健脾、益气、温阳、理气、化瘀、清热等法配合使用。祛除痰饮水湿的方药每具有辛香温燥、甘淡渗利的性质,易于耗伤阴液,因而对身体阴液不足、病后体弱、孕妇等,均应慎用。

每日练习

1. 痰饮水湿是如何产生的?
2. 痰饮水湿证的诊断依据是什么?
3. 治疗痰饮水湿证的原则是什么? 应注意哪些问题?

第六周

1

⊙ 蓄水证——五苓散

蓄水证是指病邪内传膀胱,导致了膀胱的气化失职,致水液内蓄的一种病证。其水液内蓄的部位以膀胱为多见,所以本证又称为膀胱蓄水证,但也有水液蓄于其他部位者。本证多见于急慢性肾炎等所致的水肿、尿潴留、急性胃肠炎等病。

诊断

本证主要症状为:渴欲饮水或水入即吐,小便不利或水肿。其他见症可有:发热、恶风寒,头痛,眩晕,小腹胀满,泄泻,舌苔白,脉浮。

由于病邪影响了膀胱的气化功能,水液的输布排泄失常,所以出现了一系列症状。如水液内阻,津液不能上承于口,则致口渴,但又因体内并非缺乏水液,再加上水液内阻,所以饮水后往往又立即吐出。水液内停,蓄于膀胱则小便不利、小腹胀满。水泛于肌肤,则发为水肿。水液趋于大肠则有腹泻。水饮上逆,或水饮阻遏清阳之气,可发生头痛、眩晕。如此时肌表之邪未解,表证仍在,则可伴见发热、恶风寒。如表证已解而病邪内传,里热已盛而有蓄水证者,亦可见发热或热势较甚。因而本证可以表现为里证,也可以属于表里同病者。

治法/处方

利水祛湿,温通阳气(五苓散)。

猪苓(去皮)9克　茯苓9克　泽泻12克　白术9克　桂枝(去皮)5克

歌诀:五苓散里用桂枝,泽泻猪苓白术施;
　　　原治膀胱蓄水证,亦治脾伤湿留滞。

用法:上五味药,捣碎作散剂,每次用白开水送服3克,每天3次。同时多饮热水,使身上有汗出。或按上方用量作汤剂水煎服。亦可将本方作为丸剂,每次服4～6克,开水送下,或每次用9～15克以纱布包后,加水煎汤服。

解说

五苓散中重用泽泻,取其甘淡利尿的作用以排出体内的蓄水,为本方的主药。配合猪苓、茯苓二味淡渗利水的药物,增强祛除水湿的力量。方中白术苦温性燥,既可燥湿,又可健脾,使脾之运化水湿功能恢复,以助祛除水湿。至于方中桂枝的作用有两个方面:一是取其辛温之性以温通阳气,阳气敷布正常,则水湿亦易得化;二是取其辛温解表的功效以祛散肌表未解的外邪。由此可见,无论是否有表证,本方中均应配合桂枝。从本方的作用来看,以淡渗通利小便为主,但又注意了健脾化湿和温通阳气,所以能排出体内蓄积之水。

据现代药理研究,五苓散对体内水、电解质、脂肪、糖类、蛋白质等方面的代谢均有一定的调节作用,特别是有明显的利尿效果,对急慢性乙醇中毒有预防和治疗作用。方中每味药均可利尿,茯苓、猪苓、白术还可增强免疫功能、保肝、松弛平滑肌、降低血胆固醇。桂枝、猪苓还有抑菌作用,桂枝又可扩张血管,改善脏器的血液循环,并可发汗散热。因而本方除了可利尿排水外,还有多种复杂的药理作用。

治疗参考

五苓散在临床上是一张治疗各种水饮内停的代表方,应用的范围不断扩大。从其适用病证来看,涉及泌尿、消化、神经、内分泌等多种系统。如泌尿系统疾病中的急性肾炎、慢性肾炎、泌尿系结石、肾盂肾炎、膀胱炎、尿道炎、手术后或产妇尿潴留等;消化系统疾病中的急性胃肠炎、急性传染性肝炎、肝硬化腹水等;神经系统疾病中的神经性头痛、梅尼埃病、三叉神经痛、脑水肿、脑积水等。此外还有用于湿疹、带状疱疹等皮肤病者。一般以小便不利、水肿、吐泻、眩晕、皮肤渗液等水饮表现为应用本方的参考症状。从本方的应用来看,往往显示该方具有双向调节作用。如既能治腹泻,又可用以治疗某些顽固性的便秘;既治口渴、小便不利,又可用以治疗口渴多尿的尿崩症。说明五苓散对人体功能活动的失常可通过调节而恢复正常。

本方在具体运用时,可根据病情进行加减。水肿较甚者,可加入车前子、冬瓜皮、大腹皮、生姜皮等。蓄水证兼阴虚有热者,本方去桂枝、白术,加滑石、阿胶,即为猪苓汤[1]。眩晕、呕吐,可加郁金、钩藤、石决明等;小便涩痛,口渴心烦,腰酸,舌红,脉数,属湿热内蕴而脾肾两虚者,可加生地、熟地、知母、黄柏等。小便不利而兼有气虚者,本方可加人参,即为春泽汤[2]。

注意事项

五苓散为利水祛湿之剂,用之不当则可耗伤人体阴液,因而一般不宜久服,对素体阴虚者,尤应慎用。又本方所治的蓄水证以不兼夹热邪者为宜,如属水湿与邪热相夹者,应治以清利湿热之法,不可再投桂枝辛温之品。

附方

[1]猪苓汤:猪苓(去皮)、茯苓、泽泻、阿胶(打碎)、滑石(碎)各9克。水煎

服,其中阿胶分二次烊化后冲服。功用:利水渗湿,清热养阴。主治:小便不利,发热,口渴欲饮,呕恶下痢,血尿,热淋,小便涩痛。

[2]春泽汤:五苓散加人参,水煎服。功用:补气利水。主治:气虚水湿内停,倦怠,口渴而小便不利。

⦿ 痰饮证——苓桂术甘汤

痰饮证是指中焦阳气不足,脾失健运,不能运化转输水液而致痰饮内停的一种病证。本证所指的痰饮停留部位以中焦为主,因而只是痰饮证中的一种类型,当然,中焦的痰饮也会影响到其他脏腑组织的正常功能。本证多见于支气管炎、眩晕症、慢性胃炎及某些心血管病等疾病。

诊断

本证的主要症状为:胸胁胃脘撑胀,眩晕,泛吐清水痰涎,苔白滑。其他见症可有:胃脘有气上逆于胸,起立时发生眩晕,心悸,咳喘气短,后背畏寒,脉弦滑或沉紧等。

由于水饮停留于中焦,必定影响气机运行,加上水饮又为有形实邪,所以胸胁及胃脘部撑胀作满,其中也包括了肺气肿引起的桶状胸。水饮阻于中焦,致清阳之气不能上升,可引起头晕目眩。水饮中阻而致胃气上逆,故呕吐清水痰涎,或见胃脘有气上逆于胸。水饮上犯于心,影响心神则心悸;上犯于肺,影响肺之宣降功能则咳喘气短。中有水饮又可影响阳气敷布,可致后背有畏寒的感觉。苔白滑、脉弦滑或沉紧,是水饮内伏的表现。

本证所见的眩晕与一般的头昏、头重有所不同,多表现为视物旋转,甚则不能睁眼,多伴有明显的恶心或呕吐,以高血压病、内耳水肿及脑震荡后所引起的头晕为多见。本证的咳喘短气多伴有咳吐多量白色泡沫状黏痰,多见于慢性气管炎。本证的泛吐清水痰涎,也可伴见胃中自觉有水液晃动,甚至可听到水液晃动的声音。

由于胃脘胸胁撑胀、眩晕、呕吐、咳喘的原因甚多,所以要确定为痰饮停中所致,必须排除其他的原因。在诊断时一方面注意舌苔表现,一方面注意各种中阳不足、脾失健运的症状和水饮的特征。

治法/处方

健脾渗湿,温化痰饮(苓桂术甘汤)。

茯苓12克　桂枝(去皮)9克　白术6克　甘草(炙)6克

歌诀:苓桂术甘治饮邪,温化痰饮效堪夸。

用法:上四味药,加水1 200毫升,煮成600毫升,去药渣,分3次温服,每天3次。

苓桂术甘汤是温化中焦痰饮的重要方剂。方中以茯苓健脾助运,渗湿利水,为本方主药。配合桂枝是为温通阳气,以助运化水湿。白术则可健脾燥湿。又用炙甘草健脾益气,以恢复脾运功能,且能调和诸药。从本方的组成来看,与五苓散相似,但由于五苓散所治的病证为水液蓄于下焦,所以重用淡渗利水之品,能因势利导,使在下之水从小便而去,方中重用泽泻,加用猪苓;本方则治中阳不足而水饮停中者,所以加用健脾益气的炙甘草,而未用泽泻、猪苓。

据现代药理研究,苓桂术甘汤有健胃、利尿、镇静、镇痛、强心等多种作用。方中主要药物的药理作用前已有介绍,此处不再重复。

治疗参考

苓桂术甘汤在临床上有较多的适应病证,例如对耳源性眩晕症、高血压病的眩晕、脑震荡后遗症的眩晕症、慢性支气管炎、哮喘、心功能衰竭或肾炎所致的水肿、心包积液等都可酌情采用。此外,本方还可用于阳气虚衰而感受风湿所致的关节炎、阳虚而低热出汗、尿崩症或神经性口渴。在临床应用时掌握住阳气不足、脾运失健、水饮内停这几个环节,便可得心应手地选择适应病证。

本方在具体运用时,对于呕吐痰涎较多者,可加入法半夏、陈皮等;对于眩晕较甚者,可加入明天麻、法半夏、泽泻等;对于咳喘较甚者,可加入炙麻黄、法半夏、陈皮、白果等;对于脾虚较甚者,可加党参;对于兼有肌肤水肿者,可加入车前子、泽泻、冬瓜皮等;对于关节疼痛者,可加入乌蛇、威灵仙、羌活等。本方去桂枝加干姜,名甘草干姜茯苓白术汤,又名肾着汤[1],其温脾化湿力较强。

注意事项

苓桂术甘汤性偏温,故对夹有热邪或素体阴虚者不宜投用。同时,本方虽有健脾之功,但毕竟为祛除水饮而设,对于因肝肾不足,气血双亏所引起的眩晕、水肿以及风寒、痰热、肺虚所引起的咳喘诸证均不适用。

每日练习

1. 蓄水证的辨证要点是什么?

2. 五苓散由哪些药物组成?

3. 痰饮与痰饮证的概念是什么?痰饮证的临床表现有哪些?

4. 苓桂术甘汤的作用是什么?适应于哪些病证?

5. 案例 程某,女,7岁

2年前发现颜面和下肢浮肿,经治后肿势见减,但时肿时退。近1周浮肿又剧,伴恶寒,下午低热,口渴不欲饮水,小便黄赤短少,小腹微满,苔白微腻,脉浮数。请开中药方。（答案：茯苓 10 克　猪苓 10 克　泽泻 12 克　桂枝 6 克　车前子^包12 克　炒冬瓜皮 12 克　炒白术 10 克　水煎服）

6. 案例　黄某，男，67 岁

素有高血压病，近几年来发生心悸，气急，在活动后尤甚，时咳泡沫样白痰，双下肢浮肿，时眩晕，胸脘痞闷，口不渴，舌苔白而水滑，脉弦滑。请开中药方。（答案：茯苓 10 克　炒白术 10 克　桂枝 6 克　车前子^包12 克　葶苈子 9 克　炙甘草 5 克　水煎服）

附方

［1］甘草干姜茯苓白术汤（肾着汤）：甘草、白术各 6 克，干姜、茯苓各 12 克。水煎服。功用：暖脾胜湿。主治：寒湿下侵，身重，腰以下冷痛，但饮食如故，口不渴，小便自利。

2

◉ 阳虚水泛证——真武汤

> 阳虚水泛证是指脾肾阳气虚衰后不能温化水湿，或水湿在体内久留而致脾肾虚衰所引起的一类病证。本证水湿可泛于全身各处，但其发生及所影响的脏腑是在脾肾，病证性质属阳虚而里有虚寒，并兼有水湿实邪，所以为虚中央实之证。本证多见于慢性肾炎、肾病综合证、心源性水肿、慢性肝炎水肿或腹水以及多种内分泌疾病。

诊断

本证的主要症状为：小便不利，肢体浮肿，口不渴，苔白滑，脉沉细。其他见症可有：四肢沉重疼痛，腹痛腹泻，心悸，头眩，肌肉跳动或颤抖，站立不稳，呕吐，畏寒，四肢不温等。

人体水液的吸收、输布、排泄与体内多种脏腑有关，而脾之健运、肾之开合具有关键的作用，尤其是与其阳气的功能密切相关。脾阳和肾阳两者有着互养互补的关系，因而脾阳久虚可致肾阳衰，而肾阳不足又必引起脾阳虚衰。了解了以上理论就不难解释阳虚水泛证的形成及其各种症状的发生机制。由于脾肾两虚，水液不能外泄，故见小便不利、肢体浮肿。由于内有水湿，故口不渴，苔白滑，脉沉细。水湿外溢于肌肤，则四肢沉重疼痛，甚至水肿，水气上逆则眩晕、呕吐，犯于心则心悸。脾虚不能健运水湿,则见腹痛腹泻。由于脾肾阳气虚衰,本证实质也可看作是里虚寒证,只是兼有水湿内泛而已,身畏寒,四肢不温正是虚寒证的表现。阳气不能温煦经脉,故可见肌肉跳动或颤抖,站立不稳。

治法 / 处方

温阳利水(真武汤)。

茯苓 9 克　芍药 9 克　生姜(切)9 克　白术 6 克　熟附子(去皮,破)9 克

歌诀:真武汤壮肾中阳,苓芍术附加生姜;

　　　少阴腹痛寒水聚,悸眩吐泻急煎尝。

用法:上五味药,用水 1 600 毫升,煮取 600 毫升,去药渣,每次温服 150 毫升,每天服 3～4 次。

解说

真武汤中温补肾阳和脾阳以助水湿运化的主药是附子。方中又配合白术、茯苓健脾运湿、淡渗利水,白术与附子相伍能补脾肾而祛里寒,并能温煦经脉、除湿止痛,其中生姜既可助附子温阳祛寒,又可助苓、术温散水气,佐用芍药,有利小便、缓急止痛、和血益阴之效,这样又可缓和姜、附之辛燥性质而不致伤阴。全方有温脾肾、助运化、化水湿的作用。

据现代药理研究,真武汤中的茯苓、白术、附子都有一定的利尿作用,其中附子有强心、升高血压、镇痛等作用。芍药除有镇静、镇痛、缓和平滑肌痉挛等作用外,还有利尿、抗菌、止汗等作用。附子与芍药配伍可加强止痛镇静作用,因而常用于虚寒性腹痛和风寒湿之邪所致的四肢疼痛。

治疗参考

真武汤在临床上可治疗多种疾病,有较广泛的适应证。其中较常用于各种水肿,无论是心源性、肾源性、肝源性、营养性、内分泌性、妊娠性等各种水肿,只要表现有脾肾阳虚症状者,均可投用。然而其作用并非仅限于利水,而是有强心、壮肾、保肝、补养、调整内分泌等多方面的功效。其他还可用于高血压病,有一定降压作用,对于并发心力衰竭、心律紊乱者更为适宜。本方也较常用于胃炎、胃下垂、胃及十二指肠溃疡、慢性肠炎、慢性腹痛等多种消化系统疾病。本方在治疗胃肠疾病时也显示了双向调节作用,如既可治疗各种慢性腹泻,也有用于脾肾阳衰所致的便秘。此外还用于慢性肾炎、慢性支气管炎、肺气肿、梅尼埃病、自主神经功能紊乱、各种关节炎等。在临床运用时,以病人出现面色白,畏寒肢冷,水肿以下肢为甚,或腹泻完谷不化,腹中冷痛等虚寒内盛症状,作为投用本方的依据,它与理中汤、四逆汤等适应证的主要区别在于有水气内泛的表现。

本方在具体运用时有许多随证加减法。水肿较甚、小便不利者,可加车前

子、泽泻、冬瓜皮等;咳喘、咳吐清稀痰涎者,可加五味子、细辛、干姜等;脾阳虚甚而腹泻较甚者,可加干姜,去芍药;肾阳虚甚者,可加肉桂、黄芪、熟地等。本方倍附子、白术,加人参,去生姜,可温阳而祛寒湿,名附子汤[1],主要适用于风寒内侵的骨节疼痛之证。

注意事项

阳虚水泛证多属慢性疾患,但其中有的是危重病证,因而要慎重处理。此外本证可用于发热之证,但应为阳气虚衰或阳气外浮所致的病证方可适用,如为表热或里热壮盛者不可妄投。

每日练习

1. 阳虚水泛证的临床表现有什么特征?
2. 真武汤由哪几味药组成?
3. 案例　严某,男,64岁

有慢性支气管炎史十余年。近几年来每至冬季咳喘甚剧,伴面部、四肢浮肿,下肢尤甚。今冬以来症状加重,形体畏寒,四肢清冷,咳喘不能平卧,四肢沉重乏力,大便稀溏,口唇紫暗,苔薄腻,舌质暗红,脉沉细而滑。请开中药方。(答案:熟附子9克　茯苓10克　白芍10克　炒白术6克　干姜2克　炙麻黄6克　杏仁10克　炙甘草3克　葶苈子10克　水煎服)

附方

[1] 附子汤:熟附子15克(炮,去皮),茯苓、芍药各9克,人参6克,白术12克。水煎服。功用:温经助阳,祛寒化湿。主治:阳气虚衰,寒湿内侵,身体骨节疼痛,恶寒肢冷,苔白滑,脉沉细。

3

◉ 湿困脾胃证——平胃散

湿困脾胃证是指湿浊之邪犯于脾胃,或因脾胃功能失常而引起的湿浊内阻、困于脾胃的一种病证。前已论及,湿邪有"外湿"与"内湿"之别,本证既可见于外湿侵袭人体的外感病,又可见于内湿为患的内伤杂病,如急慢性胃肠炎、肠伤寒、急慢性肝炎、痢疾、胃及十二指肠溃疡、胃神经症等消化系统疾病较常表现为本证。

本证的主要症状为：脘腹胀满，泛恶，便溏，苔腻。其他见症有：不思饮食，口淡无味，倦怠嗜睡，肢体沉重，脉缓。

由于湿浊困阻脾胃，阻滞气机，则见脘腹胀满。湿邪影响到脾胃的升清降浊功能，可出现泛恶、便溏、不思饮食。湿阻于中，清阳之气不能敷布全身，可致倦怠嗜睡。这与全身阳气虚衰所致的倦怠委靡有所不同。苔腻是诊断体内有湿的重要依据，而口淡无味与缓脉又是这一诊断的重要佐证。

湿困脾胃证以脾胃阳气困遏、湿浊内阻表现为特征，如兼有邪热表现，则属湿热蕴中证；如见有明显的中阳虚衰、寒湿内阻的表现，则又属太阴虚寒证。三证有相似之处，但不得混淆。

治法 / 处方

健脾化湿（平胃散）。

苍术（去粗皮，米泔水浸二日）250 克　厚朴（去粗皮，姜汁制，炒香）156 克　陈皮（去白）156 克　甘草（炒）90 克

歌诀：平胃散用朴陈皮，苍术甘草四味施；
　　　燥湿健脾消胀满，行气和胃功效奇。

用法：上药制为细末，每次用 6～9 克，加生姜 2 片，大枣 2 枚，煎汤去渣温服。或用苍术 10 克，厚朴、陈皮各 5 克，甘草 3 克，生姜 2 片，大枣 2 枚，水煎服。也可制为丸剂，每服 6 克，每天 2 次。

解说

平胃散是祛除脾胃湿邪的代表方，其祛湿不外乎燥湿、行气、健脾等法。方中重用苦温的苍术以燥湿，恢复脾运化水湿的功能，是本方的主药。又配合苦温的厚朴以理气除胀和燥湿降逆，配合陈皮理气健脾，甘草、大枣则调理脾胃以恢复运化功能。方中用行气之药是因为湿困于内必阻碍气机运行，而气行不畅又必然更影响湿邪的祛除，所以行气是祛除湿邪的一个重要环节。

据现代药理研究，平胃散能较好地调整胃肠道消化功能。方中苍术有健胃、利尿、发汗、镇静、降血糖和强壮作用；厚朴则除了有健胃、镇静、镇痛、缓解横纹肌强直等作用外，还有较好的抗菌作用。此外，方中所用的陈皮也有健胃、止吐、祛痰等作用。甘草则有解痉、保护胃黏膜、类肾上腺皮质激素等作用。综合全方的作用，不仅限于健胃助消化，而且有较广泛的药理作用。

治疗参考

平胃散在临床上几乎可用于由湿邪所致的各种病证，病变的重点在脾胃，但

又不限于脾胃。如胃的多种疾病：慢性胃炎、胃下垂、胃神经症、胃及十二指肠溃疡，因甚易出现湿邪困中的症状，所以常用本方。但有许多非消化系统的疾病只要有湿邪存在，也常用本方。如冠心病、失眠、慢性肾炎、妇女月经稀少或闭经、不孕症、白带等。

在具体运用时，本方一般作为除湿的基本方，随证再作加减。湿困脾胃而气机郁滞较甚者，可加木香、砂仁等以增加行气之力；兼有食滞内停者，可加炒神曲、麦芽、焦山楂等；见腹胀便秘者，可加槟榔、莱菔子、枳实等；兼有脾胃虚弱而倦怠乏力、食少便溏者，可加炒白术、茯苓、党参等；兼有脾胃寒盛而腹部冷痛作泻者，可加干姜、肉桂等；胃气上逆较甚而呕吐或呃逆频频者，可加入姜半夏、紫苏梗等。属湿热互蕴于中焦脾胃，可参"湿热蕴中证"诊治内容；如兼有表湿未解而有表证者，可参"表湿证"诊治内容。

本方若与五苓散合用，名胃苓汤[1]，治疗水湿偏盛，或有水肿、小便不利者。本方加香附、砂仁，名香砂平胃丸[2]，增强了消胀理气的作用。

注意事项

平胃散虽然适用的病证甚多，但就其性质来说偏于温燥，所以无湿者固然不能用，就是有湿邪而素体阴虚或兼夹有热邪者也不可轻率使用，即使要用，应有妥善的配伍。

每日练习

1. 湿困脾胃证的临床特征是什么？与湿热蕴中证的症状有何区别？
2. 平胃散由哪几味药物组成？
3. 案例　阎某，女，43岁

患胃病七八年，诊断为浅表性胃炎。近1周来胃脘部胀满不适，食后尤甚，时有微痛和恶心，大便稀溏，每天2次，不思饮食，苔白浊腻，脉濡细。请开中药方。（答案：炒苍术10克　炒白术10克　姜半夏9克　厚朴6克　陈皮6克　砂仁[后下]6克　木香6克　炙甘草3克　水煎服）

附方

[1]胃苓汤：五苓散、平胃散各3克。上药混合和匀，加生姜3片，大枣2枚，水煎，空心服。功用：健脾和中，利湿行气。主治：湿阻脾胃，或伴有伤食，脘腹胀满，腹泻，小便短少，苔白腻。

[2]香砂平胃丸：苍术10克，厚朴、陈皮、香附各8克，砂仁、甘草各4克。制成小粒丸剂，每袋装120克。每次服6克，每天2次，吞服。功用：燥湿健脾，理气宽中。主治：湿阻脾胃，脘腹胀满。

4

⊙ 痰湿证——二陈汤

湿证是指体内诸脏腑运化水湿的功能失常,导致津液代谢障碍,水液停积而致的一种病证。人体的津液代谢除了与脾胃有直接关系外,还与肺气宣降、肾阳蒸化、肝胆疏泄、三焦通达等脏腑功能密切相关,其中任何一种功能失常,均可形成痰湿。因而痰湿可分布在人体的任何部位,其广义的概念可包括以前学习过的痰饮、水湿、湿浊等,而狭义的痰湿概念则重点指痰,又称为湿痰,其中既有有形可见者,又有属病理推断者,其分布较之前述湿困脾胃证之以脾胃为主要部位者则要广泛得多。今天所学的痰湿证,其痰湿的概念以狭义者为主。本证多见于慢性支气管炎、肺气肿、慢性胃炎、胃及十二指肠溃疡、慢性肠炎、慢性肝炎、慢性胆囊炎等呼吸、消化系统疾病。又因痰湿可夹寒、热、风、食、瘀等邪,其分布部位可遍及五脏六腑、经络筋骨、肌肉皮下,所以其涉及的病种极多。

诊断

本证的主要症状为:咳嗽、痰多色白、苔白腻、脉滑。其他见症可有:胸闷、脘痞、纳呆、恶心呕吐、肢体困倦,头眩心悸、喘促、癫狂、失寐或多寐,惊、痰核、瘰疬、流痰、白带频下、形体肥胖等。

中医学有"脾为生痰之源,肺为贮痰之器"之说,即指出脾胃失却健运是产生痰湿的原因,而痰湿生成后每贮留于肺。痰阻于肺,必然影响肺气宣降,所以见咳嗽而咯白色痰液,甚则致喘促。苔白腻、脉滑是体内有痰的重要诊断依据。由于痰湿生成后,阻碍气机运行,所以又见胸闷、脘痞。痰湿在脾胃则影响其运化及升清降浊功能,所以不思饮食或恶心呕吐。痰湿中阻,致清阳之气不能输布全身及头部,可出现肢体困倦、头目眩晕等症状。痰湿蒙蔽清阳之气还可引起昏昏欲睡,如多寐症之类。痰湿扰乱心神,也可出现心悸、癫狂、失眠、惊恐不安或肢体抽搐、意识丧失等表现。如痰湿结于筋骨、经络,则形成肿块,因其多可活动,皮色不红,疼痛不甚,与一般炎症的红肿热痛不同,所以称之为痰核,其中结于颈部的则多属瘰疬(淋巴结结核),深在肌肉或骨的则多属流痰(骨、关节结核)。如痰湿布于下,在妇女可见白带频多,其中如痰湿阻滞胞宫,还可引起不孕。如痰湿不化,充斥形体,则可表现为肥胖,故有"肥人多痰"之说。其中也包括了部分高脂血症,因血脂过高,亦属痰湿之例。

治法 / 处方

燥湿化痰,理气和中(二陈汤)。

法半夏 15 克　橘红 15 克　白茯苓 9 克　炙甘草 5 克

歌诀:二陈汤用夏和陈,益以甘草与茯苓;

利气祛痰兼燥湿,湿痰为患此方珍。

用法:上药共为粗末,每次用 12 克,加生姜 7 片,乌梅 1 个,水煎去渣,趁热服。

解说

二陈汤是治疗痰湿的基本方。方中以半夏燥湿化痰,并可和胃止呕、行气止咳,是本方的主药。配伍陈皮,是由于气机郁滞乃痰湿内生的重要原因,陈皮疏通气机,使气行畅通,则有助于痰湿的祛除;同时,痰湿内阻又必然有碍气行,以致胸闷、脘腹胀满,用陈皮则可解除上述症状,加上陈皮本身也有化痰作用,所以在痰湿证的治疗中,陈皮为一重要药物。方中茯苓可健脾渗湿,脾运健旺,湿邪得去,则痰亦无法生成。甘草可和中益气,中气得充则痰湿不易形成。配合生姜既可和胃止呕,又可减半夏之毒。用少量乌梅可酸敛肺气,与半夏之辛散相合,有收有散,使本方燥湿化痰而不致温散伤阴。由于历来认为半夏、陈皮以陈久者为佳,所以本方以"二陈"命名。

据现代药理研究,半夏有止咳、镇吐作用。陈皮可促进消化液的分泌,排除肠内积气,并能利胆、抗炎、扩张支气管、祛痰。茯苓除可利尿外,又可保肝、镇静。甘草则可抑制平滑肌痉挛、抗炎、抗过敏,配合陈皮、茯苓等又有保护胃肠黏膜、抗溃疡等作用。当然,以上的药理研究还远不能说明二陈汤的全部药理作用,从本方的临床应用来看,二陈汤对消化、呼吸、神经、心血管、内分泌、生殖泌尿等各系统均有一定的调节作用。

治疗参考

二陈汤在临床上治疗病证的范围极其广泛,几乎所有治疗痰湿的方剂都是在本方的基础上加减而来的,在具体运用时,尚须根据痰湿兼夹病邪的不同性质和所在的不同部位,进行灵活的加减变化。如夹寒,属寒痰者,可加苍术、生姜汁,寒甚可加淡吴茱萸、附子;夹热,属痰热或痰火者,可加石膏、青黛、黄连、竹沥;夹风,属风痰者,可加明天麻、制南星、白附子、皂角、地龙;夹食,属食痰者,可加山楂、神曲、麦芽;夹瘀,属瘀痰者,可加桃仁、红花、丹参;夹热积肠腑者,可加大黄、芒硝、全瓜蒌;夹气滞者,可加制香附、枳壳、柴胡等。如痰湿在脾胃或在肺,本方常与平胃散合用,治疗痰湿症状明显的慢性胃炎、消化不良、胃神经症、消化道溃疡、慢性肠炎、慢性肝炎、慢性支气管炎、肺气肿、支气管哮喘等疾病。痰湿蒙蔽心神,本方多加入石菖蒲、郁金、礞石、法半夏等。本方加胆南星、枳实、人参、石菖蒲、竹茹,即为涤痰汤[1],治疗中风痰迷心窍而神昏者。如痰湿阻于胞宫,致白带频下或肥胖不孕,可加苍术、制香附、当归、南星等,如苍附导痰丸[2]。如痰湿结块阻于肌肉皮下,可加白芥子、皂角刺。如脾胃虚寒而痰湿中阻则可与理中丸相合,即太阴虚寒证中所提到的理中化痰丸。如肺热而痰热内结,致咳嗽咳黄痰者,本方加瓜蒌仁、黄芩、枳实、胆南星,即清气化痰丸[3]。

二陈汤属温燥之剂,如素体阴虚或有热者,当慎用,或配合养阴、清热之品。对有咯血倾向者,不宜用燥烈的半夏,以防引起大咯血。

每日练习

1. 痰湿证的临床表现有什么特征?与湿困脾胃证有何异同?

2. 二陈汤由何药组成?有哪些主要加减方法?

3. 案例　钱某,男,58岁

患慢性支气管炎、肺气肿十余年,每到冬季发作尤甚。近日因感受风寒而咳嗽较剧,喘急,咳吐大量白色泡沫样痰液,胸闷,脘腹胀满,口不渴,饮食大减,苔白厚腻,脉细滑。请开中药方。(答案:法半夏10克　陈皮10克　茯苓10克　炙麻黄6克　炒白术10克　苏子10克　炙甘草5克　水煎服)

附方

[1]涤痰汤:姜半夏、胆南星各8克,橘红、枳实、茯苓各6克,人参、石菖蒲各3克,竹茹2克,甘草1.5克。加姜、枣,水煎服。功用:涤痰开窍。主治:中风痰迷心窍,舌强不能言语,舌苔黄腻,脉沉滑或弦紧。

[2]苍附导痰丸:苍术、香附、枳壳各8克,陈皮、茯苓各6克,胆南星、甘草各4克。为末,姜汁和神曲为丸。每服9克,淡姜汤送服,或参上剂量水煎服。功用:燥湿化痰,调气活血。主治:妇女肥胖,痰涎壅盛,月经不行,白带频多而稠,不孕。

[3]清气化痰丸:瓜蒌仁(去油)、陈皮(去白)、黄芩(酒炒)、杏仁、枳实(麸炒)、茯苓各30克,胆南星、制半夏各45克。共研细末,姜汁为丸。每服6克,温开水送下,每天2~3次。

5

⊙ 痰热内扰证——温胆汤

痰热内扰证是指痰热在体内影响脏腑正常功能活动而致的一种病证。痰热即痰湿夹热者,所以本证实际上也是痰湿证的一部分。痰热能影响的脏腑甚多,其中有痰热蕴肺、痰热客于胆胃、痰热闭阻心窍、痰热滞肝、痰热阻于经络等不同。今天所学习的以痰热内阻、胆胃不和之证为主,多见于急慢性胃炎、妊娠恶阻、眩晕、癫狂、癫痫、心悸、中风等多种疾病。

诊 断

本证的主要症状为:失眠、口苦、心悸、神志失常、苔黄腻。其他见症可有:心烦不安,惊恐,癫狂或发,神昏,呕吐,呃逆,胸闷,脉弦滑等。

本证痰热的部位以胆为主,痰热在胆,则易犯胃,致胃失和降而呕吐、呃逆。胆之痰热又可上扰心神,轻则致失眠、心悸、心烦不安、惊恐,重则导致神志失常。其中在内伤杂病中,有表现为抑郁、淡漠者为癫,有表现为兴奋、烦乱者为狂;在外感热性病中,有表现为神识不清或昏迷不醒的,有表现为说胡话者,称为谵语。痰热内盛则口苦、苔黄腻,脉弦滑;痰热阻滞气机运行则见胸闷。

治法 / 处方

清热化痰,理气和胃(温胆汤)。

半夏 6 克　竹茹 6 克　枳实(炒)6 克　陈皮 9 克　炙甘草 3 克　茯苓 5 克

歌诀:温胆汤中苓半草,枳竹陈皮加姜枣;
　　　虚烦不眠心中悸,胆热痰扰证可消。

用法:上药共为粗末,每次用 15 克,加生姜 5 片,大枣 2 枚,水煎服。

解 说

温胆汤实际上是二陈汤的加减方。方中半夏、陈皮、茯苓、甘草、生姜等即为二陈汤的主要成分,可以燥湿化痰、理气和中。又因夹有邪热,所以配合竹茹以清化痰热。方中加入枳实可增强行气化痰的作用。综合全方的作用。可治疗痰湿证兼夹邪热或有化热倾向者。所以方名为"温胆",实际是"清胆"。

据现代药理研究,除在痰湿证中已介绍了二陈汤中各药的一些药理作用外,本方更侧重于镇静、调整中枢神经系统功能,所以是治疗神经精神性疾病的常用方。

温胆汤在临床上应用范围较广。如急慢性胃炎、消化道溃疡、慢性肝炎、慢性胆囊炎,出现胃腹、胸胁疼痛胀满,口苦,泛恶,烦热,苔黄腻者,均可投用本方,有较好的止痛、消胀、止呕作用。此外,属于痰热性质的失眠、心悸、眩晕、精神分裂症、神经症、脑震荡后遗症、脑血管意外(中风)、癫痫、急性热病中的神志异常等,也可用本方治疗。由于痰热的分布部位不同,本方还可用于痰热引起的冠心病、心律失常、甲状腺功能亢进、梅尼埃病、妊娠恶阻、慢性支气管炎、肺部感染等各种疾病。在投用本方时,注意舌苔表现是一个重要环节,舌苔现黄腻者,每为内有痰热之象,而投用本方后,黄腻之苔往往可以逐步消退,标志着痰热渐化。

在临床运用本方时,有许多加减法。眩晕较甚,可加明天麻、菊花、刺蒺藜等;呕吐较甚,可加苏叶、黄连、代赭石等;邪热较甚,可加黄连、黄芩、栀子等;痰热较甚,可加全瓜蒌、玄明粉、莱菔子、竹沥等;痰热扰心而失眠、心悸者,可加远志、生牡蛎、酸枣仁;癫痫发作者,可加郁金、白矾、胆南星、石菖蒲等。本方加黄连即为黄连温胆汤[1],治疗邪热较甚者,兼有气血不足者,可加入熟地、人参、酸枣仁、远志等,即十味温胆汤[2]。如属火热顽痰,本方力薄,可改用滚痰丸[3]。

本方用于痰热内扰之证,其清热之力显然不是很强的,所以对于热甚或痰火之证,应酌情加入清热泻火之品;如大便秘结而痰火内盛者,当配合攻下之法,多用大黄。因本方属温燥之剂,凡阴血不足之证不宜投用。火热较盛者每易伤阴液,此时当酌加生地、沙参、石斛等清养阴液之品。

1. 痰热的概念是什么? 胆之痰热内扰可出现哪些症状?
2. 温胆汤由何药组成? 可治疗哪些疾病?
3. 案例 沈某,女,32 岁

失眠五六年,甚则通宵不寐,口舌生疮,心烦,口苦,健忘,头昏胀,胸闷,苔薄中黄腻,舌质偏红,脉弦滑。请开中药方。(答案:炒竹茹 10 克 炒枳实 10 克 法半夏 9 克 茯苓 10 克 陈皮 6 克 黄连 5 克 炒酸枣仁 15 克 合欢花 10 克 水煎服)

[1] 黄连温胆汤:温胆汤加黄连 3 克。水煎服。功用:清化痰热。主治:失眠,眩晕,心烦,尿黄,口苦,苔黄腻,舌红,脉滑数者。

[2]十味温胆汤：法半夏、枳实(炒)、陈皮各6克,白茯苓4.5克,酸枣仁(炒)、远志(去心,甘草汁煮)、五味子、熟地黄、人参各3克,炙甘草1.5克,生姜5片,红枣1枚。水煎服。功用：化痰益气,宁心安神。主治：心胆虚怯,遇事易惊,四肢浮肿,饮食无味,心悸烦闷,夜寐不酣,坐卧不安。

　　[3]滚痰丸：大黄(酒蒸)、黄芩(酒洗净)各24克,礞石3克(捶碎,用火硝3克同放入小沙罐内盖之,铁线缚定,盐泥固脐,晒干,火煅红,候冷取出),沉香15克。共为细末,水泛为丸。每服5~9克,清茶或温开水送下,食后服,每天1~2次。功用：泻火逐痰。主治：实热顽痰,发为癫狂、惊悸、怔忡昏迷；或咳喘,咳黄稠痰,胸脘痞闷；或眩晕耳鸣,口眼蠕动；或不寐、多梦；或颈项结核,大便秘结,舌苔黄厚而腻,脉滑数有力。

第七周

1

◉ 风痰上扰证——半夏白术天麻汤

> 风痰上扰证是指原有痰湿内蕴,又与肝风相夹而上扰所致的一种病证。所谓风痰,是痰湿夹风者,而风又有外来风邪(外风)与肝风内动(内风)之别。对于外风、内风的概念将在下一单元做具体介绍。不论外风还是内风,都可夹痰湿为患:外风夹痰,其病多在肺,可致恶寒发热、咳嗽、咳痰;内风夹痰,其病多在肝,可致眩晕、头痛、昏厥等。今天学习的风痰上扰证则指内风夹痰者,实际上也是属于痰湿证的范围。本证多见于各种眩晕症、高血压病、神经衰弱症、中风、癫痫等病。

诊断

本证的主要症状为:眩晕,头昏重疼痛,呕恶,苔白腻。其他见症可有:胸膈痞满,眩晕头痛发作时则恶心呕吐,泛吐痰涎,或突然昏厥,不省人事,半身不遂,或发癫痫,四肢麻木。

本证由痰湿与肝风相夹而致,所以其症状莫不与痰湿、肝风有关。痰湿内阻可以上蒙清阳之气,加上肝风上逆而夹痰湿上犯于头,可致眩晕或头痛。其眩晕多表现为旋转性,即感觉周围物体或自身在旋转,不能睁眼。同时由于风痰上逆犯胃,所以伴有恶心呕吐,有时呕吐相当剧烈。痰浊内阻,气机运行不畅,故见胸膈痞满,或胃脘部胀满。泛吐痰涎和苔白腻,则是痰湿证的重要佐证。如肝风上逆较甚,痰湿较重,可致风痰蒙蔽心窍,此时会发生突然昏厥,不省人事,半身不遂,即成中风,也可因风痰闭塞心窍而致癫发作。本证如有风痰走窜经络,则可出现麻木,此种症状可单独见,也可与前述症状同时见。

治法 / 处方

祛湿化痰,息风健脾(半夏白术天麻汤)。

半夏9克　天麻6克　茯苓9克　橘红6克　白术9克　甘草3克　生姜2片　大枣3枚

歌诀:半夏白术天麻汤,苓草橘红枣生姜;
　　　眩晕头痛风痰盛,痰化风息保安康。

用法:上药加水800毫升,煎煮成250毫升,温服。再加水400毫升,煎煮成 250 毫升,温服。每天服 2 次。

半夏白术天麻汤是在二陈汤的基础上加天麻、白术而成。二陈汤可燥湿化痰、理气和中,但由于本证为肝风上逆而夹痰湿者,所以又用天麻平肝息风。本方中即以半夏祛痰与天麻息风相配合,作为主药,再配合白术健脾化湿,治生痰之源,因而全方有平息肝风、健脾化痰湿的作用。

据现代药理研究,天麻有镇静、止痉、抗癫等作用,并可使冠状动脉、脑及外周血管阻力下降,改善血循环,营养神经,因而对于各种神经性、血管性、贫血性眩晕有较好的疗效。白术则有健胃、利尿、镇静、强壮、保肝等多方面作用,对于天麻的药理作用可能有协同的效果。

治疗参考

半夏白术天麻汤是治疗眩晕、头痛的常用方。这类眩晕、头痛多由高血压、神经衰弱、内耳前庭水肿等原因引起,临床上以旋转性眩晕,如坐舟车之中,伴有泛恶呕吐、舌苔白腻、脉滑为应用要点。眩晕较甚者,可加僵蚕、钩藤、胆星、石决明等;头痛厉害者,可加全蝎、地龙、蜈蚣、蔓荆子等;脾虚运化力弱者,可加党参、黄芪等。

注意事项

临床上眩晕、头痛的发生原因甚多,在内伤杂病中有肝阳、肾虚、气虚、血虚、瘀血等,而本方只适用于痰湿夹肝风所致者。如肝风上逆较甚而致昏厥,不省人事者,当配合镇惊、开窍、息风之剂,本方力薄,不能单用。

◉ 水饮证——十枣汤

> 水饮证是指体内水液代谢功能失常,停聚而生水饮所致的一种病证。水饮是体内水液停聚形成的较为清稀的有形实邪,而今天学习的水饮证每有体内的渗液、水肿等表现,多见于渗出性胸膜炎、肝硬化腹水、肾炎水肿等病。

诊断

本证的主要症状为:胸胁引痛,短气,或腹肿大,或肌肤水肿。其他见症可有:胃脘部痞满或发硬,时作干呕,咳嗽,头痛,目眩,或一身水肿,以下半身为重,腹胀,小便短少,大便秘结,舌苔滑润,脉沉弦等。

水饮分布的部位不同,可出现相应的症状。如水饮停于胸胁即是胸水,必阻碍肺的宣降功能,故可见短气,甚则喘急。并可致胸胁疼痛,其痛的特点是在咳嗽、深呼吸时痛势尤甚,还可牵引后背作痛。水饮影响到肺也可引起咳嗽,影响到胃则致干呕。如水饮留于腹即是腹水,可见腹部肿大作胀,甚则腹大如鼓。水聚则气机阻滞,在胃脘部可痞满,胀闷,甚则坚硬。如水饮泛于肌肤即是水肿,其特点往往表现为肿势较甚,日久不消,且以下半身为著。由于水饮内停,水液不能正常排泄,所以小便量少。有的病人可出现大便秘结,这与水阻气滞,致肠腑传导失职有关。苔滑润、脉沉弦为水饮内停之象。

由此可见,水饮证之症状多由有形之邪引起,在诊断时除了注意以上临床表现外,还可结合胸水、腹水的现代检查法,包括听诊、叩诊、X线检查、超声检查和穿刺等。然而,水饮又往往是由体内脾、肺、肾、心、肝、三焦等其他脏腑发生病变后,影响了水液的正常代谢而产生的,当发现水饮后,还应进一步检查产生水饮的原因,不要只停留于水饮证的诊断。

治法 / 处方

攻逐水饮(十枣汤)。

芫花(炒)、甘遂大戟各等分

歌诀: 十枣遂戟与芫花,攻逐水饮效堪夸。

用法: 上三味药,各为细末,再和匀。用水300毫升,先煮肥大枣10枚,取160毫升煎液,去枣,加入药末。体壮实者,每次用药末1～1.5克,体较弱者,每次用0.6～1克。在清晨温服,每天1次。服药后如大便作泻但水饮未去者,第二天如上法适当加重用量再服。如腹泻较甚,可食稀粥,暂停服药。现代则将上三味药制成粉,装入胶囊内,每次服0.6～1.5克,每天1次,服时用大枣10～15枚煎汤,于清晨空腹送服。

解说

十枣汤所治的水饮皆为水液大量积聚,非一般化湿、利水法所能祛除。故方中芫花、甘遂、大戟均属峻泻逐水之品,传统认为芫花善消胸胁伏饮痰癖,甘遂善行经隧络脉之水湿,大戟善泻脏腑肠胃之水邪,三药合用,则对攻逐水饮有协同作用,能逐水饮外出而消肿满。但正因为三药攻逐之力峻猛,易伤人身正气,而水饮之产生,诸脏腑往往已先虚,此时再投峻攻之药必然使正气更虚,为此,本方当用大枣煎汤送服,一则可缓和诸药之性,二则可补益脾胃,保护正气,使攻邪而不伤正。由于大枣在本方中有重要的作用,所以用十枣作为方名。

据现代药理研究,甘遂、大戟、芫花均有刺激肠壁,增加肠蠕动,引起腹泻,特别是水泻等作用,三药又都可利尿,其中以大戟作用稍缓和,毒性也较低。然而,三药又不仅是通利大小便的药物,在通利大小便的同时,对人体内脏、血循环、神经和免疫系统都有一定的调节效果。

治疗参考

十枣汤是攻逐水饮的代表方,临床上常用于结核性胸膜炎、肝硬化腹水、晚期血吸虫病腹水、结核性腹膜炎等病引起的胸腔或腹腔积液,也用于慢性肾炎产生的全身水肿。服用后,随着大便排出和发生水泻,小便量也可增多,体内水饮可逐渐减少以至消失。由于本方对人体的内脏、血循环、神经、免疫等系统有一定的调节作用,所以本方还可用于胃酸过多、精神分裂症、神经痛等多种疾病出现类似水饮内伏症状者,尤其对于一些顽固难去的水饮,每可投用本方。

本方以散剂和枣汤服效果最好,亦有制成丸剂或胶囊内服者,名十枣丸。本方若不用芫花而加入白芥子,制成水丸,即为控涎丹[1],其功效与十枣汤相似而性质稍缓,且更擅长搜剔经络、筋骨所留的痰饮之邪。

注意事项

十枣汤为攻邪治标之剂,虽有大枣顾护胃气,毕竟易伤正气,所以在使用时除对水饮证的辨证必须准确无误外,还要注意病人的体质及服药后的反应。如病人体质甚差,必须先补养正气,或攻补兼施。服药后如水饮未尽,病人正气尚实,可以再次服用,否则要暂停,以待正气恢复后再用。在用药的剂量上,一般宜先用小量,逐步增加用量,决不可贸然从事。服药后如腹泻不止,可服冷稀饭以止泻。水饮祛除后还要注意治疗引起水饮的病因。由于这类病证一般较重,有条件者以送医院治疗为妥。

每日练习

1. 什么是风痰? 风痰上扰证的临床表现是什么?

2. 半夏白术天麻汤由哪些药组成?

3. 水饮证的临床表现有什么特点?

4. 十枣汤由哪几味药组成? 在使用时要注意哪些问题?

5. 案例 何某,女,36岁

时发眩晕已3年余。昨日眩晕又作,视物旋转,虽闭目平卧床上仍觉房屋旋转,伴呕吐,先吐食物,后吐痰涎、清水。胸脘痞满,口不渴,伴有耳鸣,听力减退,苔白腻,脉细滑。请开中药方。(答案:天麻6克　法半夏9克　炒白术10克　陈皮6克　茯苓10克　泽泻12克　磁石先煎30克　煅代赭石先煎30克　生甘草3克　大枣4克　生姜3克　水煎服)

6. 案例 金某,女,18岁

发热5天,胸痛,以右侧为甚,深呼吸及咳嗽时加剧,呼吸浅促,右侧胸廓、肋间饱满,呼吸运动减弱,气管向左侧移位。右胸叩诊呈浊音,下部实音,听诊呼吸音减弱,语颤消失,头昏重,苔白滑,舌质较红,脉沉弦。请开中药方。(答案:甘遂0.5克　大戟0.5克　芫花0.5克　大枣10枚　煎汤去枣,加入上药末和匀,晨时温服)

附方

[1] 控涎丹:甘遂(去心)、大戟(去皮)、白芥子各等份。共为细末,水泛为丸

如绿豆大。每服1~3克，饭后临卧时以温开水或淡姜汤送服。功用：攻逐痰饮。主治：痰涎伏在胸膈上下，忽然见胸背，或颈项，或股胯隐痛不可忍，筋骨牵引疼痛，坐卧不宁，走窜不定，或手足冷痹，或头痛难忍，或神志昏倦多睡，或饮食无味，痰唾稠黏，夜间喉中痰鸣，多流涎唾等。

2

八、风证开什么方

◉ 什么是风证

> 风原指外邪六淫之一的风邪，即具有"风"的特性一类外邪。风邪可从外侵犯人体而致病，称为"外风"。此外，若体内火热亢盛，或阴血不足，也可引起与外风致病特性相似的症状，由于是从内而生者，所以称为"内风"。不论外风、内风，所引起以病位游走不定、病变迅速、肢体动摇或拘急等为主要表现的病证都称之为风证。

风证的特征

所谓风证，是按其主要症状特征而确定的。风证的表现形式极多，但都具有风邪的致病特点。如有的表现为病变部位不固定，如关节或肌肉有游走性的疼痛，头痛无定处，皮肤瘙痒或发斑块此起彼伏、连绵不断等。有的则发病迅速，病中变化较快，如中风有突然昏倒，不知人事的症状。有的有肢体动摇、拘急，其中既包括了四肢抽搐、震颤、强直、半身不遂、口眼歪斜等客观表现，又包括了头晕旋转，两目发花、肢体麻木等病人的主观感觉。当然，并不是每个风证病人都必须要以上几个特征具备，往往根据其中之一就可以做出风证的诊断。

由此可见，风证除了与神经系统疾病，如中风、癫痫、高热惊厥、破伤风、震颤麻痹、各种神经炎等有密切的关系外，还多见于高血压病、风湿性关节炎、类风湿关节炎、红斑狼疮、皮肤瘙痒症、荨麻疹、湿疹等多种疾病。

◉ 风证种类及治法

风证的种类

风证所包括的病证有许多，在临床上最常用的分类方法是按引起发病的外风与内风的不同,分为外风证、内风证两大类。外风证属外感病,往往伴有恶寒、发热等表证症状,内脏的病变不明显;内风证则既可发生于外感病热盛或阴伤阶段,也可见于内伤杂病,是由内脏病变引起的,特别与肝的关系尤为密切。如再深入分类,外风证中又有外风致痒证、外风上袭证、外风阻于面络证、外风致痉证(如破伤风)、风夹寒或风夹湿留滞肌肉、关节等不同证型;内风证中则有肝阳化风证、肝热生风证、阴虚风动证、血燥生风证等。此外,又可按风证的虚实性质来分类,分为实风证、虚风证两大类。实风证是由风邪、热邪等病邪所引起的风证;虚风证是由阴液、血液亏虚而引起的风证。

风证的治法

治疗风证应根据其发病原因而采取不同的方法。如属外风所致者,应祛除外来之风邪,以疏散为大法,称为"疏风法",同时按兼夹病邪的不同,分别配合祛寒、清热、化湿、逐痰、活血、通络等法。如属内风证,则以平息肝风为主,称为"息风法"。而要平息内风,就应针对动风的原因,分别采取平肝潜阳、清热凉肝、滋养阴液、养血润燥等方法。

由此可见,外风证与内风证的治法是完全不同的。内风证如误用疏散之法,必然会助长火热之势,或更加耗伤阴血,无疑为"火上浇油";外风证如误用寒凉清热或滋腻补养之法,就会导致外风更难得解,而使病情加重或久延不解。然而,在临床上也往往有由于感受了外风而引动内风者,或在内风发动时又兼感外风者。此时内风与外风相互影响,在治疗时必须分清主次,抓住重点而综合施治。

每日练习

1. 什么是外风、内风? 什么是风证?
2. 风证的临床表现有什么特征?
3. 治疗风证的大法是什么? 要注意哪些问题?

3

⊙ 外风致痒证——消风散

外风致痒证是指感受了外风后,致人体皮肤瘙痒的一种病证。本证多见于荨麻疹、湿疹、皮肤瘙痒症、各种过敏性皮炎等疾病。本证虽以外风为主要病邪,而在致病时每夹有寒、热、湿等不同病邪。如夹有寒邪者,每有皮肤肿块色苍白,恶寒无汗,遇寒则发作加重等表现;如夹有热邪者,每有皮肤肿块色红而灼热,烦躁口苦,遇热则发作加重等表现;如夹有湿邪者,每有皮肤流溢津水、黏液。今天所学习的外风致痒证是属风邪兼湿与热邪者。

诊断

本证的主要症状为:皮肤瘙痒,或发疹块,或渗津水。其他见症可有:皮肤疹块此起彼伏,时发时止,或长年不断,心中烦躁,口苦,苔白或黄,脉浮数有力。

本证的皮肤瘙痒表现为游走无定处,此为外风致病的特点之一,也是诊断本证的主要依据,系风邪侵袭人体肌肤,走窜游动所致。由于风邪与湿邪相夹,风湿蕴于肌肤血脉,每致皮肤糜烂而津水、黏液不断渗出。由于本证常夹有热邪,所以还常伴有心中烦躁不安、口苦等热象。本证如迟延不愈,还可因外邪郁于肌肤,导致血行不畅,从而使肌肤失却血液濡养,也可加重皮肤的瘙痒和皮肤的损害。另一方面,如老年或素体阴血不足者,由于肌肤血液不足,也往往较易感受外风或感受后久不易愈。至于单纯由血液不能充养而造成的皮肤瘙痒,即为"血燥生风",不属于外风证的范围。

治法 / 处方

疏风和血,清热祛湿(消风散)。

当归3克　生地3克　防风3克　蝉蜕3克　知母3克　苦参3克　胡麻3克　荆芥3克　苍术3克　牛蒡子3克　石膏3克　甘草1.5克　川木通1.5克

歌诀:消风散中有荆防,蝉衣胡麻苦参苍;

　　　知膏蒡通归地草,皮肤痒证服之康。

用法:以上共研为粗末,以水600毫升,煎成400毫升。空腹服,每天服2次。

解说

消风散中用辛味疏风散表的荆芥、防风、牛蒡子、蝉蜕为主药,祛除客于肌肤的外来风邪。配合苍术、川木通化湿利水,祛除湿邪。又佐以石膏、知母、苦参以清热。再加上当归、生地、胡麻养血,调和阴液,起到润燥祛风的作用,同时又可防止其他祛风药物性燥耗伤阴血。生甘草可清热解毒,调和诸药。因而全方有祛风、化湿、清热、养血之效。

据现代药理研究,消风散中所用的防风、甘草等药均有良好的抗过敏作用,而荆芥、苍术、当归等能扩张皮肤血管,改善肌肤的血液循环,并有一定的抗炎、抑菌作用。蝉蜕等药有镇静作用。苦参有较强的止痒、抗菌作用,其与当归、生地等药都有抑制抗体生成的作用。因而全方有调节体内免疫功能,抗过敏,改善血液循环,抗炎抑菌等综合性的功效。

治疗参考

消风散是治疗各种皮肤瘙痒性疾病,如荨麻疹、急慢性湿疹、老年皮肤瘙痒症的常用方,也可用于过敏性皮炎、药物性皮炎、神经性皮炎、稻田皮炎等多种皮肤病。还有用以治疗急性肾炎者。在临床上,有许多顽固性的皮肤病病人,虽用了各种抗过敏西药,包括抗组胺药、激素等,效果仍不理想,投用本方后往往可以收到良效。

在实际应用本方时,可根据病情进行加减。如伴有大便秘结不通者,可加生大黄3~6克;如皮肤滋水甚多,为湿重,可加地肤子、萆薢、车前子、白鲜皮等;如身起疹块,鲜红痒甚,为热重,可加金银花、连翘、赤芍、丹皮等,并适当加大苦参用量;如病久不愈,皮损较重,可加入蛇蜕、乌蛇、白花蛇等。

在临床上,外风致痒也有表现为风寒性质者,其症状为发热、微恶寒,一天之中可发寒热二三次,身无汗,面部发红,身痒,起疹块色苍白或淡红,遇寒冷则加重,苔白润,脉浮,可用桂枝麻黄各半汤[1]。该方特点是性偏辛温,可通过发散肌表风寒之邪来使肌表气血运行正常,以治疗痒证。此外,外风致痒证也可配合中药煎汤外洗,如用荆芥、防风、白鲜皮、地肤子、白矾各10克及苦参15克,煎洗患处,也有较好的效果。

注意事项

在治疗期间,应注意避免受风和寒凉刺激,不宜食用油腻、鱼腥、牛奶等。饮食要清淡,心情要愉快。

每日练习

1. 外风致痒证的主要临床表现是什么?
2. 消风散由哪些药物组成?如何随证加减运用?
3. 案例 郑某,女,14岁

近3天来全身发风疹块,连片而出,此起彼伏,瘙痒异常,夜不得眠,外出吹风后尤甚。心中烦躁,口苦,小便黄赤,苔薄白,舌尖稍红,脉弦滑。请开中药方。
(答案:荆芥10克 防风10克 苦参10克 炒苍术10克 当归10克 生地12克 丹皮8克 赤芍10克 牛蒡子10克 石膏20克 知母10克 地肤子10克 薄荷后下5克 生甘草3克 水煎服)

附方

[1]桂枝麻黄各半汤:桂枝5克,芍药、生姜(切)、甘草(炙)、麻黄(去节)各

3克,大枣(劈)4枚,杏仁6克(汤浸,去皮尖及双仁者)。上七味加水1 000毫升,先煮麻黄一二沸,去上沫,再加其他药,煮取360毫升,去渣,每次温服120毫升。功用:祛散风寒,调和营卫。主治:风寒郁表,发热恶寒如疟,热多寒少,一日二三度发,面赤、身痒、无汗,或身发风疹块。

4

◉ 风阻面络证——牵正散

风阻面络证是指感受了外风后,风邪阻于头面经络,而致面部出现口眼歪斜的一种病证。本证一般就是颜面神经麻痹,又称单纯性面瘫。当然,现代医学认为本病的发生与外界的风邪并非有直接的关系,而属于面部神经的一种病变,但中医学认为本病是由突然感受外风(特别是冷风)而引起的,在发病后又可伴有轻微的恶寒、面部抽掣作痛,这些症状符合风邪的致病特点。更主要的是用祛除外风的药物能取得较好的效果,也说明其病因是外风。另一方面,外风能侵袭面部经络而致病,与人体气血不足,不能营养经络的内在因素也有一定关系。

诊断

本证的主要症状为:面部口角向一侧歪斜,不能撮口吹风,喝水或稀汤则从口角处漏出,一侧的眼睑不能闭合。其他见症有:微恶寒,面部肌肉抽动或掣痛,或耳后侧下部疼痛。

口眼歪斜是本证的主症,这是由于外风客于面部一侧经络,致局部气血运行阻碍、筋肉失却营养所致。其具体表现为面部一侧肌肉因瘫痪而弛缓,另一正常半侧则因肌肉相对紧张而将对侧肌肉拉向健侧,造成口眼歪斜,出现面部表情动作消失,患侧额部皱纹消失,不能皱眉,眼睑不能闭合而时时流泪,鼻唇沟(人中)平坦,口角向健侧歪斜,流口水。因外风侵袭人体,与卫气相争,所以有的病人微觉发热恶寒。至于局部出现疼痛,与经络气血阻滞有关。

口眼歪斜不仅可见于单纯性面瘫,也可见于其他疾病,如腮腺肿胀、中耳炎、乳突炎、梅毒、鼻咽癌、听神经纤维瘤等,但较为少见。此外,在中风后的半身不遂病人也可见口眼歪斜,但其表现与外风阻络证有所不同,其主要区别在于:中风者除有一侧手足瘫痪外,其面部的瘫痪特点是上额皱纹并不消失,两眼闭合如常,只有口角下垂、饮汤漏水、鼻唇沟平坦等表现。

祛风通络（牵正散）。

白附子、僵蚕、全蝎（去毒）各等分

歌诀：牵正散治口眼斜，白附僵蚕加全蝎；

混合研细调酒服，风中络脉功效显。

用法：上药研为细末，每次服 3 克，用温开水或温酒服下。也可改为汤剂，各用 5 克，加水煎服，每天服 2 次。

解说

牵正散中以僵蚕、全蝎虫类驱风药来祛除外风、疏通经络，作用较一般草木类祛风药为强。白附子性辛热，以其辛散作用来祛风通络。本证由于风邪阻于经络而致津液留滞成痰，所以痰与风邪相合而形成风痰，风痰属有形实邪，更易阻滞气血运行，导致病邪难去，久延不愈。白附子、僵蚕、全蝎三味药均为擅长祛除风痰之品。因而本方药味虽不多，但功效集中而显著。在服法中提出用热酒调服，这是为了借助酒的宣通性质来疏畅血脉，并使药力能上达病所。

据现代药理研究，白附子对神经系统有镇静、镇痛作用，全蝎、僵蚕有抗惊厥、镇静作用。提示本方对于神经系统的病变有一定的治疗作用。

治疗参考

牵正散原是治疗口眼歪斜的专方，但现代临床上已用来治疗多种神经系统的疾病，如面肌痉挛、中风偏瘫、三叉神经痛、偏头痛、末梢神经炎等，也显示了较好的效果。

在实际运用时，如风阻面络又兼见热象者，可加生地、黄芩、石膏以清热。外风夹寒而见恶寒无汗，面部抽掣作痛者，可加防风、羌活、秦艽以祛风寒。外风夹寒湿而见面部歪斜拘急，肢体沉重，冷痛麻木者，可加麻黄、附子、桂枝等以温通散寒逐湿。病变日久不愈，有痰瘀内阻者，可加川芎、当归、芍药以和血通络。为了增加本方祛风、通络、解痉的作用，还可酌加蜈蚣、天麻、地龙等祛风止痉药物。

注意事项

牵正散性质偏温，对于偏于寒性的风阻面络证较为适用。如见有耳后红肿、口苦而渴等热象者，不宜单用本方。又本方性燥，易伤人体阴液，所以不宜久服，尤其是平素体质阴虚有内热者，在使用时应配合清热、滋养阴血的药物。

每日练习

1. 风阻面络证的主要临床表现是什么？

2. 牵正散由哪些药物组成? 如何随证加减运用?

3. 案例　申某,男,62 岁

清晨出门后,觉面部拘急不适,当时没有在意。过了一小时返回家中,家人发现其口角向右歪,取镜自照,方知鼻唇沟及口角都向右歪,左眼不能闭合。病已 3 天,身微恶风,左耳后稍觉疼痛,进餐时汤水从口角流出,左眼流泪,口角流涎,苔薄腻,脉细弦。请开中药方。(答案:制白附子 6 克　僵蚕 6 克　全蝎 6 克　羌活 9 克　防风 9 克　蜈蚣 1 条　水煎服)

5

⊙ 风邪上袭证——川芎茶调散

> 风邪上袭证是指外界风邪上袭于头部,致经脉不和,清阳被遏的一种病证。本证多见于感冒头痛、偏头痛和其他多种头痛病。

风邪致病的特点就是易犯于人体的上部,同时又易与其他性质的病邪,如寒邪、热邪、湿邪等相合,所以风邪上袭所致的头痛,严格地说应分为风寒、风热、风湿等多种类型。今天所学习的以风寒型为主。

诊断

本证的主要症状为:头痛,或在头之一侧,或在头之巅顶。其他见证可有:发热恶寒,鼻塞流清涕,肢体酸楚,苔薄白,脉浮等。

本证为风寒外邪上袭于头部,阻于经络,致气血运行不畅而引起。其头痛的程度和部位可有不同:有隐隐作痛者,有痛势激烈难忍者,有连绵不断者,有时痛时缓者;有痛在一侧者,有痛在头顶者,也有痛无定处或满头作痛者。这种头痛往往吹冷风后即会加重。如风寒之邪犯于肌表,阻遏卫阳之气,就可出现发热、恶寒、鼻塞流清涕或肢体酸楚等表证。

由于风邪易兼夹其他外邪,所以临床表现又各有不同:如夹寒邪者,头痛势剧,每吹风遇寒则痛势加重,并可伴恶寒、无汗等见症;夹热邪者,头痛而发胀,并可见口渴、舌红、尿黄等见症;夹湿邪者,头痛而沉重,如戴顶重物,并可见胸脘痞闷、泛恶苔腻等见症。

头痛本是表证中的一个症状,所以风邪上袭证与表证有密切的关系,只是风邪上袭证是以头痛为主症,其他表证症状可有可无,而表证则以恶寒、发热等为主症,头痛症状则可有可无、可重可轻。

疏风通络止痛(川芎茶调散)。

川芎12克　荆芥(去梗)12克　白芷6克　羌活6克　甘草6克　细辛(去芦)3克　防风(去芦)4.5克　薄荷(不见火)24克

歌诀：川芎茶调散荆防,辛芷薄荷甘草羌;
　　　　　鼻塞目昏风攻上,偏正头痛悉能康。

用法：上为细末,每次服6克,在食后用茶水调服下。或用水煎服。每天2次。如恶寒、发热、无汗而头痛者,可多盖被褥稍稍出汗。

解说

川芎茶调散中川芎辛味浓烈,香窜力强,擅长通络止痛,特别适用于头顶及头两侧痛者,是治头痛要药。同时又配合辛烈疏散祛风的羌活,其擅长于治后头痛牵连颈部者;配合辛温香窜的白芷,擅长于治前额部疼痛者,以上三药配合,则可运用于头部各处的疼痛,共同成为本方的主药。方中细辛也有浓烈的辛味和走窜作用,善于祛风通络,配伍荆芥、防风能疏散头部的风邪。尤其是方中重用薄荷,是取其辛散祛风、清利头目的作用。该药方又用茶叶水送服,是为了以茶水之苦寒上清头目,调和经脉,并可监制方中各种温燥药,不致有耗伤津液之弊。

据现代药理研究,川芎有明显的扩张血管、解痉、镇静、降血压等作用。方中防风、细辛、羌活、白芷等都有一定的止痛、退热作用,因而本方对于发热或其他原因引起的头痛有效。

治疗参考

川芎茶调散主要治疗外感病中的部分头痛病证,但内伤杂病中如表现有风邪上袭特点者,也同样适用,因而广泛用于各种感染性或血管神经性头痛。其中有新近患病者,也有多年不愈反复发作者。

在具体运用时,应根据风邪兼夹病邪的不同而作灵活加减。一般来说,本方较适用于风寒性质病邪所致的头痛,如寒象显著,甚至肢冷畏寒者,可酌加麻黄、熟附子,并可重用川芎;兼见热象而口渴、目赤、尿黄、舌红者,应适当减少方中辛温药物或减其用量,加入黄芩、栀子、菊花、蔓荆子、白僵蚕、桑叶等,或用菊花茶调散[1];兼见湿象而头痛如裹、胸脘痞满、肢体困重、苔白腻者,加入独活、苍术、厚朴等;头痛日久不愈,痛处固定,痛势如针刺者,为夹有痰瘀内阻,加入桃仁、红花、赤芍、全蝎、地龙等攻逐痰瘀的药物。此外,在运用本方时,还可根据疼痛的不同部位调整方内各主药的用量。如头顶痛或头两侧痛为主者,可重用川芎,并配合柴胡。临床实践显示,本方中川芎作用尤其重要,特别是治疗偏头痛证,不论外感病、内伤病,多以此为主药,如散偏汤[2]中川芎用量达30克。如头痛牵连项部为甚,可加重羌活;如前额痛甚,则可加重白芷。

注意事项

引起头痛的原因甚多,在内伤杂病中还有因肝阳上亢、胆火上炎、肾水亏虚、气血不足、痰湿内阻、瘀血闭塞等许多原因导致头痛,皆非本方所宜,尤其是火热内盛及虚证头痛,如误用本方,必致助火、动风、伤阴之弊。因而必须辨证准确,切不可将本方作为单纯的止头痛专方,不加辨证地运用。

每日练习

1. 风邪上袭证的主要临床表现是什么?

2. 川芎茶调散由哪些药物组成?其用药与辨头痛部位有何关系?

3. 案例　谭某,女,36 岁

患左侧偏头痛近十年,每入冬季或受风受凉后,头痛更易发作。疼痛发作时无明显压痛点,自觉脑内冷痛,伴四肢清冷不温,胸闷,恶心等症状。苔薄白而润,舌质淡,脉沉细。请开中药方。(答案:川芎 12 克　荆芥 10 克　白芷 9 克羌活 9 克　细辛 3 克　薄荷_{后下} 6 克　防风 9 克　吴茱萸 4 克　炒延胡索 10 克炙甘草 3 克　水煎服)

附方

[1] 菊花茶调散:川芎茶调散加菊花 6 克,僵蚕 3 克。水煎服,或按比例配为散剂,每用 6 克,食后以清茶调服。功用:疏风止痛,清利头目。主治:风热上扰头目,致偏正头痛,头晕目眩,口渴目赤,舌尖红赤。

[2] 散偏汤:川芎 30 克,白芍药 15 克,郁李仁、柴胡、甘草各 3 克,白芥子 9 克,香附 6 克,白芷 1.5 克。水煎服。功用:活血通络,散风止痛。主治:偏头痛。

第八周

1

◉ 肝阳化风证——天麻钩藤饮

> 肝阳化风证是指肝肾阴液不足,阴阳失调后不能涵养肝水而致肝阳亢盛上逆,肝风内动的一种病证。显然,本证属内风证,其肝风内动有眩晕、头痛、肢体麻木,甚至突然昏倒、半身不遂、抽搐等表现,从症状来看属实证,但是由肝肾阴虚所致,所以应看作是本虚标实的病证。本证多见于高血压病、高血压脑病、脑血管意外及某些癫痫、精神病、神经症等病。

诊断

本证的主要症状为:眩晕或头痛,肢体麻木或震颤,甚则卒然昏仆,肢体抽搐或半身不遂。其他见症可有:手足颤动,言语謇涩不利,视物昏花,步履不稳,心烦失眠,脉弦细等。

本证多在肝阳上亢的基础上进一步发展而形成。肝阳上亢的特征是眩晕、耳鸣、头胀痛或跳掣而痛,遇劳则甚,恼怒则重,面时潮红,甚至整天面目发红,性情急躁易怒,口苦,夜寐不安,多梦,舌红苔黄等。本证则在此基础上形成肝风上逆,上扰头部则眩晕、头痛、视物昏花。肝肾不足,不能润养筋脉,加上肝风横窜经络,则可造成肢体麻木或震颤。肝风上逆则可致气血运行紊乱,加上肝阳亢盛又可熬炼津液成痰,肝风夹痰可上蒙心窍而突然昏倒,不知人事,这种病证也是风痰之类,与前面学习过的风痰上扰证症状有相似之处,但本证肝风较甚,且有肝阳亢盛的表现以及影响肢体筋脉、经络等一系列症状,因而不难区别。由于风痰阻于舌根或半侧经络,致言语謇涩不流利,半身肢体不能活动。

本证在诊断时要注意肝阳化风的临床表现多种多样:其中有的只是手指或舌尖略感麻木,或手指稍有蠕动;有的则发生昏、痉、瘫痪,病情轻重悬殊甚大。但本证一般都属急重症,即使病情轻微,也不可等闲视之。凡原已有肝阳上亢的表现,又见手指或舌尖麻木、手指蠕动、极短暂的意识丧失者,每为动风之先兆,必须及时治疗。现在可配合血压检查、血液黏度、血管弹性、血流动力学等项目测定,以及早做出中风等病的预报。

治法 / 处方

镇肝息风,补益肝肾(天麻钩藤汤)。

天麻 9 克　钩藤（后下）12 克　石决明（先煎）18 克　栀子 9 克　黄芩 9 克　川牛膝 12 克　杜仲 9 克　益母草 9 克　桑寄生 9 克　夜交藤 9 克　朱茯神 9 克

歌诀：天麻钩藤饮决明，栀杜寄生膝黄芩；
　　　夜藤茯神益母草，肝风内动诸症平。

用法：上药加水 1 500 毫升，煎取 300 毫升药液温服，药渣再加水 1 000 毫升，煎取 300 毫升药液温服，每天 2 次。

解说

天麻钩藤饮中用天麻、钩藤、石决明平息肝风为主药。又因肝风的产生与肝经阳热亢盛有关，所以方中又配合了栀子、黄芩以清肝热。本证肝阳亢盛、肝风上逆又是由于肝肾虚衰所致，所以方中用杜仲、桑寄生来补益肝肾。从以上组成药物看，扣住了治疗肝阳化风的三个环节——补水（益肝肾）、清热、息风。此外，又因肝阳上亢、风火上逆，所以方中又配合牛膝引逆乱的气血下行；因心神不安，故用夜交藤、朱茯神以安神定志。方中益母草可以疏通血脉，也有引血下行的作用，可增加牛膝的功效。

据现代药理研究，本方水煎剂对正常动物没有降血压作用，但对高血压的动物则有一定的降血压作用。说明本方对病理性高血压确有治疗效果，当然，其作用尚不限于降血压方面。

治疗参考

天麻钩藤饮在临床上每用来治疗高血压病属于肝阳偏亢、肝风上扰的病证。本方的作用符合治疗肝阳化风证的治疗原则，但其息镇肝风、平抑肝阳、补益肝肾的力量总的来说较小，所以实际上多适用于肝阳化风的轻证，如出现头目眩晕、失眠、心烦、肢麻等症状，用本方较宜。如属肝阳化风的重证，发生仆倒、昏不知人、半身瘫痪、四肢拘急、震颤等症状，就非单用本方所能胜任。要加强镇肝息风之力。可加入代赭石、羚羊角、龙骨、牡蛎等；要加强补益肝肾之力，可加入生地、白芍、玄参、天冬、龟甲、鳖甲等。内热较重而口渴多饮、面目红赤者，可加生石膏、龙胆草等。属肝阳化风的重证，出现昏仆、半身不遂者，可用镇肝息风汤[1]，较适用于中风病前后伴见头脑热痛，面目红赤，心中烦热者。

注意事项

眩晕、头痛、肢麻等症发生原因甚多，除肝阳化风或风痰上扰所致者，还有因血虚、痰湿、瘀血等所致的，因而必须辨证而用方。对本证的治疗应注意生活方面的调摄，如平时宜食清淡食物，忌辛辣、烟酒动火之物，也不宜多进甘美肥腻之品。切忌恼怒生气，保持心情愉快，作息有常，避免过分劳累。

每日练习

1. 肝阳化风证与肝阳上亢证的病理和临床表现有何联系及区别？

2. 天麻钩藤饮的组成药物有哪些? 适用于何种病证?

3. 案例　赵某,男,58岁

近半年来经常头昏,两颞部疼痛,有搏动感,胸中作闷,心烦易怒,双手指端时麻木,夜寐多梦,苔薄白,舌边尖红赤,脉弦滑。查血压:170/110 毫米汞柱。请开中药方。(答案:天麻 8 克　钩藤^{后下}12 克　石决明^{先煎}20 克　桑寄生 10 克　川牛膝 10 克　生栀子 10 克　黄芩 10 克　夏枯草 12 克　豨莶草 12 克　茯神 10 克　生甘草 3 克　水煎服)

附方

[1] 镇肝息风汤:怀牛膝、生代赭石(轧细)各 30 克,生龙骨(捣碎)、生牡蛎(捣碎)、生龟甲(捣碎)、生白芍、玄参、天冬各 15 克,川楝子(捣碎)、生麦芽、茵陈各 6 克,甘草 4.5 克。水煎服。功用:镇肝息风,滋阴潜阳。主治:中风,头目眩晕,目胀耳鸣,脑部热痛,心中烦热,面色如醉,或时常噫气,或肢体渐觉不利,口角渐形歪斜;甚则眩晕颠仆,昏不知人,少时方醒;或醒后上症不能复原,精神短少,脉弦长有力者。

2

◉ 肝热动风证——羚角钩藤汤

　　肝热动风证是指因体内火热亢盛传入肝经,以致肝风内动而发生肢体抽筋的一种病证。本证也属于内风证,由邪热传入肝经,肝热炽烈则必然影响肝所主的一身筋脉,所以会造成筋脉拘急,引起肢体抽搐、强直等证。本证虽然因火热亢盛会灼伤阴液,但以邪热为基本病变,所以仍属于实证,即是实风证。本证多见于外感热病的极期,可发生于流行性乙型脑炎、流行性脑脊髓膜炎、脑型疟疾、各种中毒性脑病、高热痉厥等病中。

诊断

本证的主要症状为:高热,手足阵作或持续抽搐或强直。其他见症可有:烦躁口渴,神识不清,牙关紧闭,两目上翻,舌质深红而干燥,舌苔焦燥起刺、色黄或灰黑,脉弦数等。

本证由邪热亢盛而致,所以必见高热,并可有烦躁、口渴。热邪熏灼筋脉而致肢体抽搐或强直,其中时发时止者稍轻,如持续发作不解则极为危重,预后不良。在抽搐发作时,可伴有神识不清、牙关紧闭、两目上翻等表现,甚至出现角弓反张(项背强直拘急),身体仰曲如弓状。高热、抽筋是本证的主症,据此就可做出肝热动风的诊断。舌红而干,苔黄或灰黑,焦燥起刺及脉弦数,皆是邪热亢盛、灼伤阴液、肝风内动的征象。

对肝热动风证的诊断,要与外感热病后期或一些慢性虚衰病证因阴血或肝肾真阴亏损而致的虚风证相鉴别。虚风证的临床特征是低热或不发热,神情萎顿,手足蠕动或轻缓抽动,舌干绛而痿软或淡红,脉虚细,据此与实热内盛而肝风内动者不难区别。

治法 / 处方

凉肝息风(羚角钩藤汤)。

羚羊角片(先煎)4.5克　经霜桑叶6克　川贝母(去心)12克　鲜生地15克　双钩藤(后下)9克　滁菊花9克　茯神木9克　生白芍9克　生甘草2.4克　淡竹茹(鲜制)15克

歌诀:羚角钩藤茯菊桑,贝草竹茹芍地黄;
　　　火热亢盛成痉厥,肝风内动急煎尝。

用法:先用羚羊角与竹茹加水1 200毫升,煎煮半小时,去药渣再加入其他药煎煮,煎成400毫升,分2次温服,每天服2～4次。也可将羚羊角片另加水300毫升,慢火煎成50毫升,兑入其他药的药液中服。如病人昏迷,可插胃管鼻饲,但动作应轻柔,以防诱发抽搐发作。

解说

由于邪热亢盛是本证发生肝风内动的主要原因,所以在羚角钩藤汤中以清热凉肝的羚羊角、钩藤为主药。又配合桑叶、菊花、竹茹、生地等以清里热。由于邪热易耗伤阴液,而阴液不足又可导致筋脉失却濡养而加重抽搐、拘急,所以方中用白芍配合生地滋养阴液而滋润筋脉。邪热又可熬炼体内津液而为痰,痰阻于筋脉则邪热更难清除,所以方中又配备了川贝,与竹茹相伍则善于清热化痰。又因热邪上扰于心神,所以又佐以茯神木以宁心安神。

据现代药理研究,羚羊角、钩藤等均有镇静、止痉、解热等作用。生地则有强心、利尿、止血等作用,白芍有解痉、镇静、抗菌、利尿等多方面的作用。全方通过止痉,退热以及降低颅内压等多方面综合作用而达到治疗热盛抽筋病证的目的。

治疗参考

在热性病中见肝热动风证是一种极为危重的病证,必须及时处理以制止痉厥,否则痉厥不止,即可导致正气外脱而死亡,或容易引起瘫痪、痴呆、失明等后遗症。因而对本证的治疗,除了迅速准备上方煎液外,还应立即采取各种止痉措施,包括针灸、物理降温及送进医院治疗等。由于在痉厥时病人每有神志昏迷,所以在运用本方时经常配合至宝丹、紫雪丹、安宫牛黄丸等中成药，每用一粒以开水化开，兑入本方煎液中服，既可帮助苏醒神志，又可加强凉肝息风的作用。如见抽搐不止，可加入全蝎、蜈蚣、地龙等以加强止痉之力。

羚角钩藤汤虽为针对外感热病的热盛动风证而设，但由于本方有良好的清热凉肝、平息肝风的作用，所以也可用于内伤杂病中肝阳上逆或肝阳化风而致的眩晕、头痛作胀、肢体震颤等症。

注意事项

羚角钩藤汤是治疗实风证的代表方。但对于实风证的治疗不可单恃本方，必须立足于祛除肝风内动的原因。因为邪热亢盛的性质各有不同，其中有阳明热盛、阳明腑实、血分热盛等，所以每须与清泄气分邪热、攻下热结、清热凉血等法结合，方可起到较好的息风止痉作用。

每日练习

1. 什么是肝热动风证？其主要临床表现有哪些？
2. 羚角钩藤汤由哪几味药组成？
3. 案例　张某，男，16 岁

发热头痛三天，热势渐盛，身热灼手，口大渴，欲饮冷水，口中臭秽气味较重，神志有时昏糊，烦躁不安。今天下午起突然发生痉厥，发时四肢强直抽搐，牙关紧闭，眼珠上翻，历时数分钟自行缓解，过十多分钟又发。牙齿干燥，舌苔灰黑而燥，有裂纹，舌质红，脉弦滑而数。请开中药方。（答案：钩藤^{后下}12 克　羚羊角片^{先煎}5 克　生地 15 克　白菊花 10 克　生白芍 12 克　茯神 10 克　竹茹 15 克　桑叶 10 克　川贝母 6 克　龙胆草 6 克　黄连 5 克　生甘草 5 克　水煎服）

3

九、气滞证开什么方

◎ 什么是气滞证

所谓气滞证，是人体某一部分或某一脏腑的气行阻滞，造成功能失常而产生的病证。气滞证是临床上极为常见的一类病证，可见于各种外感病，更多见于内伤杂病。

气滞的形成

气是人体各种功能活动的表现,同时也是一种活动力很强的精微物质,它在体内不断地流行于全身各处,并推动各脏腑组织行使各种职能,固摄和推动血液运行。这种气的正常运动称之为气机。在气的活动与营养基础上,人体才能维持生命,并生长、发育、抵御外邪。人身的各种气机活动都有一定的规律,如肝气、脾气主升发,胃气、腑气(大肠之气)应下降,肺气因要呼吸,所以既要能升宣,又要能肃降。如果气的正常运行受到阻碍,就会发生病证,这就是气滞证。可见,气滞证是指气在运行不畅时所致的病证,此外,如气的运行出现应升反降或应降反升,也可致病。影响气机运行的因素甚多,最重要的则是人的七情,特别是过度的忧虑、思考或恼怒,都可以使气机运行不能通畅,进而使脏腑功能减退。此外,体内的水湿痰饮、瘀血、燥屎、积滞等有形病邪产生后,也必然会阻碍气机运行;而人体气的不足,也可造成气机运行无力,从而在气虚的同时伴有气滞。至于在外感热性病中,除了上述原因外,邪热郁结也可造成气滞,只是单纯的气滞证较少而已。

气滞证的特征

各种脏腑部位都可能发生气机的阻滞,但气滞证的临床表现也有其共同的特点,主要表现在:气滞发生的部位出现胀满疼痛,而且多为攻窜无定处,病势时轻时重,而且每与情志变化有密切的关系。同时可参考发病前有致病的情志因素,病中伴有胸闷,时欲叹息,喜嗳气,多放屁,而嗳气或放屁后觉得舒服等症状。

气滞一旦形成后,就必成为影响人体正常功能的病理因素,例如气滞后就可以影响水液的吸收、输布、排泄,形成水湿痰饮;如影响到血液运行就可形成瘀血;如影响肠道大便排泄,则可形成燥屎。因而水湿痰饮、瘀血、燥屎之类与气滞每可互为因果,临床上也经常同时并见,此时就不是单纯的气滞证了。

◉ 气滞证种类及治法

气滞证的种类

气滞证由于气机阻滞的部位、性质、程度不同,可表现为许多种类。如按气滞的部位来分类,有肝经气郁证、肝脾气郁证、气滞于胸证、气滞于下证、脾胃气滞证、肺气壅滞证、胃气上逆证等;如按气机郁滞的性质或与其他病邪相兼夹的情况来分类,有湿阻气滞证、气滞血瘀证、痰气交阻证、寒凝气滞证、阳明腑实证、食阻气滞证等。本单元将学习其中的肝脾气滞证、气滞于胸证、气滞于下证的诊治内容。

治疗气滞证的原则是"理气",或称"行气"。理气的意思是疏畅气机的运行。理气所用的药物大多有辛温芳香之性,有较强的促进消化、兴奋平滑肌、解痉止痛等作用,对人体的消化、心血管、神经等系统有一定的调整功能。根据气滞的不同部位、性质和兼夹病邪,理气的方法有多种,如疏肝理气、疏利肝脾、行气化瘀、疏肝散寒、行气化湿、降气止逆等。

在使用理气法时,要注意气滞的形成原因,如系瘀血内阻而影响气机运行者,应配合祛瘀;如因寒邪凝滞而致气滞者,当配合温通祛寒;如属气虚而无力运行致气滞者,必须以补气为先。不可一见气滞只知投用理气之剂,否则,往往难以取得满意的疗效。此外,理气药物因具有辛温芳香之性,故多燥,用之不当,甚易耗伤人体阴液,所以不宜过量使用,一般也不宜长期服用。对于孕妇、老年或平素阴液不足者,尤应慎重。

◉ 肝脾气滞证——四逆散

肝脾气滞证是指因情志郁结或病邪遏伏而致肝脾气机失于疏畅,或因肝之阴血耗伤后肝气横逆而致肝脾郁滞的一种病证。肝脾气滞证多见于内伤杂病中,也可发生于外感病。肝主体内气机的疏通,不论是七情因素还是外邪,如影响到肝的功能,就会造成气机的郁滞。此外,由于肝阴血亏损,肝气失养而亢盛,造成肝气横逆。肝气郁滞和横逆,都可以侵犯于脾胃,造成脾胃气机的郁结和功能失常,这一病理变化在中医学称为"肝木克脾土"或简称木克土。肝脾气滞证就是这种木克土的病证。本证多见于神经症、无黄疸型肝炎、慢性肝炎、慢性胆囊炎、慢性胃炎、慢性肠炎、肋间神经痛等多种疾病中。

诊 断

本证的主要症状为:胸胁胀满或走窜疼痛,胃脘痞闷。其他见症可有:或有发热,四肢不温,时时嗳气,欲叹息,时放屁,得嗳气、放屁则舒,咳嗽,心悸,小便不利,腹中痛,腹泻,泻不畅快,泻后腹痛暂缓,苔薄白,脉弦等。

本证形成的根本原因是肝气郁滞或肝气横逆,而肝经循行于胸胁部,所以见胸胁部的胀满或走窜疼痛。脾胃气机郁滞,所以胃脘部痞闷或作胀,或伴时有嗳气,欲叹息,时放屁,得嗳气、放屁则舒。由于气机郁结,阳气被阻滞于内而不能外达四肢,所以四肢清冷不温。在外感热病中,则可表现为胸腹有热而手足却不温,所以本证也称为"四逆",但与阳气衰微所致的"四逆"完全不同,前者属热厥,后者属寒厥。由于肝脾气机郁滞,运化功能失常,所以有时可出现腹痛、腹泻等症状。这种腹泻每泻而不畅快,甚至有里急后重感,泻后腹痛得减,则为肝脾气滞的表现。脉弦则是气滞的典型脉象。

古人强调本证应有四逆表现,但临床上并非皆见四逆者,有的病人可有手足心热、下午微恶寒的表现,此也是阳气内郁的表现,可作为诊断本证的参考。

治法 / 处方

疏理肝脾(四逆散)。

甘草(炙)6 克　枳实(破开,水渍,炙干)6 克　柴胡 6 克　芍药 9 克

歌诀:四逆散中用柴胡,芍药枳实甘草处;

专治阳郁成四逆,疏通郁滞厥自除。

用法:上四味药,捣过成细末,筛过。用白开水送服。每次 1.5～3 克,每天服 3 次。也可按上方剂量加水 1 200 毫升煎服。

解说

肝脾气滞证的治疗以疏肝气为主,所以四逆散中以柴胡透邪升阳,疏通肝气以解郁滞,是本方的主药。配合枳实可破散气机的郁结,尤其善于使气下降,与柴胡一升一降,使气机运行得以恢复正常。方中芍药可养阴血、补肝阴,使肝阴充足以涵养肝气,也就是中医学所说的"柔肝",与疏理气机的药物可相辅相成。方中炙甘草性甘温,可补益脾胃,使脾胃运化功能正常则气机不易郁滞。全方药物虽只有四味,但升降补泻得宜,可以解除气郁、调畅气血、伸展阳气。

据现代药理研究,柴胡、芍药有镇静、镇痛作用,对于各种神经痛有一定疗效,并可抗菌、抗病毒,赤芍还可扩张血管。柴胡与甘草配合,对保护肝功能有较好的效果。枳实可兴奋平滑肌,促进胃肠蠕动。近年的研究发现,枳实制剂能升高血压而抗休克,并用于临床,证实对于休克早期四肢发冷而胸腹灼热的热厥病人,有较好的疗效。本方还有抗菌、消炎作用。

治疗参考

四逆散是调理肝脾气机以致疏理全身气机的基本方。其所治疗的"四逆",有的是内伤杂病中由于神经功能失调而致,有的则是外感热病中休克的早期表现,本方对此两者均有很好的效果。此外,对于没有出现四逆表现的多种肝脾气滞证也可以用本方治疗。在临床上可用本方治慢性胃炎、肠痉挛、肝炎、肝硬化、胆囊炎、胆石症、疝气、肋间神经痛、细菌性痢疾、感染性休克、急性乳腺炎未化脓者、乳房胀痛、痛经、闭经、慢性附件炎、癔病性昏厥及多种神经症等。

本方在临床运用时,每需根据病情而加减,而且在本方基础上又加减形成了

其他理气方剂。如伴有咳嗽,可加五味子、干姜;心悸者,可加桂枝;小便不利者,可加茯苓、车前子;腹中冷痛,可加熟附子;腹泻有后重感者,可加薤白、木香等。肝气郁结而兼有肝血亏虚,脾失运化所致的两胁作痛、寒热往来、头痛目眩、口燥咽干、月经不调、经前乳胀、脉虚弦者,可去枳实,加当归、白术、茯苓、薄荷、生姜,即为逍遥散[1]。本方去枳实,加枳壳、陈皮、川芎、香附等,以增强疏肝理气、和血通络之功,称为柴胡疏肝散[2],治疗产后胁肋疼痛伴寒热往来者,并可用于急性无黄疸型肝炎。

注意事项

四逆散中虽有补益阴血的药物,但全方的重点在于疏理气机,所以属气虚而致气滞者,不宜单用本方,以防更加耗伤正气。

每日练习

1. 气滞证是如何形成的?
2. 气滞证的临床表现有什么特征?
3. 什么是理气?理气法在运用时要注意哪些问题?

每日练习

1. 肝脾气滞证是如何形成的?其主要的临床表现是什么?
2. 四逆汤由何药组成?各药的作用是什么?
3. 案例 单某,女,48岁

患慢性胆囊炎多年,近又胁痛3天,伴腹中阵痛、肠鸣,右胁下疼痛,涉及后背及左胁,胃脘作胀。苔薄白,舌质稍红,脉细弦。请开中药方。(答案:炒柴胡6克 炒枳实10克 炒白芍10克 蒲公英15克 炒延胡索10克 炒川楝子10克 郁金9克 炙甘草3克 水煎服)

附方

[1] 逍遥散:柴胡、当归(微炒)、白芍、白术、茯苓(去皮)各30克,炙甘草15克。共为细末,每次用6~12克,加生姜、薄荷少许,煎汤冲服,每天3次。或制成丸剂,每次服6~9克,每天2次。或按原方用量的五分之一加水煎服。功用:疏肝解郁,健脾调经。主治:肝郁血虚而致两胁作痛,往来寒热,头痛目眩,口燥咽干,神疲食少,月经不调,经前乳胀,舌淡红,脉虚弦。

[2] 柴胡疏肝散:陈皮(醋炒)、柴胡各6克,川芎、香附、枳壳(麸炒)、芍药各4.5克,炙甘草1.5克。水煎服。功用:疏肝行气,和血止痛。主治:胁肋疼痛,寒热往来,脘痞食少。

4

⊙ **气滞于胸证——瓜蒌薤白半夏汤**

气滞于胸证是指胸部阳气不振、气机郁滞于胸中而致的一种证候。本证一般发生于内伤杂病。胸中的阳气主要与心、肺之气相关,如心肺的功能衰退,每可表现为胸阳不振。当胸阳不振后除了可引起气行不畅即气滞于胸外,还经常伴有阴寒之气内生、痰浊中阻、瘀血凝聚等病理变化,所以本证易兼夹寒凝、痰浊、瘀血。本证可见于冠心病、急慢性胃炎、溃疡病、胆囊病、胸部神经痛及某些肺部疾病。

诊断

本证的主要症状为:胸痛而满闷,甚则胸痛涉及后背。其他见症可有:气短、气急而喘息,气从胁下向心口处冲逆,舌苔白腻,脉沉弦或沉紧。

本证在中医学中是属于"胸痹"病的一个证型。由于胸部阳气不振,所以气机运行不畅而阻塞于胸中。气机闭塞则胸痛而满闷。同时因胸中脏腑组织失却阳气的温煦,可致阴寒内盛,阳气阻滞则津液不能运化输布,易生痰浊,痰、寒、气交阻,致血脉不通,又可形成瘀血,如气滞兼夹有痰、瘀,则闭结更甚,此时胸痛更加剧烈,疼痛反射到后背或左肩,即所谓胸痛彻背。因胸中阳气不通,加之痰浊中阻,所以肺之宣降功能失调,产生气短、气急而喘或胸闷等症状。胁下有气上逆,是气行失常的表现。苔白腻、脉沉弦或沉紧,则是痰浊中阻、阴寒内盛的征象。

本证胸痛的部位可在心前区(即心跳较明显之处),也可以在胸正中,还可以在两胁部,不论在何处,总以疼痛涉及后背为辨证要点。其中有的涉及左侧背肩,也有涉及右侧背肩,一般来说,心前区疼痛而涉及左背、左肩者,多为冠心病之心绞痛;右胁部疼痛而涉及右背、右肩者,多为胆囊炎或胆结石之胆绞痛。

治法 / 处方

温通胸阳,行气化痰(瓜蒌薤白半夏汤)。

全瓜蒌15克　薤白9克　半夏9克　白酒适量

歌诀: 瓜蒌薤白半夏汤,再加白酒合成方;

　　　　通阳理气又散结,胸痹心痛急煎尝。

用法：上四味药,加水 1 400 毫升,煎煮取 600 毫升药液,每次温服 200 毫升,每天服 3 次。方中白酒一般用米酒,每次可用 30～60 毫升。如病人不能饮酒,可减量或不用。

解说

本证主要由胸阳不振,胸中气机痹阻而致,所以方中用瓜蒌利气化痰、开胸散结,作为本方主药。配合辛温的薤白、半夏温通阳气、散结止痛。方中半夏又可佐瓜蒌化痰,再加入白酒可疏通气血、温运胸阳,加强其他诸药的效力。从全方来看,有温通、祛痰、散结的作用,故对胸痹证中气滞而痰浊较盛者较为适用。

据现代药理研究,方中瓜蒌可消炎、祛痰、通润大便,特别是有扩张心脏冠状动脉和微血管以及降血脂的功效,所以对于冠状动脉硬化有确切的治疗作用。薤白、半夏、白酒合用可增强扩张血管的作用。

治疗参考

瓜蒌薤白半夏汤所治疗的病证多属心、肺、肝胆、胃及其所在部位的病变,可广泛运用于支气管哮喘、冠心病、肋间神经痛、急慢性胆囊炎、慢性肝炎、急慢性胃炎、胃及十二指肠溃疡(尤其为胃后壁溃疡)等多种疾病。

本方在具体运用时有很多加减法。如治疗冠心病或兼夹有瘀血结聚者,可加入丹参、赤芍、当归、红花、川芎、降香等行气活血药;对疼痛较剧烈者,可加乳香、没药、檀香、延胡索等;伴有咳嗽者,可加杏仁、马兜铃、枇杷叶等;胸胁胀满者,可加郁金、制香附、枳壳等;痰浊较甚,或有气从胁上冲,或胸闷甚而气短、苔浊腻者,可加桂枝、枳壳,也可用枳实薤白桂枝汤[1]。如咳黄痰,口苦,苔黄腻,舌质红,脉滑数,为痰郁化热之象,可加入陈胆星、竹茹、天竺黄、黄连等以清化痰热。胸部闷痛较甚者,还可以配合使用中成药,如苏合香丸之类,每次 1 丸,于闷痛严重时服用;或用苏冰滴丸,每服 2～3 丸,每天 2 次;或用麝香保心丸,每服1～2 粒,痛时服用。

注意事项

胸痹证有多种证型,如见面色苍白、心悸气短、头昏显著、倦怠委靡、舌有齿痕、脉无规律者,往往属虚证,不可轻易投用本方。又对心绞痛用前法治疗后,疼痛仍不缓解,应警惕心肌梗死,必须立即去医院做检查和治疗。

每日练习

1. 气滞于胸证的临床表现是什么?
2. 瓜蒌薤白半夏汤的作用是什么? 运用时要注意什么问题?
3. 案例　彭某,男,46 岁

患冠心病心绞痛发作史已十余年,近年来发作加剧并趋于频繁。这次发作伴有胸闷,心悸气短,咳嗽痰多,汗多,烦躁不安,大便不畅,脉弦滑。请开中药方。(答案:全瓜蒌30克 薤白头10克 姜半夏9克 炒枳壳10克 丹参12克 炒延胡索10克 檀香_{后下}4克 制香附10克 炙甘草4克 水煎服)

附方

[1] 枳实薤白桂枝汤:枳实、瓜蒌实、厚朴各12克,薤白9克,桂枝3克。水煎服。功用:通阳散结,祛痰下气。主治:胸痹气结在胸,心中痞气,胸满而痛,气从胁下上抢心,舌苔白腻,脉沉弦或紧。

5

◉ 气滞于下证——天台乌药散

气滞于下证是指气机阻滞于下腹及睾丸所致的一种疼痛肿胀病证。由于人体肝经循行于下腹两侧并下络于阴器,所以气滞于下证主要与肝经有关。本证的形成,除与气滞肝经有直接关系外,还每与寒气、湿邪阻滞等病邪有关,以致气滞、寒湿互阻于肝经下部。此与前面学习过的肝脾气滞证同为肝经病变,只是病变的部位、兼夹病邪及引起的症状各不相同。本证一般发生于内伤杂病中,以睾丸、精索、妇女附件的急慢性炎症、疝气及肠绞痛等病为多见。

诊断

本证的主要症状为:小腹或小腹两侧疼痛,或痛引睾丸,或有睾丸肿胀。其他见症可有:小腹作胀或酸痛不适,或有形寒畏冷,舌淡苔白,脉沉迟或细弦。

本证属于中医学中疝气的一种证型。所谓疝气,包括了许多病证在内,其中包括有体腔内容物突出于体表(如腹壁、腹股沟、阴囊等),或伴有疼痛者;有外生殖器的肿痛、流脓或流污浊水液者;有小腹部的剧烈疼痛,或伴有大小便不通等。这些病证都与寒凝肝脉、阻滞气机有关,经气不能畅通,则小腹或少腹痛引睾丸,或发为睾丸偏坠肿痛。小腹作胀、形寒畏冷均为阴寒内盛、肝气郁滞所致。

治法 / 处方

行气疏肝,祛寒止痛(天台乌药散)。

天台乌药6克 木香6克 小茴香6克 青皮6克 高良姜6克 槟榔9克 川楝子12克 巴豆70粒

歌诀：天台乌药楝茴香，良姜巴豆与槟榔；

青皮木香共研末，寒滞气阻疝痛尝。

用法：先把巴豆稍微打破，同川楝子用麸炒黑，去巴豆和麸皮不用，再加入其余药共研为末，和匀，每次服 3 克，以温酒送下。也可把巴豆与川楝子同炒黑，去巴豆，以川楝子与其余药一起加水煎煮，服时兑入适量黄酒。

解说

由于本证因寒凝气滞于肝经而致，因而用辛温的乌药行气散寒疏肝，为本方主药。并配合木香、青皮、高良姜、小茴香等温热芳香药品以加强乌药的作用。本方配伍用药的特殊之处是以苦寒的川楝子与大辛大热的巴豆同用，但在用法上，把两者同炒，去巴豆而只用川楝子，这样既利用了川楝子的疏肝利气之效，又避免了苦寒之性，而且还吸收了巴豆迅利通达散结的作用，加强了本方疏肝利气的作用。槟榔可以通行于下，也有行气化滞的功用。

据现代药理研究，乌药、高良姜、小茴香、木香等药中含多种挥发油，有较强的促进肠蠕动、止痛作用。川楝子含挥发性脂肪酸，也有较好的止痛功效。因而本方对于疼痛性病证较为适用。

治疗参考

天台乌药散所治疗的病证每与生殖系统有关，如睾丸炎、附睾炎、精索炎、睾丸鞘膜积液、小肠疝气、附件炎等，但对肠道的某些痉挛绞痛病证也有很好的疗效，当然应辨别确属寒凝气滞者。

气滞于下证是以寒凝与气滞为主，因而治疗以理肝气与散寒气为中心，并视两者之侧重，在具体用药上有所灵活变动。气滞较甚者，可见小腹两侧窜痛无定处，或向下涉及前阴部，酌加荔枝核、橘核等；寒凝较甚而见小腹或外阴部阴冷作痛者，可加吴茱萸、肉桂、荜拨、附子。兼有瘀血凝聚而致小腹坚硬满痛，或睾丸肿痛如石者，可加入桃仁、红花、地鳖虫等以活血化瘀，并配合昆布、海藻等以软坚化结。本证还可以选用一些中成药，如橘核丸[1]，每次 6～9 克，每天 2 次，空腹温酒或淡盐汤送下；或用茴香橘核丸[2]，每次 6～9 克，每天 2 次吞服。

注意事项

小腹部的疼痛有许多原因，每因有关脏器组织炎症、腔道梗阻或痉挛引起，其中有属于湿热、热毒者，不可误投天台乌药散等辛温之剂。凡有邪热者，每见腹痛拒按，腹坚实，或外阴部痛处红肿发热，临床可据此做出鉴别。

每日练习

1. 气滞于下证有哪些临床表现？与"疝气"的概念有何关系？

2. 天台乌药散由何药组成？可治疗哪些病证？

3. 案例　申某,男,42岁

2天前左下腹渐觉疼痛,痛势越来越重,并向同侧腹股沟放射,涉及左侧睾丸。左下腹压之疼痛,伴酸胀感。身微恶寒,体温正常。苔白,舌质正常,脉沉细而弦。请开中药方。(答案:木香6克　制香附10克　乌药9克　小茴香6克 炒川楝子10克　炒延胡索10克　橘核扦10克　吴茱萸3克　炒白芍12克 炙甘草3克　水煎服)

附方

[1] 橘核丸:橘核(炒)、海藻、昆布、海带、川楝子(去肉,炒)、桃仁(麸炒)各30克,厚朴(去粗皮、姜汁炒)、川木通、枳实(麸炒)、延胡索(炒)、桂心、木香各15克。共为细末,酒糊为小丸,每服9克,空腹温酒或淡盐汤送下,每天2次。功用:行气止痛,软坚散结。主治:睾丸肿胀偏坠,或坚硬如石,或脐腹疼痛。

[2] 茴香橘核丸:小茴香(盐炒)、八角茴香、橘核(盐炒)、延胡索(醋制)、昆布、槟榔、香附(醋制)、青皮(醋制)各40克,荔枝核、川楝子各80克,桃仁、肉桂各16克,补骨脂(盐炒)、莪术(醋制)、木香、乳香(制)、穿山甲(制)各20克。共为细末,水泛为丸,每服6~9克,每天2次。功用:散寒行气,消肿止痛。主治:寒疝,睾丸肿痛。

第九周

1

十、瘀血证开什么方

◉ 什么是瘀血证

> 所谓瘀血证,是指血液运行凝涩或血液瘀蓄体内而形成的病证。瘀血证可出现在外感病中,也可见于内伤杂病;既可表现为某一局部的病变,也可成为全身性的病证。

瘀血的形成

瘀血是人体内的血液发生病理变化的结果。在正常情况下,血液由于体内阳气的推动,在血脉中运行。如人体阳气虚衰,无力推动血行,血液运行迟缓则生成瘀血;如人体气行郁结不畅,也可影响血行而成瘀;寒邪客于血脉,可致血液凝滞不行而形成瘀血;热邪犯于营血分,血液与热邪互结,也可阻滞血行,或由热邪煎熬血液,致血液黏稠难以流动,均可形成瘀血;如体内阴血虚少,血脉干涸,也可致血行不畅而成瘀;如血脉破损,血溢于脉外,聚积亦成瘀血。由此可见,产生瘀血的原因是多种多样的,而且上述原因又可综合在一起而产生瘀血。瘀血可看作是人体内的一种病理产物,而瘀血一旦形成,便又成为产生一系列病理变化的病理因素,即所谓瘀血证。

瘀血证的特征

瘀血形成的原因很多,分布的部位也各不相同,但瘀血证都有一些共同的症状表现,这些特有的症状是诊断瘀血证的主要依据。瘀血证的主要特征:发生疼痛,多为痛有定处,呈刺痛状,按之痛甚,或身有肿块,口唇、指端发青紫,口干,嗽水不欲咽,舌质紫暗或上有瘀点、瘀斑,脉细涩。同时,如某脏腑、某组织一旦形成了瘀血,又可进一步影响该脏腑或组织的生理功能,从而出现各种不同的症状,这些症状为判断瘀血的所在部位提供了依据。

瘀血证可见于许多疾病中,如外感病中的各种传染病、感染性疾病发展到营血分阶段,每有瘀血与邪热相结的病证;内伤杂病中的冠心病、休克、慢性肺原性心脏病、中风、消化道溃疡、肝硬化、肿瘤、多种出血性疾病以及各种外伤、疮疡、妇科多种疾病等,均可出现瘀血证,至于在各种证型中兼夹有瘀血者更是极为常见。

◉ 瘀血证种类及治法

瘀血证的种类

由于瘀血所在的部位、兼夹的病邪性质和产生的原因不同,瘀血证的具体表现十分复杂。如按瘀血所在的部位分类,有瘀血阻心证、瘀血阻肺证、瘀留肠胃证、瘀血阻肝证、瘀滞胞宫证、下焦蓄血证等;如按瘀血兼夹的病邪不同来分类,有热瘀互结证、寒瘀交阻证、痰瘀交阻证、血水互结证等;如按瘀血形成的原因各异来分类,有气滞致血瘀者,可形成气滞血瘀证,有气虚而致血瘀者,可形成气虚血瘀证,有寒气凝滞而致血瘀者,可形成寒凝血瘀证等。本单元主要学习其中的下焦蓄血瘀、气滞血瘀证、气虚血瘀证、寒凝血瘀证等瘀血证的诊治。

瘀血证的治法

治疗瘀血证的原则是"化瘀"(或称"活血化瘀"),也就是祛除瘀血,畅通血行。具体来说,化瘀应根据瘀血的不同形成原因和所兼夹的病邪而采用不同的方法。如因阳气不足而成瘀血者,当温通阳气以化瘀;因气滞而成瘀血者,当行气以化瘀;因寒邪凝滞而成瘀血者,当温经祛寒以化瘀;因热邪入血与血液相结而成瘀血者,当清热以化瘀;因阴液耗伤而成瘀血者,当养阴以化瘀;瘀血与痰浊互结者,则当逐痰化瘀;瘀血与热结互阻于肠道、胞宫者,当泻下瘀热。

通过化瘀,一方面可以扩张血管,改善血管弹性,降低血液凝度和黏度,加快血液流动等;另一方面活血化瘀的方药还有调节人体的免疫功能、抗菌、镇静、止血、收缩子宫等多方面的作用。因而活血化瘀的中药方不能与西药的抗凝药、扩血管药等同看待。

在治疗瘀血证时,必须首先祛除产生瘀血的原因,不可只知见瘀消瘀。此外,活血化瘀方药属祛邪之例,用之不当则有耗血损伤正气之弊,所以在运用时必须用量适度、中病即止,必要时可与补气、养血药物配伍使用。又因为活血祛瘀方药能推动血液运行,所以妇女月经过多及孕妇应谨慎使用。

每日练习

1. 瘀血是如何形成的?
2. 瘀血证的临床表现有什么特征?

3. 化瘀法的作用是什么？单用化瘀法是否可以治瘀血证？为什么？

2

⊙ 下焦蓄血证——桃核承气汤

下焦蓄血证是指瘀血蓄积于人体下腹部位所致的一种病证。关于下焦的含义有多种说法，其中有指六腑之一的三焦之偏下者，有指肝肾者，今天所学的下焦蓄血证，其下焦是泛指下腹部，包括了膀胱、子宫、部分肠道等在内。本证多见于外感热病的后期，内科杂病中的胃肠道出血证、精神分裂症。妇科病中的月经不调、经闭及部分外伤中。但本证在外感病中注注表现为瘀血与邪热互结，而在非外感病中，不一定都兼有邪热。

诊 断

本证的主要症状为：小腹部紧张拘急，甚至硬满疼痛拒按，舌质紫或有瘀点、瘀斑。其他见症可有：狂躁不安，或发狂，或健忘，小便通利，大便色黑易解，或有发热，脉沉涩等。

本证为瘀血蓄于下腹部，必然阻滞气机运行，所以见小腹部紧张拘急。如瘀滞较重，可见小腹发硬胀满、疼痛，按之痛更甚，这是里有实邪的反映。舌质紫或上有瘀点、瘀斑是瘀血证的特征之一。由于瘀血与邪热互结阻于下焦，上扰心神，往往可出现一些神志症状，轻则健忘或烦躁，重则哭笑无常，甚则如疯狂状。如瘀血蓄积于肠道或胞宫，对膀胱的功能没有直接影响，所以小便通利。如血蓄于膀胱，可出现尿血、小便涩痛等症状。大便色黑易解，显然是瘀血在肠道的表现。瘀血阻滞而致血行不畅，所以脉多沉涩。此外，亦有妇人月经来潮时，因突然受寒或患其他热病，外邪乘机而内犯，形成瘀血内结的病证。所以对妇女发热者，询问月经情况很重要。

综上所述，本证的临床表现除有瘀血证的基本特征外，还有小腹部的症状和明显的神志症状。

治 法 / 处 方

活血化瘀通下（桃核承气汤）。

桃仁（去皮尖）12克　大黄12克　桂枝6克　甘草（炙）6克　芒硝6克

歌诀：桃核承气用硝黄，桂枝甘草合成方；

下焦蓄血急煎服,可逐瘀血解热狂。

用法:上四味药,用水 1 400 毫升,煎煮成 500 毫升药液,去药渣,然后再加入芒硝,放火上稍煮,至微沸即取下,每次在食后温服 100 毫升,每天服 3 次。本药在服后,可解稀溏大便数次。

解说

桃核承气汤中用桃仁活血化瘀,并有润肠通便之效;大黄则可通下泻热,使瘀热从大便而外出,且其本身也是一味活血化瘀的良药。两药配合以治下焦瘀热蓄血,故为本方主药。方中又佐以桂枝宣通阳气,以助血行;芒硝则泻热软坚,以助通下逐热之力,甘草可缓解以上各味攻邪药的峻烈之性,以免损伤正气。所以全方实质是在攻下的基础上配合逐瘀,服药后可出现大便稀溏,瘀热随之可除。

据现代药理研究,方中桃仁有很显著的抑制血凝、抗炎、抗过敏等作用,在各种活血化瘀的中药里是增加血流量作用最强的药物之一。桂枝则可促进血液循环、扩张血管;大黄、芒硝通过增强胃肠蠕动,可排泄体内毒素,改善肠管血循环,降低毛细血管通透性,并有较好的抗菌、增强体内免疫功能作用。因而全方有改善血循环、消肿止痛、促进体内损伤修复等多方面作用。但是对本方治疗神志异常的作用机制尚知之甚少。

治疗参考

桃核承气汤原来是治疗下焦蓄血证的专方,但由于本方配伍精当,对于因瘀热而引起的多种病证均可取得较好的疗效,如跌打损伤后瘀血内留而局部疼痛、大便不畅者;邪热与瘀血郁滞于头目而致头部掣痛、痛而发胀、目红齿龈肿痛者;妇人因瘀血内阻而致痛经、闭经或产后恶露不下、阴道血肿者。本方又可治疗瘀热内结所致的神志失常病证,所以又用以治疗精神分裂症等精神疾病,用时可酌加琥珀、红花、郁金、青皮等。对于脑震荡、肠梗阻、急性盆腔炎、疮疡等属于瘀热内结者,也可用本方。急性细菌性痢疾(特别是血多于脓液的赤痢)、出血性小肠炎、重症肝炎、流行性出血热少尿期等病,用本方能逐瘀通便,迅速排出体内有害物质,减轻全身中毒症状。在治疗妇女月经不调、附件炎、痛经等病时,可加当归、红花、丹参等活血药;兼有气滞而小腹胀满较甚者,可加香附、乌药、木香等;瘀血与邪热相夹而热势较甚者,可加川连、黄芩、栀子、丹皮等。瘀血内结而疼痛较甚或致闭经者,可加蒲黄、五灵脂、乳香、没药、延胡索等,或用下瘀血汤[1]。

对于桃核承气汤的适应证,有人提出应见"小便通利",但如属瘀结膀胱者,就不可拘于此说,如前列腺肥大、单纯性前列腺炎、淋病等,虽见排尿不畅,也可用本方治疗。在治疗痛证时,掌握有固定的疼痛点,多呈刺痛状而拒按,或排出紫黑色血液或血块,舌紫暗或有瘀点等辨证要点。

在治疗外感热病的下焦蓄血证时,由于本方的清热作用较弱,所以当热势炽盛时不宜单用本方。如兼有恶寒发热等表证者,宜先用解表之剂,待表解后再用本方。孕妇忌用本方。

每日练习

1. 下焦蓄血证的临床表现有哪些特点?
2. 桃核承气汤由何药组成?其功效是什么?
3. 案例　张某,女,18 岁

小腹胀痛,月经已 5 个月不行。发病是由于在农田劳动时,值月经行而遭大雨淋湿,次日即小腹疼痛而停经。查小腹按之发硬,腹壁紧急,大便艰涩,小便正常,舌质略呈暗紫色,脉细涩。请开中药方。(答案:桃仁 10 克　桂枝 9 克　生大黄 10 克　当归 10 克　芒硝^{兑服}　小茴香 5 克　水煎服)

附方

[1] 下瘀血汤:大黄、桃仁、䗪虫(炒,去足)各 9 克。水煎服。或研细末,以炼蜜和成四丸,以米酒煎一丸,一次服下。功用,破血下瘀。主治:瘀血结于下焦,小腹疼痛不可忍,按之有块,或有发热,舌质紫暗或有瘀斑,脉沉涩或沉实,或致经水不利。

3

⊙ 气滞血瘀证——血府逐瘀汤

气滞血瘀证是指因气机阻滞而致瘀血内生或瘀血阻滞而影响气机运行,气滞与血瘀并存的一种病证。血液的运行有赖于气机的正常运动,如气机郁滞则可导致血行不畅而形成瘀血。当瘀血形成后则气机郁结更甚,所以气滞与血瘀两者可互为因果而形成气滞血瘀证。本证多见于各种外伤疼痛、肋间神经痛、肋软骨炎、心绞痛、脑震荡后遗症、多种月经病等。

诊断

本证的主要症状为:胸胁、头或身体其他部位疼痛,日久不愈,痛有定处,状如针刺,胁肋胀满。其他见症可有:时嗳气叹息,呃逆日久不止,干呕,内热烦闷,心悸失眠,性情急躁易怒,口干而不欲饮,两目暗黑,舌质暗红,边有瘀点、瘀斑,脉细涩。

本证瘀血的部位虽有多种,但以胸胁为多见,这与气滞的发生多由肝气不能舒畅所致,而肝经循行于胸胁有关。气机郁滞于胸胁则致胸胁疼痛、胀满,又因有瘀血内停,所以其疼痛有定处,日久难愈。但瘀血不在胸胁时,也可表现为其他部位的疼痛。因肝气不舒,所以病人多性情急躁而易怒,时嗳气或叹息;如肝气犯胃而致胃气上逆,可见呃逆、干呕。瘀血久郁则可化热,还可出现一些内热征象,如自觉手足心或胸中热,烦闷等。瘀血内阻再加上郁热内生,可影响心神,出现心悸失眠。本证中口干不欲饮、两目暗黑、舌暗红及脉涩等均为瘀血内阻的表现。

本证多由气滞而致,因而在诊断时应注意询问有无恼怒、忧思等原因。当然,本证也可由外伤、跌仆或其他原因引起,当从临床的具体表现和病史来判断其气滞与血瘀的存在。

治法 / 处方

行气活血,祛瘀止痛(血府逐瘀汤)。

桃仁 12 克　红花 9 克　　当归 9 克　生地黄 9 克　　川芎 5 克　　赤芍 6 克　牛膝 9 克　桔梗 5 克　　柴胡 3 克　　枳壳 6 克　甘草 3 克

歌诀:血府逐瘀归地桃,红花赤芍枳壳草;
　　　　柴胡芎桔牛膝等,血化下行久痛消。

用法:上药加水 1 400 毫升煎煮,煎成 250 毫升药液温服,再加水 800 毫升,煎取 250 毫升温服,每天服 2 次。

解说

本证由气滞血瘀而致,因而方中以行气、化瘀为两大法。方中桃仁、红花、当归、生地、川芎、赤芍均为活血化瘀之品,尤以桃仁、红花两药为本方之主药。又因血液的运行有赖于气的推动,即所谓"气行则血行",所以本方中加入理气之品,如柴胡、枳壳、赤芍、甘草四味即为前面学过的四逆散,为疏理气机之要方。方中加桔梗可宣通肺气,以利于全身气机运行,又可使药力上行到胸、头部。配合牛膝是为了通利血脉,引血下行,与桔梗相佐,一升一降而达到疏通血脉的目的。本方中配合疏理气机的药物,既可解除气滞引起的症状,又可帮助祛除瘀血;而方中的祛瘀药在祛除瘀血后也有利于气机舒畅,所以行气、化瘀这两大法又是相辅相成的。

据现代药理研究,方中桃仁、红花、当归、赤芍、牛膝、川芎等均有抗凝血、扩张血管、改善血循环等作用,柴胡又有镇静、镇痛等作用,而行气药与化瘀药合用,上述功效又可加强,显示了协同作用。

治疗参考

血府逐瘀汤对于胸胁部的多种疼痛病证,由于配合了疏肝理气的四逆散,所以甚为有效,可以用以治肋间神经痛、肋软骨炎、心绞痛、胆绞痛等。但其所治的病证并不限于此。本方还可用于某些顽固性呃逆而体壮气实者、肝脾肿大、神经性头痛、脑震荡后头痛、失眠、神经症、高血压病等。对于气滞血瘀所致的月经过多、痛经、经闭等妇科病,以见乳胀、腹胀痛、腰酸坠、经色暗紫成块者为最适用。

本方如用于治疗其他部位的血瘀证,可做适当加减。加入麝香、老葱,可治瘀血阻于头面的头痛、头晕,如通窍活血汤[1];加入香附、延胡索、乌药等行气药,可治瘀血结于膈下而致的肝脾肿大者,如膈下逐瘀汤[2];加入小茴香、官桂、干姜等温热理气药,可治瘀血痹阻于下焦的月经不调,如少腹逐瘀汤[3]。在治疗妇女因瘀血所致的经闭、痛经时,本方可去桔梗,加香附、乌药、益母草等。

注意事项

血府逐瘀汤虽为祛瘀止痛的良方,但对于气血不足者不可投用,误投后反而可耗伤气血。对于非瘀血所致的各种疼痛病证,也非本方所宜。

每日练习

1. 气滞与血瘀的关系是什么?气滞血瘀证的临床表现有何特点?

2. 血府逐瘀汤由哪些中药组成?其主要作用是什么?

3. 案例 盛某,男,45岁

左上胸部疼痛二十余天,伴胸胁胀满,患处稍隆起,有触痛,皮色稍暗红,目眶发暗,舌边紫红,脉细涩。请开中药方。(答案:生地12克 桃仁10克 红花10克 炒柴胡6克 炒枳壳10克 赤芍10克 当归10克 川芎10克 青皮9克 蒲公英15克 桔梗8克 生甘草3克 水煎服)

附方

[1]通窍活血汤:赤芍、川芎各3克,桃仁(研泥)、红花各9克,老葱(切碎)3根,红枣(去核)7枚,鲜姜9克,麝香(绢包)0.1克,黄酒250克。水煎服,麝香研末冲服。功用:活血通窍。主治:瘀阻头面的头痛昏晕,或耳聋,脱发,面色青紫,酒渣鼻,白癜风,妇女干血痨,小儿疳积见肌肉消瘦、腹大青筋、潮热等。

[2]膈下逐瘀汤:五灵脂(炒)、当归、桃仁(研泥)、甘草、红花各9克,川芎、丹皮、赤芍、乌药各6克,延胡索3克,香附、枳壳各5克,水煎服。功用:活血祛瘀,行气止痛。主治:瘀在膈下,肝脾肿大,或肚腹疼痛,痛有定处。

[3] 少腹逐瘀汤：小茴香(炒)1.5 克，干姜、延胡索、没药、川芎、官桂各 3 克，当归、蒲黄(包煎)各 9 克，赤芍、五灵脂(炒)各 6 克。水煎服。功用：活血祛瘀，温经止痛。主治：少腹瘀血积块，或疼痛，或胀满；或经期腰酸，少腹作胀；或月经一月数次，淋沥不断，色或紫或黑，或有瘀块；或崩漏，少腹疼痛等。

4

⊙ 气虚血瘀证——补阳还五汤

气虚血瘀证是指因正气亏虚，无力推动血液运行而致瘀血内生，阻滞脉络的一种病证。本证多见于中风后遗症。中风包括了多种脑血管意外疾病，是由于脏腑阴阳严重失调，气血运行失常，加上阴亏于下，肝阳亢盛于上而发生的。由于血随气逆，夹痰夹火而形成瘀血上冲于脑、蒙蔽心神、横窜经脉，以致突然昏仆、半身不遂。在中风之后，除了脉络中仍有瘀血、痰浊阻滞外，还因卒然昏仆而元气大亏，表现为气虚血瘀之证，所以本证固然有因气虚而致血瘀者，也有因中风后瘀血而致正气大亏者。本证的性质显然属本虚标实：其本虚以正气大亏为主，可兼有肝肾阴亏、脾胃虚弱等；其标实以瘀血为主，也可兼有痰浊等邪。

诊断

本证的主要症状为：一侧肢体痿软无力，弛缓不能活动，口眼歪斜。其他见症可有：面色萎黄，语言蹇涩，口角流涎，小便频数或遗尿不禁，或有肢体麻木，舌质淡紫，脉细涩或虚缓。

本证由于正气亏虚而瘀血阻滞于肢体脉络，致筋脉肌肉失养，故见半身不遂，口眼歪斜。舌根失于濡养，则见语言蹇涩不利、口角流涎。面色萎黄是气虚之象。小便频数或失禁，是气虚不能固摄膀胱之故。舌见淡紫及脉细涩、虚缓，皆是气虚而瘀血内停的反映。

本证与中风后肝肾亏损而肝阳上亢者的主要区别在于：肝肾亏损而肝阳上亢证，可见头晕耳鸣，面目红赤，口唇红紫，口苦心烦，舌深红，脉弦滑数等。此外还可参考血压情况，肝阳上亢者血压多升高，气虚血瘀证则血压多偏低。

治法／处方

益气活血，化瘀通络(补阳还五汤)。

黄芪 120 克　当归尾 6 克　赤芍 6 克　地龙 3 克　川芎 3 克　红花 3 克

桃仁3克

歌诀：补阳还五芪归芎,桃仁赤芍加地龙;

中风半身不遂证,益气活血经络通。

用法：上药加水1 200毫升,煎煮成300毫升药液,去渣温服,再加水800毫升,煎煮300毫升药液,去渣温服,每天服2次。

解说

由于本证的瘀血是由气虚无力推动血液而生,而瘀血生成后如人身气虚不能恢复,则瘀血也难以祛除。所以本方中特别重用黄芪为主药,取其大补脾胃之气以推动血行,其用量为其他活血化瘀药的20～40倍。方中的当归尾、赤芍、川芎、红花、桃仁均为活血化瘀、疏通脉络之品。配合地龙可化痰息风、疏通经络,以助化瘀药搜剔经络中有形实邪。

据现代药理研究,补阳还五汤可缓解心肌的缺血,纠正心律失常,改善脑血流量及肢体血流量,并可对抗去甲肾上腺素收缩血管效应的作用,降低血胆固醇。由此可见,本方对心脑疾病确有一定的治疗作用。

治疗参考

补阳还五汤在临床上主要用于各种脑血管意外或急性传染病(如流行性乙型脑炎、流行性脑脊髓膜炎、钩端螺旋体病等)所致的瘫痪后遗症。其他也可用以治疗面神经麻痹、急性脊髓炎、进行性肌营养不良症、急性心肌梗死、婴儿瘫、血栓闭塞性脉管炎、坐骨神经痛、肥大性脊椎炎、闭经等多种疾病具有气虚与瘀血病理变化者。

在具体运用时,根据不同证情可做灵活加减。语言謇涩者,可加石菖蒲、远志等;半侧肢体无力活动、口角歪斜者,可加制南星、白附子、白僵蚕等;肢体麻木者,可加乌蛇、桑枝、乳香、桂枝、鸡血藤等;上肢偏瘫者,可加桂枝、桑枝等;下肢偏瘫者,可加川断、桑寄生、牛膝、狗脊等;小便失禁者,可加金樱子、桑螵蛸、益智仁、山茱萸等;瘫痪而手足发冷者,可加熟附子、桂枝等;倦怠乏力、气短懒言者,可加党参、白术等;如兼有痰浊而胸脘痞闷、苔腻垢者,可加制半夏、白附子、天竺黄;如病久难以恢复,可加地鳖虫、水蛭、虻虫、丹参等。

注意事项

补阳还五汤中以补气的黄芪为主药,用之不当有助火之弊,对肝阳上亢者不可轻用,如参考血压,则高血压者应谨慎投用。

每日练习

1. 气虚血瘀证的临床表现有何特点?

2. 补阳还五汤由哪些药物组成？药物用量上有何特殊之处？临床运用时有哪些主要随证加减法？

3. 案例　孙某，男，55 岁

3 天前晨起未起床时，发现左半侧手足不能自如活动，逐渐至完全不能抬举，伴有半侧麻木，口角歪斜，言语不清，全身倦怠，面色苍白，舌质淡，苔黄浊，脉细涩。查血压：126/84 毫米汞柱。请开中药方。（答案：生黄芪 100 克　地龙 10 克　桃仁 10 克　红花 10 克　当归 10 克　赤芍 10 克　川芎 5 克　豨莶草 12 克　制胆南星 3 克　水煎服）

5

⊙ 寒凝血瘀证——温经汤

寒凝血瘀证是指因寒邪客于血脉，而致血液凝滞不通形成瘀血的一种病证。寒凝血瘀证可发生于多种部位，本节主要讨论寒邪客于小腹胞宫而致瘀血阻滞者，这类病证多见于月经不调、经闭、产后腹痛、不孕症等妇科病。

诊断

本证的主要症状为：小腹觉冷而疼痛，月经色紫黑成块。其他见症可有：月经量少，或逾期不至，或超前而至，或经闭不行，或淋漓不断，小腹拘急而满，妇女久不受孕，唇口干燥，或有五心烦热，至傍晚则发热，脉沉细等。

由于本证有寒邪客于小腹，寒邪性凝滞，能阻碍气行和血液运行，所以小腹觉冷而疼痛，或伴有拘急胀满。寒邪与气血瘀滞于胞宫，必然引起月经不调或经闭。其经色紫黑成块，正是寒邪与瘀血相合的反映。胞宫中寒邪瘀血互阻，可致久不受孕。由于瘀阻久留，影响阴血的化生，所以日久可致阴血亏损，而出现手足心烦热，或傍晚发热等阴虚发热症状。虚热症状不是本证必见症状，但如发现热象，大多不属单纯的寒凝血瘀证，而是寒、热、瘀、虚错杂之证。

治法 / 处方

温经散寒，化瘀养血（温经汤）。

吴茱萸 9 克　当归 9 克　芍药 6 克　川芎 6 克　人参 6 克　桂枝 6 克　阿胶 9 克　牡丹皮 6 克　生姜 6 克　甘草 6 克　半夏 6 克　麦冬（去心）9 克

歌诀：温经汤用萸桂芎，归芍丹皮姜夏冬；

参草益脾胶养血,调经重在暖胞宫。

用法:上十二味药,用水2 000毫升,煎煮成600毫升药液,分3次温服。

解说

本证的瘀血是由于寒邪凝滞于下而致,所以方中用吴茱萸、当归温暖胞宫而驱散寒邪、化瘀养血而调经,为本方的主药。又配合桂枝增强温经活血之效,配合川芎、芍药、丹皮以增强活血化瘀之效。由于本证可伴有阴血不足,所以方中又用人参、甘草补益脾气以助生血之源,而脾气充实后又可加强脾的统制血液功能。方中用阿胶、麦冬可配合当归、芍药以滋养阴血,而丹皮除活血作用外,还可清虚热。瘀血阻滞还可造成水湿内停而形成痰湿,故方中又佐用半夏以温燥痰湿,并能下降胃气、辛散郁结。全方通过散寒、化瘀、养血而达到调理月经诸病的目的,所以方以"温经"为名。

据现代药理研究,吴茱萸不仅有健胃、镇痛、止吐、制酸、抑菌等作用,而且可以收缩子宫。当归、川芎、芍药等均有较好的解痉镇痛、扩张血管作用,当归、人参、阿胶等有增加血液中红细胞数及血红蛋白量的作用。因而本方是调经的有效方。

治疗参考

在临床上本证的寒凝与瘀血两个方面可有所侧重,即有的以寒邪客于胞宫为主而兼有瘀血,有的则以瘀血内阻为主而兼有寒凝,因而在具体用药上可灵活变化。以寒凝胞宫为主者,下腹冷感必然显著,或于经行时尤甚,或终日觉冷,甚则连下肢都清冷不温,面色多萎黄,倦怠无力,或有清稀白带、经色黑如墨迹。对此,方中可去丹皮、麦冬,加入艾叶、制香附、炮姜、小茴香等,或用艾附暖宫丸[1]。以瘀血内阻为主者,月经多有紫黑血块,小腹拘急而坚满,舌色暗红或有瘀点,方中可加入桃仁、红花、乳香、没药、丹参等。如兼夹有湿痰内阻而见胸脘痞闷,苔腻垢者,可加入苍术、陈皮、厚朴等。妇女产后寒瘀互阻于胞宫而恶露不行、小腹冷痛者,也可用生化汤[2],以温经活血止痛。

注意事项

月经病的种类及原因甚多,本方对无寒凝及血瘀之证并不适用。特别是出现烦热见症者,如属气郁化火、湿热内蕴、火热内盛所致者,不可妄用本方。

附方

[1] 艾附暖宫丸:香附180克,艾叶、吴茱萸、川芎、白芍药(酒炒)、黄芪、当归(酒洗)各90克,续断45克,生地黄(酒炒焙干)30克,肉桂15克。共为细末,米醋打糊为丸,每服6克,淡醋汤送下。忌恼怒、生冷。功用:暖宫温经,养血活

血。主治：妇人子宫虚冷，带下白淫，面色萎黄，四肢疼痛，倦怠无力，饮食减少，经脉不调，肚腹时痛，久不受孕。

[2]生化汤：全当归24克，川芎9克，桃仁(去皮尖)6克，干姜(炮黑)、炙甘草各1.5克。水煎服，或酌加黄酒同煎。功用：活血祛瘀，温经止痛。主治：产后恶露不行，温经止痛。

十一、食积证开什么方

⊙ 什么是食积证

所谓食积证，是由饮食积滞于肠胃不能正常运化而出现的一类病证。显然，食积证是属内伤杂病，而食积可看作是内生的有形实邪。在外邪致病时可兼夹食积为患，食积在外感病中可作为兼夹病邪而参与致病。

食积证的形成

人体对饮食的消化和消化之后精微物质、糟粕的输送，主要依靠脾胃，同时还有肝胆的疏泄功能，以及心肺的运送敷布、大肠与小肠的传导等功能相辅。如果饮食过量，超过了人体的运化能力；或人体的运化功能减弱(包括脾胃虚弱、肝胆失于疏泄、大小肠传导失司等)，饮食就会内停在胃或肠，这就形成了食积证，而食积产生后，不仅会进一步影响脾胃的运化功能，又可阻滞胃肠的气机运行，容易伴见气滞证；食积久留又会蕴生邪热或形成痰湿，从而出现食积、湿热互结的病证。

食积证的特征

不论产生食积证的原因是什么，饮食内积于肠胃后都会出现一些共同的症状，这些症状有：脘腹胀满，嗳腐吞酸，恶心呕吐，大便稀溏而酸臭等。这是诊断食积证的主要依据。在此同时，还要参考病前曾有暴饮暴食史，或平素进食过度；也可参考是否有苔腻、脉滑等食积于内的症状。如食积夹邪热，可见口臭、嗳热臭味、喜寒恶热、苔黄腻、脉滑数；如食积夹寒凝，可见泛吐清水、喜热恶寒、舌苔白腻、脉细缓等症状。

⊙ 食积证种类及治法

食积证的种类

食积证虽然比较单纯，但由于产生食积的原因及兼夹其他病邪的情况各有不同，食积证也可分为若干证型。如按发生食积的原因来分，有食滞胃肠、脾虚食滞等证；如按食积兼夹病邪的不同来分，有食滞湿热证、气滞食积证、寒凝食积证等。本单元将学习食滞胃肠证、食滞湿热证、脾虚食滞证等证型的诊治。

食积证的治法

治疗食积证的原则是"消食导滞"。消食导滞属于八法中的"消"法,主要是指帮助饮食的消化和吸收,以消除肠胃的食积。本法所用的药物大多具有促进胃液分泌、胃肠蠕动和消除胃肠炎症的作用。但由于食滞的发生每与脾胃运化功能减弱有关,所以在治食积证时每配合补益脾气之品。又因食积证每兼夹有气滞、湿热,所以也常配合理气和清化湿热之品。本单元所学习的治法有消化食滞、消食清化湿热、健脾消食等几种。

在使用消食导滞法时,应注意消除引起食积证的原因,如系脾胃虚弱、无力运化而致食积者,应配合健脾助运,消补兼施,如只知投用消导之法,反而可伤脾胃之气。食积在胃肠,必然会影响气机的通畅,并易酿生湿热,所以消食导滞法每与理气、清化湿热等法并用。如食积兼夹寒邪内阻,则又当配合温通之品。

每日练习

1. 胞宫寒凝血瘀证的主要症状是什么?

2. 温经汤的组成是什么?方中的药物各有什么作用?

3. 食积证是如何形成的?

4. 食积证的共同临床特征是什么?

5. 什么是"消食导滞"?其中包括哪些具体治法?

6. 案例 曹某,女,28 岁

痛经已 10 年,经期尚准,量多,色紫黑,经至则腰腹部冷痛,出冷汗,下腹胀而喜按喜温,苔薄白,脉沉细。请开中药方。(答案:当归 10 克 炒白芍 10 克 川芎 6 克 桂枝 8 克 党参 10 克 吴茱萸 4 克 丹皮 6 克 阿胶[烊化] 10 克 小茴香 5 克 干姜 3 克 制香附 10 克 水煎服)

第十周

1

⊙ 食滞胃肠证——保和丸

食滞胃肠证是指饮食过度,食积内停而致胃肠功能失常的一种病证。食滞胃肠并非仅仅是消化不良,还包括了多种肠道疾病引起的食欲不振、呕吐腹泻、腹痛等。所以本证可见于小儿或成人的消化不良症、急性胃肠炎、慢性胃炎、慢性结肠炎等病。

诊断

本证的主要症状为:胃脘腹部胀满,呕吐,腹泻,吐泻物有酸臭腐败气味。其他见症可有:嗳腐吞酸,不思进食,腹痛,舌苔厚腻,脉滑等。

本证是由于暴饮暴食或平素饮食过度,脾胃不能运化而停留于胃肠,阻滞气机运行,故见胃脘及腹部胀满,甚则疼痛。食物在体内不能正常消化、吸收和排泄,加上胃肠升降功能的失常,所以发生呕吐、腹泻,吐泻物以未消化的食物为主,这些食物在胃肠道中腐败发酵,所以有酸臭气味。食积于内,影响了脾胃运化,因而不思饮食。再结合饮食不节史,不难对本证做出诊断。

治法／处方

消食化滞(保和丸)。

山楂180克　神曲60克　半夏90克　茯苓90克　陈皮30克　连翘30克　莱菔子30克

歌诀:保和神曲与山楂,陈翘苓夏菔子加;

消食化滞和胃气,煎服亦可加麦芽。

用法:上药为末,炊饼和作丸,如梧桐子大。每次服七八十丸(或6～9克),白开水送下,每天2～3次。也可按原方中剂量的十分之一,改为汤剂,以水煎服。

解说

保和丸中以消食化滞的山楂、神曲、莱菔子为主药。其中山楂可助脾健胃,促进消化,尤善于消油腻肉食之积滞和小儿乳积;神曲也可以消食化滞,尤擅长于消谷麦酒积;莱菔子除可消化食滞外,还能行气化痰,通利肠胃。方中配合陈皮、半夏，可以行气导滞，和胃止呕；配合茯苓可健脾和中。若食积而兼有痰湿内结者，茯苓、陈皮、半夏又有化湿祛痰理气之功。至于方中用连翘，是由于饮食壅积易化热，所以用连翘以清热。本方在煎服时也可加入麦芽，取其健胃化食之效，以助消化食滞。

据现代药理研究，神曲中含多种消化酶，山楂、莱菔子、麦芽等均为促进消化的健胃药，山楂又有扩张血管作用，可改善消化道的血液循环；山楂、连翘等有抗菌作用，可以清洁消化道、消除感染。所以保和丸对于消化不良及消化道的炎症有较好的疗效。

治 疗 参 考

保和丸是治疗食积的常用方，目前在临床上除用于治疗消化不良症外，还用于多种胃肠道疾病，如小儿营养不良、急慢性肠炎等。

本方在临床运用时，可作随证加减。如因过食米面、水果而致食积者，以加入麦芽为宜，也可用麦芽煎汤送服保和丸。食滞较甚者，可酌加枳实、槟榔、谷芽等；郁热较甚而口苦、苔黄、脉数者，可加黄连、黄芩；腹胀痛较甚，大便里急后重者，可加木香、槟榔等；腹痛而大便秘结者，可加大黄、枳实等。食滞而脾胃较虚弱者，可加白术，即为大安丸[1]，为消中寓补之剂。

注 意 事 项

保和丸的作用以消为主，如属脾胃虚弱而致消化不良、食滞内停者，则不宜投用。

附 方

[1] 大安丸：保和丸原方中加入白术60克制丸。用法同保和丸。功用：消食健脾。主治：饮食不消，兼有脾虚者，或小儿食积。

◎ 食滞湿热证——枳实导滞丸

食滞湿热证是指饮食停滞于胃肠，蕴生湿热，或与原有湿热互结，壅塞气机运行而致的一种病证。由此可见，本证的形成有两种情况：一是因先伤于饮食，食积肠胃，蕴而生湿热，从而形成食积与湿热互结；二是病人肠胃已有湿热内停，脾胃运化欠健，又加之食停胃肠不能运化而成食积，从而形成食积湿热互结之证。前者见于内伤杂病，后者既可见于内伤杂病，也可见于外感热病，特别多见于湿热性质的外感热病，如急性胃肠炎、痢疾、肠伤寒、钩端螺旋体病等。

诊 断

本证的主要症状为：脘腹胀痛，大便秘结或稀溏，排便不爽，里急后重，大便色黄如酱,有热臭秽恶之气味。其他见症可有:或伴发热,口中热臭气重,腹部灼热,小便短赤,舌红,苔黄腻,脉沉滑有力。

本证是由于食积与湿热互结,气机阻滞而致,所以食积、湿热、气滞三者并存,脘腹胀痛正是其表现。食积如阻塞肠道,则致大便不通;如湿热下趋,则可出现腹泻,但由于食积于肠道,气机闭阻,必然导致肠道传导不畅,所以每可出现排便不爽,排便时有里急后重感。又因食积与湿热互相蕴蒸,所以大便色黄如酱,有恶臭气味,与一般的腹泻有显著的不同。又因湿热蕴于肠胃,所以可见发热,尤以胸腹为甚。此症状在外感热病中表现得较为突出。其他如小便短赤,为里热之象;舌苔垢浊黄腻,脉沉滑有力,则是湿热、食积互阻的表现。

治法 / 处方

消导食积,清热化湿(枳实导滞丸)。

大黄 30 克　枳实(麸炒)15 克　神曲(炒)15 克　茯苓 9 克　黄芩 9 克　黄连 9 克　白术 9 克　泽泻 6 克

歌诀:枳实导滞曲连芩,大黄术泽与茯苓;

食湿互结生郁热,腹胀便秘此方寻。

用法:上药研为细末,汤浸蒸饼制为丸,如梧桐子大,每次服 50～70 丸(或6～9 克),用温开水送下,空腹服。根据病情轻重适当加减剂量。也可将上方改为汤剂,方中大黄应后下,水煎服。

解说

由于食积与湿热互阻于胃肠道(主要是阻于肠道),影响了传导功能,所以方中用大黄、枳实、神曲为主药。其中大黄可通下逐热,使胃肠的湿热、食积从大便而下;枳实可行气消积,解除脘腹之胀满;神曲可消化食积,以解除内积之邪。三药配合,可祛除食积、湿热、气滞。又因本证有湿热内阻,所以用黄连、黄芩清热燥湿,对于有腹泻者尤为适用。方中又配合茯苓、泽泻、白术以健脾利湿。这样本方在攻逐食积、湿热之邪时就不致损伤正气。

据现代药理研究,大黄可泻下通便,并可抗菌、健胃,对于胃肠的各种炎症有良好的治疗作用。枳实则有增强胃肠蠕动的作用,黄芩、黄连均有较强的抑菌作用,神曲是助消化的良药。全方对于胃肠感染性炎症伴有消化不良者有确切的疗效。

治疗参考

湿热与食积相结的病证可见于内伤杂病和外感热病中。在外感热病中,本证的形成不一定都有饮食不节的原因,而是可能由于湿热之邪蕴蒸于里,使肠胃功能衰退,此时湿热就可与肠中的糟粕相结,从而形成食滞湿热证。对此,更适用枳实导滞汤[1],该方用连翘、紫草、黄连可清热解毒,大黄、厚朴、槟榔、川木通等可推荡积滞、理气化湿,并用神曲、山楂消导积滞。对于食滞湿热证所用的治法,亦可归属"通下法",但由于湿邪有黏滞重着难解的特点,往往投用一二剂通导积滞方,不能将胃肠中的病邪驱除干净,所以在治疗时,要多次反复用药,又称为"轻法频下"。如积滞内停与湿热相结而气滞颇甚,以致腹部胀痛显著,解大便里急后重,便中有红白黏液,即表现为痢疾者,可用中成药木香槟榔丸[2]。本方在适当加减后,可用于治疗肠麻痹症属热结于内者。湿热结滞于内而热毒较重者,还可加入白头翁、金银花、地锦草、辣蓼等。

注意事项

腹痛、腹泻的原因很多,本方所适用的病证必须是有湿热、食滞等实邪内结者。如属寒证、虚证则应禁用。在临床运用时,不可贪图速效而盲目以重剂猛投,否则湿热之邪不易速去而徒伤正气。

每日练习

1. 食滞胃肠证的诊断依据是什么?
2. 保和丸由哪些药物组成? 各起什么作用?
3. 食滞湿热证是如何形成的? 有哪些主要症状表现?
4. 枳实导滞丸的作用是什么? 由哪些药物组成?
5. 案例 宋某,男,34 岁

因连日赴宴,恣意进食,2 天来脘腹胀满,脐周疼痛,大便泄泻,有腐臭气味,时泛酸水,舌苔厚腻,脉弦滑。请开中药方。(答案:焦神曲 12 克 炒麦芽 12 克 焦山楂 12 克 姜半夏 9 克 茯苓 10 克 陈皮 6 克 莱菔子 10 克 连翘 10 克 木香 5 克 炒白术 10 克 水煎服)

6. 案例 王某,男,24 岁

满腹胀满,咕咕作响,有轻度压痛,痛时欲解大便,排便酸臭、多泡沫,肛门灼热,有排而不尽感。苔薄黄而腻,脉细滑。请开中药方。(答案:生大黄后下 9 克 炒枳实 9 克 黄连 8 克 黄芩 10 克 茯苓 10 克 焦神曲 12 克 炒白术 10 克 连翘 10 克 水煎服)

附方

[1] 枳实导滞汤:枳实 6 克,槟榔、生大黄(酒洗)、连翘、厚朴各 4.5 克,川连 1.8 克,六曲、山楂、紫草各 9 克,川木通 2.4 克,甘草 1.5 克。水煎服。功用:导滞通下,清化湿热。主治:湿热积滞结于肠腑,胸腹灼热,呕恶,便溏不爽,色黄赤如酱,苔黄垢腻,脉濡数。

[2] 木香槟榔丸：木香、槟榔、青皮、陈皮、莪术、枳壳、黄连、黄柏各30克,大黄15克,香附(炒)、牵牛子各60克。共为细末,水泛为丸,如梧桐子大。每服3～6克,温开水送下,每天2～3次。功用：行气导滞,攻积泄热。主治：积滞内停,湿热蕴结,脘腹痞满作胀;或脘腹胀痛,下痢赤白,里急后重,舌苔黄腻,脉沉实;或大便秘结之证。

2

◉ 脾虚食滞证——健脾丸

脾虚食滞证是指脾胃虚弱,运化无力而饮食内停所致的一种病证。本证一般多由于大病、久病后,或素体脾胃气虚之人,饮食不慎或食而难化,形成虚中夹实之证,但也有因长期饮食不节,屡屡伤于饮食,以致脾胃之气渐虚而出现本证。本证多见于各种慢性消化不良、小儿营养不良、慢性胃炎、慢性肠炎、胃肠神经症等,也可见于各种急性热病的恢复期。

诊断

本证的主要症状为：胃脘胀满而软,多食则胀甚,食欲不振。其他见症可有：全身倦怠乏力,大便溏薄,胸腹痞满,苔白腻,脉虚弱。

由于脾胃虚弱,运化水谷的功能减退,所以胃脘胀满,多食则无力消化而致胀满加甚,脾虚又有食积于里,所以不思进食。脾虚则水谷不能消化,水湿内生,大便可见溏薄。如食滞较甚,大便可有腐臭气味;如脾虚较甚,则可呈稀便或黏液便。全身倦怠无力,脉虚弱,是脾胃气虚征象,苔白腻则为脾湿之表现。

治法／处方

健脾消食(健脾丸)。

白术(炒)75克　木香(另研)20克　黄连(酒炒)20克　甘草20克　白茯苓(去皮)60克　人参45克　神曲(炒)30克　陈皮30克　砂仁30克　麦芽(炒)30克　山楂(取肉)30克　山药30克　肉豆蔻(面裹,纸包,捶去油)30克

歌诀：健脾参术苓草陈,肉蔻香连合砂仁;
　　　楂肉山药曲麦炒,消补兼施不伤正。

用法：上药共研为细末,蒸饼为丸,如绿豆大。每次服50丸(或6～9克),空腹用陈米汤或白开水送服,每天服2次。其中人参可用党参代。

由于本证为脾胃虚弱所致,所以治疗重点在补益脾胃之气。方中参、术、苓、草四味即为四君子汤(见"气虚证"),该方为健脾补气的基本方,在健脾丸中用这四味药时,特别重用兼有祛湿之效的白术、茯苓,是为了加强补脾渗湿的作用,更配合山药、肉豆蔻以健脾止泻。同时,针对本证有饮食停滞,所以方中又用山楂、神曲、麦芽以消食化滞。由于脾虚食滞而致气机运行不畅,所以方中加用木香、砂仁、陈皮以疏通气机,并可帮助健运脾胃之气。由于食积郁而生湿发热,故方中又佐以黄连清热燥湿。因而本方属消补并用,一方面补气健脾,一方面可以化食行气,清化湿热。

据现代药理研究,人参(或党参)、白术能加强消化系统各脏器的功能,改善消化吸收和代谢的功能,并可兴奋神经系统,增强人体的抵抗力,与其他健脾益气并用,对于消化系统的慢性疾病有较好的治疗作用。方中所用的木香、砂仁、陈皮等可促进肠蠕动,且可止痛、止泻。

治疗参考

脾虚而兼有食滞之证在临床上较为常见,所用方剂也较多。健脾丸在具体运用时,主要在于区别脾虚、食滞之侧重而施以不同的治法。以脾虚为主而食滞次之者,治以补脾胃之气为主,辅以理气消食之品,本方可去黄连、肉豆蔻,并减少神曲、山楂、麦芽等消导药的用量,或可用中成药枳术丸[1]。以食滞为主而脾虚次之者,治以消导食滞为主,辅以健脾益气之品。脾虚有食积而里无湿热,或反见肢冷、便溏、口淡不渴或口泛清水者,为脾虚而兼寒象,方中黄连当去之,酌加干姜、附子以温中祛寒。

注意事项

健脾丸作用较平和,不属于大补大泻之剂,但由于方中有消食清化湿热之品,所以纯由脾胃虚弱而致的胃脘痞满,按之空虚而软者,不宜投用本方。

每日练习

1. 脾虚食滞证是如何形成的? 有哪些主要症状表现?

2. 健脾丸由哪些药物组成?

3. 案例　蔡某,女,45 岁

患肠伤寒后,发热已退半月,但仍感全身乏力,胸脘痞满,不思饮食,前日勉强多进食后,胃脘部胀满不适,时嗳气,大便稀溏,频频放屁。苔薄白而腻,脉细弱。请开中药方。(答案:党参 10 克　陈皮 6 克　炒山药 10 克　焦麦芽 12 克　茯苓 10 克　焦神曲 12 克　炒白术 9 克　焦山楂 12 克　白豆蔻打,后下6 克　砂仁打,后下5 克　炙甘草 3 克　水煎服)

[1] 枳术丸：枳实(麸炒)30克，白术60克。共为细末，荷叶裹烧饭为丸，如梧桐子大。每服5～10克，温开水送下，每天2～3次。功用：健脾消积。主治：脾胃虚弱，饮食积滞证，胸脘痞满，不思饮食，食入不化，或腹满泄泻等。

3

十二、风湿证开什么方

◉ 什么是风湿证

所谓风湿证，是指风湿外邪侵犯人体肌肉、经络、筋骨所出现的以肢体关节疼痛、拘急、肿胀等症状为主的一种病证。由此可见，风湿证是属于外感性疾病，一般较少涉及内脏的病变。但有些风湿证日久不愈，可内传脏腑，引起内脏的病变，尤其是可影响到心、肾等脏，此时已非单纯的风湿证，而是属于内科内脏病的范围。

风 湿 证 的 特 征

风湿是一种外邪，分别具有风与湿两种病邪的致病性质，在临床上的表现多种多样，但有一定的共同症状，这些症状有：关节或肌肉的疼痛，每逢阴雨、寒凉天气则病势加剧，关节可肿大，屈伸不利，或有筋脉拘急，有时还可伴有肢体麻木和痿软无力。此外，本病证的发生每有感风、受凉、受湿史。本病由于有湿邪存在，湿性黏滞难解，所以得病后往往缠绵日久，难以治愈。

风 湿 证 与 痹 证

中医学把感受风、寒、湿、热等外邪引起的肌肉、关节、筋骨酸痛、重着、麻木、屈伸不利，甚至关节肿大的病证称为痹证。显然，风湿证与痹证的概念有密切的联系。一般把风湿证也称为风湿痹证，但引起痹证的因素除风湿之邪外，还与寒或热等外邪有关，而在痹证后期的病理变化往往也不限于风湿为患，还与痰、瘀等病邪有关。所以本单元讨论的风湿证内容只是痹证中的部分证型。此外，风湿之邪也是引起风湿表证的病因，尽管风湿表证与风湿所致的痹证有密切的关系，但前者以发热恶寒、头痛身痛等表证为主，为时短暂；后者以肌肉关节疼痛为主，久延难愈。

由此可见,两者分属不同的病证,本单元的风湿证不包括风湿表证在内。

◉ 风湿证种类及治法

风湿证的种类

风湿证为感受风湿外邪而致病,但其中有侧重于风甚者,有侧重于湿甚者。同时,风湿又往往分别兼有寒邪或热邪而形成风寒湿邪或风湿热邪。其各自引起的病证都有不同。在风湿证的发展过程中,又可耗伤人身的气血或肝肾阴液,或内生痰湿、瘀血。由此可将风湿证分为若干证型,如风寒湿证、风湿热证、风湿痰瘀证、正虚风湿证等。

风湿证的治法

治疗风湿证的原则是"祛风湿"。祛风湿的中药多性温而具辛味,有辛通、辛散的作用,其中有的药还兼具有舒筋、通络、止痛、强筋骨的功效。通过祛风湿而可起到镇痛、消炎、抗过敏、促进局部血液循环、减少关节液渗出、解热、改善体质等多方面的治疗作用。

由于风湿证有多种类型,所以祛风湿法视不同的风湿证型而具体运用不同的治法,其中主要的治法有:祛风散寒,祛湿通络;祛风除湿,清热通络;搜风化痰,祛瘀通络;扶正祛风化湿等法。其中化痰祛瘀之法多用于风湿证日久不愈而内生痰瘀者;扶正之法多用于风湿证日久而正已虚者,常用养血、补气、补益肝肾等法。

祛风湿的方药多属温燥之性,用之不当极易耗伤阴血,所以不宜过用或久用,素体阴血虚少者应慎用,或适当配合补养气血之品以防其弊。

每日练习

1. 风湿之邪所致的疾病是否都是痹证? 风湿证的主要临床表现是什么?
2. 风湿证中有哪些病邪可参与病理变化?
3. 什么是"祛风湿"? 有哪些具体的治法?

4

◉ 风寒湿证——防风汤

风寒湿证是指感受了外界风寒湿之邪,而致邪留肌肉、经络、关节,阻滞气血运行引起疼痛、麻木、活动障碍的一种病证。本证的发生每与居处潮湿、涉水冒雨、久受寒凉等原因有关,多见于各类关节炎、肌肉或关节风湿等病中。

本证的主要症状为：关节或肌肉疼痛，或有麻木、重着感，关节屈伸不利。其他见症可有：关节、肌肉疼痛，或游走无定处，或痛处固定，肢体清冷畏寒，疼痛每逢阴雨、寒凉天气则加剧。舌苔白滑，脉紧或浮弦。

由于风寒湿邪阻滞于经络，气血不能畅通，所以病邪犯及的关节、肌肉发生疼痛或麻木、重着。但由于所感风寒湿三种病邪各有侧重不同，所以临床表现可有所区别：其中以风邪偏甚者，疼痛部位多游走不定，有时还可伴有发热、恶风寒等表证，又称为行痹；以寒邪偏甚者，疼痛较剧烈，且多有固定痛处，往往还可伴有肢体关节拘急，难以屈伸，痛处畏寒发凉，得暖稍缓，遇寒则重，甚则四肢不温，又称为痛痹；以湿邪偏甚者，多表现为肢体麻木、重着、酸痛，身有汗，胸脘痞闷，苔多白腻，脉濡缓，又称为着痹。

治法 / 处方

祛风散寒、除湿通络，同时要根据风寒湿各病邪的侧重而分别着重于祛风、散寒或除湿（防风汤）。

防风 6 克　甘草 6 克　当归 6 克　赤茯苓 6 克　杏仁 6 克　肉桂 6 克　黄芩 2 克　秦艽 2 克　葛根 2 克　麻黄 3 克

歌诀：防风汤中归草苓，杏仁肉桂与黄芩；
　　　秦艽葛根加麻黄，姜枣同煎行痹灵。

用法：上药研为粗末，每次用 15 克，加生姜 5 片，大枣 3 枚，加水和酒煎服。

解 说

风寒湿证是感受风寒湿之邪而致，故防风汤中用防风、秦艽、葛根、麻黄祛除风邪，兼能散寒，并配合肉桂更加强其逐寒之力。茯苓则能健脾渗湿，秦艽、防风等药除祛风邪外，亦可化湿。由于风寒湿邪痹阻经络，气血运行不畅，所以方中又用当归和血通络，配合姜、枣、甘草调和脾胃营血。在煎煮时加入酒，可增加温散通络作用。至于方中用黄芩是因气血郁滞日久可产生内热，故用黄芩清其邪热，如体内无郁热则可去之。本方主要适用于风寒湿证以风邪为主而表现为关节、肌肉疼痛无定处的行痹，同时也兼有祛寒、化湿作用。

据现代药理研究，防风对动物实验性关节炎有抑制作用，并有一定的镇痛作用。秦艽则有明显的镇痛、镇静、抗炎作用，并可抗过敏、降低毛细血管通透性。肉桂、葛根、当归、麻黄等药有扩张血管，改善组织血液循环、镇痛、消炎、抗菌等作用。因而本方可用于治疗各种关节炎疼痛、肿胀的病证。

治疗参考

风寒湿证在临床上的表现复杂多端，防风汤所治的痹证属风邪偏胜的行痹。在实际运用时,应根据病邪的不同部位、风寒湿三邪的偏重和其他兼夹病邪的不同而予以加减,或选用其他适合的方剂,如初感风寒湿邪,病邪主在肌表而有筋骨疼痛、拘急,或有恶寒、发热、头痛等表证者,可加羌活、独活等辛散之品,以祛散在表之风湿,或可用羌活胜湿汤[1]。疼痛以上肢为主者,可加羌活、白芷、片姜黄、威灵仙等,以加强祛风通络之力。疼痛以下肢为主,可加独活、牛膝、防己、萆薢、苍术等,以加强除湿通络之力。疼痛有定处,且喜热畏寒,则属寒邪偏盛,可加制川乌、熟附子、干姜等辛热温经散寒之品,或可用乌头汤[2]。肌肤麻木、重着而苔腻者,为湿邪偏盛,可加薏苡仁、海桐皮、豨莶草、路路通、苍术等,以祛湿通络。病程较久,伴有腰背疼痛者,多兼有肾气不足,可加淫羊藿、杜仲、川断、桑寄生等;伴神倦乏力,全身酸楚,舌淡,脉弱者,多兼有气血不足,可加党参、黄芪、鸡血藤等,以补益气血,助正气以逐外邪。

注意事项

本方用药偏于温燥,如病人阴血不足或内热较重者,应谨慎使用,以免使用不当而耗伤阴液,助长热势。

每日练习

1. 风寒湿所引起的痹证有哪些主要的症状表现?行痹、痛痹、着痹的主要特点是什么?

2. 防风汤由哪些药物组成?主治什么病证?如何根据病情进行加减?

3. 案例 苏某,女,43岁

关节走窜疼痛3年,受冷或逢阴雨天则加重,以下肢关节为主,痛处关节皮色不变,无明显肿胀。口不渴,四肢欠温,苔白微腻,脉沉细。请开中药方。
(答案:防风8克 茯苓10克 肉桂5克 秦艽10克 当归10克 独活10克 川牛膝10克 炒苍术10克 当归10克 熟附片6克 炙甘草3克 水煎服)

附方

[1]羌活胜湿汤:羌活、独活各9克,藁本、防风、炙甘草、川芎各4.5克,蔓荆子3克。水煎温服。功用:祛风胜湿。主治:风湿在表,头痛头重,腰背重痛,或周身作痛,难以转侧,苔白,脉浮。

[2]乌头汤:川乌(制)、黄芪各10克,麻黄、白芍、甘草(炙)各6克,蜂蜜60克(冲)。水煎服。功用:祛寒镇痛,补气血。主治:寒痹,遇寒即发,遍身关节剧烈疼痛,不可屈伸,舌苔白腻(方中乌头有毒,宜先煎煮半小时至一小时)。

5

⊙ 风湿热证——宣痹汤

风湿热证是指感受了外界风湿热之邪,而致邪留肌肉、经络、关节,阻滞气血运行,引起肿痛的一种病证。本证的发生每为感受风湿热之邪而引起,或因素体湿热内盛、阴虚有热,在感受风湿外邪后,易转化为风湿热的性质,也有原属风寒湿证,郁滞而化热,转化为风湿热性质的病证。多见于急性风湿热、风湿性关节炎、痛风以及其他一些自身免疫性疾病如红斑狼疮等病。

诊断

本证的主要症状为:关节疼痛,灼热红肿。其他见症可有:发热,口渴,心烦不安,汗出,舌质红,苔黄,脉滑数等。

由于本证性质属热,所以又称热痹。其临床表现为关节疼痛、灼热、皮色发红、局部肿胀,系风湿热之邪壅滞关节,郁阻气血所致。其症状与外科病疮疡的红肿热痛相似,但不会酿生脓肿。至于发热、汗出、口渴、心烦等症状,皆是热邪亢盛的表现。

本证与风寒湿证的主要区别是局部是否有灼热红肿的表现。风寒湿证虽然也可出现内有郁热的表现,但在患处局部并无红肿热痛的表现,即关节虽痛但皮色不变,无灼热感,即使有肿胀,一般也不严重。风湿热痹证具有火热之性,所以有热象。此外,本证往往来势较急,发展较快,全身症状比较显著,而且还有可能影响到心脏等内脏,所以要特别予以重视。

治法 / 处方

祛风除湿,清热通络(宣痹汤)。

防己 15 克　杏仁 15 克　滑石 15 克　连翘 9 克　栀子 9 克　薏苡仁 15 克半夏(醋炒)9 克　晚蚕沙 9 克　赤小豆皮 9 克

歌诀: 宣痹汤中赤豆皮,苡仁杏仁与防己;

栀子夏滑翘蚕沙,骨节烦疼痹证宜。

用法: 上药用水 1 400 毫升,煎煮成 500 毫升,分 3 次温服,每天服 2～3 次。

解说

本证的治疗重在针对风、湿、热三种病邪,所以除了要用寒凉清热之品外,祛风湿之物也应力避温燥者。本方中用防己、蚕沙、薏苡仁、赤小豆皮,皆为祛风除湿、疏利经络之品,而性质又不辛温而偏于清凉,再配合连翘、栀子、滑石可以清热利湿。方中用杏仁是为了通过宣开肺气而疏利全身气机,既可助祛除湿邪,又可畅通经络。半夏可辛通化湿,性虽偏温燥,但与清热药同用,可制其温燥之性。

据现代药理研究,蚕沙、防己等药有抗炎止痛作用,防己中含有兴奋肾上腺皮质功能、抗过敏的成分。蚕沙、连翘、栀子等药有抗菌作用。提示了本方对风湿热、风湿性关节炎、红斑狼疮等疾病有一定的疗效。

治疗参考

风湿热证的病变部位和风湿热三邪的侧重有所不同,所以临床表现及其相应治法也有所变化。病位以上肢为主者,可加片姜黄,或可用白虎桂枝汤。病位以下肢为主者,可加入苍术、黄柏、川牛膝、车前子、萆薢等。关节气血郁滞较甚,肿痛剧烈者,可加海桐皮、威灵仙、赤芍等。局部红肿热痛较甚,或全身发热、烦渴、苔黄、脉滑数者,为邪热炽盛,可加入石膏、知母、金银花藤、青风藤等。见关节红肿痛剧,夜间尤甚,身热,烦渴,舌质深红,苔少而干,为火毒内迫血分,可加入犀角(用水牛角代)、黄连、升麻、丹皮、生地等。伴见皮肤红斑,或红块结节者,为热毒与瘀血聚于肌肤,可加紫草、丹皮、地肤子、赤芍、生地、桃仁等,以凉血活血。热盛伤阴者,可酌加养阴之品。

注意事项

本方性质偏寒凉,凡寒邪未去的痹证不可投用。如筋骨、肌肉、关节均呈寒象而里有热象者,每为风寒湿证兼有郁热,当辨证无误,不可轻投本方。又因风湿热所致的痹证较易内犯心脏,因而必须严密注意心脏的功能状态,必要时可做心电图检查。

每日练习

1. 风湿热引起的痹证有哪些主要的症状表现?与风寒湿证的主要区别是什么?

2. 宣痹汤由哪些药物组成?方中各药的作用是什么?

3. 案例　金某,女,18岁

发热恶寒5天,伴头痛,咽痛,全身酸痛。经服解热止痛药片后,寒热已退而身自汗出,时有恶风,两膝、肘部疼痛渐剧,并伴皮色发红,膝部有肿胀,扪之觉热,行走时痛尤甚。小腿处又有红色硬结6枚,按之疼痛。口苦而干,心烦,小便黄。舌质红,苔淡黄而腻,脉细滑数。请开中药方。(答案:木防己10克　秦艽10克　连翘10克　生栀子10克　生薏苡仁12克　杏仁10克　滑石⑬20克　蚕沙⑬10克　法半夏9克　赤小豆皮10克　金银花藤15克　赤芍10克　生甘草3克　水煎服)

第十一周

1

⊙ 风湿痰瘀证——身痛逐瘀汤

风湿痰瘀证是指感受了外界风湿之邪,阻滞气血运行,日久不愈,形成痰浊、瘀血,以致风湿之邪与痰瘀互结,阻于经络的一种病证。由此可知,本证注注是风湿证日久不愈,外邪阻滞经络、筋骨、肌肉、气血津液不能畅通,以致津液凝聚为痰浊、血脉瘀阻成瘀血。痰瘀一旦形成后,又与外邪互结,更加闭塞经络、筋骨、肌肉,病邪更难祛除,终于成为慢性难愈的痼疾。本证多见于各类关节炎迁延不愈或反复发作者,特别是类风湿关节炎日久而有关节肿大畸形、功能活动发生障碍等病。

诊断

本证的主要症状为:关节疼痛时轻时重,长年不愈,关节肿大不消,或有关节畸形、强直、不能屈伸。其他见症可有:舌质暗红,或紫暗,或有瘀点、瘀斑,苔白腻,脉细涩等。

本证由于有痰瘀等有形之邪聚于经络,所以关节肿胀难消,日久难愈,并可影响关节的正常活动功能。如发于手部,可致手指挛急、变形、肌肉萎缩,甚至形如鸡爪。如发于胸部脊椎关节,可致脊椎凸出不能挺直而成为驼背。至于舌质表现以及脉象细涩,均为瘀血、痰浊存在的佐证。

本证的特点是出现关节畸形、强直而造成的关节运动功能障碍,恢复则相当困难,此与风寒湿证、风湿热证中因关节疼痛或暂时肿胀而引起的关节运动障碍是不同的,应注意区别。

治法 / 处方

搜风化痰,祛瘀通络(身痛逐瘀汤)。

秦艽3克　川芎6克　桃仁9克　红花9克　甘草6克　羌活3克　没药6克　当归9克　五灵脂(炒)6克　香附3克　牛膝9克　地龙(去土)6克

歌诀:身痛逐瘀秦艽芎,桃红没归膝地龙;

　　　羌活香附甘五灵,风湿痰瘀身痛功。

用法:上药加水1 400毫升,煎取250毫升药液温服,再加水800毫升,煎成250毫升药液温服,每天服2次。

　　身痛逐瘀汤中的当归、川芎可养血活血,配合桃仁、红花、五灵脂、没药、牛膝以活血化瘀,这样,使得逐邪之中寓有补益之义,祛瘀血而不伤阴血。又因本证的瘀血是由风湿外邪久留经络而形成的,所以方中又用羌活、地龙、秦艽祛风湿而疏通经络。瘀血与风湿互结,必然影响人身气机的运行,所以方中加用香附以疏理气机,促使气行,气机畅通后,也有助于瘀血与风湿等病邪的祛除。方中虽未用化痰之品,但通过疏通经络,使气血运行畅通后,痰浊也每可随之而消。

　　据现代药理研究,桃仁、红花、当归、牛膝、秦艽、川芎、没药等均有扩张血管、改善局部血液循环等作用。其中有的药物还分别具有镇痛、镇静、抗炎、减少结缔组织增生、抗过敏等作用。因而本方除一般的消炎止痛作用外,具有较复杂的药理作用,对于改善局部运动功能有一定效果。

　　风湿痰瘀证是一种顽固之证,因关节已有变形,所以恢复较困难,疗程较长。在治疗过程中,应根据风、湿、痰、瘀诸邪的消长和体质情况进行灵活的加减。风湿较甚而疼痛剧烈者,可加入羌活、防风、乌蛇、白花蛇、川桂枝等。瘀血较甚而关节变形显著,可加入鸡血藤、地鳖虫、穿山甲等,以加强活血通络之效。痰浊较甚,用一般祛风湿、活血药效果不明显者,可加入白芥子、胆南星等。如兼有寒象,痛处畏寒喜暖,肢体不温,可加入附子、肉桂、制川乌、鹿角片、淫羊藿等。

　　关节疼痛日久不愈者,除了易生痰瘀外,还可引起正气虚衰。本方只适用于痰瘀与风湿相结而致的实证,如有明显的正气虚衰,则应配合扶正之药。

◉ 风湿正虚证——独活寄生汤

　　风湿正虚证是指感受了外界风湿之邪后,日久不愈而体内气血、肝肾亏虚的一种病证。显然,本证属正虚邪实、虚实夹杂。在一般痹证中,正气也往往有程度不等的耗伤或不足,但若虚损的程度较轻,就不列入本节的范围。本证的形成,是由于风寒湿热等外邪久留于筋脉、关节、肌肉,造成气血运行凝涩不畅,如此的后果,除可形成痰瘀等邪外,还必然影响气血的化生运送而致气血不足。又因筋骨与肝肾有密切的联系,所谓"肝主筋""肾主骨",病邪久在筋骨,会导致肝肾失于荣养,出现肝肾亏虚。而正虚之后,风湿之邪仍然存在,所以形成正虚邪实之证。本证多见于各种关节炎、系统性红斑狼疮、痛风等慢性病。

本证的主要症状为：关节疼痛反复发作,长年不愈,肢体倦怠,腰脊无力,舌淡,脉弱。其他见症可有:面色萎黄无华,肢节屈伸不利或麻木不仁,心悸气短,畏寒喜温,舌苔白等。

本证一般发生于痹证反复发作或久延不愈之后,从原来邪实之证转化为正虚邪实之证。由于气血不足,不能滋养人体,故见肢体倦怠乏力,面色萎黄无华,肢体麻木,心悸气短。又因肝肾主人体的筋骨,肝肾亏虚后,筋骨失养则腰脊无力、屈伸不利。

治法／处方

祛风湿,补气血,益肝肾(独活寄生汤)。

独活9克　桑寄生6克　杜仲6克　牛膝6克　细辛6克　秦艽6克　茯苓6克　肉桂心6克　防风6克　川芎6克　人参6克　甘草6克　当归6克　芍药6克　干地黄6克

歌诀:独活寄生艽防辛,归芎地芍桂苓均;

杜仲牛膝人参草,冷风顽痹屈能伸。

用法:上十五味药研为粗末,用水2 000毫升,煮取600毫升药液,分3次温服。治疗期间注意保暖,勿使受凉。

解说

本证属风湿未去而气血、肝肾已虚,所以方中以温燥祛风散寒化湿的独活为主药,同时又配秦艽、防风、细辛等加强祛风散寒化湿的作用。由于气血已虚,所以方中又配人参、茯苓补气健脾,并用当归、川芎、地黄、白芍以养血活血。此外,方中的桂心又可温通血脉而驱散寒邪,再佐以甘草调和诸药。全方扶正祛邪并施,而扶正有助于祛邪,祛邪又有助于正气的恢复,两者相辅相成。

据现代药理研究,本方中的独活、秦艽、川芎、细辛、防风、杜仲等均有抗炎、镇痛作用。人参、茯苓、当归、地黄、白芍等则有调节人体免疫功能、抗过敏反应、强壮、增加红细胞数等作用。肉桂配合川芎、当归等药,可以扩张血管、改善血液循环。这些药物互相配合,对于关节的各种慢性炎症所造成的疼痛、肿胀有一定的治疗作用。

治疗参考

独活寄生汤是一张攻补兼施的良方,在具体运用时尚须根据正虚与邪实的不同情况而调整药物及用量。气血不足较甚,全身软弱无力,形寒畏冷,自汗出者,可加炙黄芪、枸杞子、白术等,或用三痹汤[1]。肝肾亏虚较甚,腰膝酸软无力者,可加川断、狗脊、淫羊藿等。寒象较甚,关节冷痛,四肢不温者,可加附子、干姜、巴戟天等。湿邪较甚,关节重着,肌肤麻木者,可加苍术、防己、海桐皮等。疼痛较甚者,可加制川乌、白花蛇、地龙等。夹有痰瘀等实邪者,可加乳香、桃仁、红花、白芥子等。

注意事项

本方中有补益气血、肝肾的药物,如无明显的正虚表现,本方不宜投用,所以不能作为治疗所有痹证的通用方。

每日练习

1. 风湿痰瘀证的临床特征是什么?

2. 身痛逐瘀汤由哪些药物组成?方中药物各有什么治疗作用?

3. 风湿正虚证是如何形成的?其临床特征是什么?

4. 独活寄生汤由哪些药物组成?其中各药的作用是什么?

5. 案例　陈某,男,41岁

周身关节疼痛,反复发作4年余。以四肢指、趾关节为主,小骨节均肿大,屈伸不利,受寒或阴雨天加剧,痛处皮色不变。舌质淡紫,脉沉细。请开中药方。(答案:秦艽10克　羌活6克　桃仁9克　红花9克　川芎6克　乳香6克没药6克　炒延胡索10克　熟附片9克　地龙10克　当归10克　炒五灵脂10克　炙甘草3克　水煎服)

6. 案例　黄某,女,36岁

患关节疼痛十余年,以双膝关节为著。面色萎黄,形寒肢冷,倦怠乏力,腰膝酸软,头昏耳鸣,食少口淡,苔白,舌质淡红,脉细弱。请开中药方。(答案:党参10克　当归10克　炒白芍10克　茯苓10克　肉桂5克　独活9克　桑寄生10克　杜仲10克　川牛膝10克　细辛3克　防风8克　熟地12克　川芎8克　秦艽10克　鸡血藤8克　炙甘草3克　水煎服)

附方

[1] 三痹汤:即独活寄生汤去桑寄生,加重黄芪、续断,再加入生姜,水煎服。功用:益气养血,祛风胜湿。主治:血气凝滞,手足拘挛,风痹等。

2

十三、虚证开什么方

◉ 什么是虚证

> 虚证是人体正气,包括阴阳、气血、津液、各脏腑组织等虚弱所形成的一类病证。中医学把所有的病证都划分为虚证或实证两大类,其划分的依据是:凡以邪实表现为主者属实证,以正虚表现为主者属虚证。当然,还有许多正虚与邪实并存的虚实夹杂证。

虚证的形成

体内正气不足的原因很多,大致有两个方面:一是素体正气不足,包括先天禀赋薄弱(多种遗传性疾病、孕产期的失调等)、后天调养不当(饮食偏嗜、营养不良等);二是由于过度烦劳、饮食不节、情志失调、感受各种病邪等原因,对人体正气的耗伤或损害,特别是在患重病、久病之后,正气的虚弱久不恢复,即形成虚证。由此可见,虚证之中,有的主要是体内正气素虚而致,此时多表现为纯虚之证;有的则因病而致虚,此时往往原来的致病久邪尚未尽去,多表现为虚实相杂之证。

虚证的特征

由于虚证中正气不足的种类各不相同,虚损的脏腑组织又各有区别,所以虚证的临床表现十分复杂。总的来说,虚证的主要特征是出现各种虚弱症状,如面色苍白或萎黄,精神委靡不振,疲倦无力,心慌气短(活动后更甚),畏寒肢冷或五心烦热,易出汗,大便稀,小便失禁,舌上少苔,脉虚弱无力等。如按阴阳气血虚衰的不同,可出现一些相应的共同症状。其中凡阴虚、血虚者,由于阴阳平衡失调,往往会表现出阳气偏亢的症状,即所谓虚热。凡阳虚、气虚者,由于失却阳气的温煦作用,往往会表现出各种寒象,尤其是阳虚者,更易出现,此即为虚寒。关于虚寒证,在前面已经学习过几种证型,所以在本单元内不作详细讨论。

虚证可见于各种疾病中。如外感病中各种传染病、感染性疾病的恢复期或慢性阶段,内伤杂病的脏器功能衰弱阶段,以及各种营养缺乏症、低血糖症、低血压症、贫血病、内分泌功能减退症、慢性白血病、神经衰弱症等。至于虚实相兼杂出现的病证，几乎可见于任何疾病，只是邪正虚实的侧重程度各不相同，应根据临床表现进行具体分析。

⊙ 虚证种类及治法

虚证的种类

虚证所包括的证型甚多，其分类方法通常是以阴阳气血为经，以脏腑为纬，即大致分为阴虚、阳虚、气虚、血虚四个基本类型，然后再按所虚脏腑的不同而分为若干具体的证型。由于这些证型内容较繁杂，故列下表以说明。

分　类		临　床　表　现	
		共有症状	各证型各自症状
阴虚	肺阴虚证	潮热，或五心烦热，盗汗，口燥咽干，舌红少津，脉细数	干咳，痰少而稠，声音嘶哑
	心阴虚证		心悸失眠，心烦不安，口舌生疮
	胃阴虚证		不思饮食，心中嘈杂，大便干燥，干呕呃逆
	肝阴虚证		眩晕目花，耳鸣目涩，视物不明，爪甲不华
	肾阴虚证		腰膝酸软，头晕耳鸣，形体消瘦，遗精经少
	肠液虚证		大便干结，便秘难解
阳虚	心阳虚证	倦怠少气，形寒嗜卧，四肢不温，小便清长，面白，舌淡而胖，脉弱	心悸自汗，心胸憋闷或作痛，唇舌青紫，脉迟
	脾阳虚证		食少便溏，肠鸣腹痛，呕吐腹泻，口流清涎，苔白，脉细弱
	肾阳虚证		腰膝酸冷，遗精阳痿，尿多或失禁，大便完谷不化，浮肿，苔白，脉沉细或微细
气虚	表虚证	倦怠乏力，懒言声低，舌淡脉弱	汗出畏风，时易感冒
	肺气虚证		气短自汗，动则尤甚，咳喘无力，畏寒面白
	脾气虚证		不欲饮食，大便溏薄，食后腹胀，面色萎黄
	心气虚证		心悸气短，动则尤甚，惊悸失眠
血虚	心血虚证	头晕眼花，面色不华，唇舌色淡，脉细弱	心悸健忘，失眠多梦
	肝血虚证		胁痛肢麻，爪甲不荣，筋脉拘急，眼睛干涩，视物模糊

除上述证型外，还有阴阳气血并虚或属脏腑同病的情况，如气血两虚、阴阳两虚、阳气亏虚、阴血不足等，以及心肾阳虚、肺肾气虚、肺胃阴虚、肝肾阴虚、脾胃气虚、脾肾阳虚、脾肺气虚、心肺气虚、心脾两虚等多种证型。本单元将学习虚

证中的表虚证、肺胃阴虚证、肝肾阴虚证、气虚证、中虚气陷证、气阴两虚证、血虚证、气血两虚证等证型的诊治。

虚证的治法

治疗虚证的原则是"补益",即属八法中的"补"法。所谓补益,就是用药物来补充体内正气的不足。其作用具体地说,一方面可以补充气血阴阳的不足,消除各种衰弱症状,或抗衰老以益寿延年;另一方面对于正气大虚而病邪未尽的病证,也可以通过补益正气来增强人体抗御或驱逐病邪的能力,即所谓"扶正以达邪"。补益药物的作用不仅仅是补充人体所需的各种营养、氨基酸、维生素、微量元素等,更重要的是在于调节人体免疫功能、改善人体的各种状态、中和毒素,甚至抗菌、抗病毒等方面的作用。所以不能把中药的补益方药简单地等同于营养品。

由于虚证的种类极多,所以补益一法在临床运用时,应视所虚的不同情况而有所区别。如大体地区分,有补气、补血、补阴、补阳;更具体地区分,则有补五脏六腑之不同。本单元将学习益气固表、滋养肺胃、滋补肝肾、补中益气、补气益阴、补养心血、补气养血等几种补益法。至于各种补益阳气的治法,可参"虚寒证"。

在运用补益法时,首先应辨别病证的虚实真假。因某些邪实证在邪势极盛的情况下,可出现类似虚证的表现,对此真实假虚之证切不可误用补益法。同时,在使用补益方药时,要十分注意病人的脾胃功能,有些脾胃极度虚弱的病人,投用补药后非但不能吸收利用而发挥药效,反而加重了脾胃的负担,即所谓"虚不受补"。对这类情况,应先调治脾胃。此外,补益药物中有许多是味厚滋腻之品,往往可以影响脾胃的运化功能,所以在补益方中每配合健脾和胃、理气助运之品。

每日练习

1. 虚证是怎样形成的?其诊断依据是什么?
2. 气虚证、血虚证、阴虚证、阳虚证的主要临床特征是什么?
3. 什么是"补益法"?其作用是什么?
4. 在运用补益法时要注意哪些问题?

3

◉ 表虚证——玉屏风散

表虚证是指人身卫外之气虚弱,肌表疏松,以致时时汗出或经常易感受外邪的一种病证。人体的肺与肌表有密切的关系,肌表的毛窍闭合开启与抗御外邪的功能是由肺气主宰的,故有"肺合皮毛"之说,因而表虚与肺气不足每每相关。如素体肺气不足,或肺有旧疾,或大病后肺气已虚,肺气调节肌表的功能衰退,可导致毛窍开泄而汗液不断外泄,称之为自汗。卫表之气虚衰,不能抗御外邪,所以易感受外邪。本证多见于身体一贯虚弱或病后、产后、自主神经功能紊乱、体内代谢失常等多种疾病中。

诊断

本证的主要症状为:时时汗出,稍活动后尤甚,或经常感冒。其他见症有:汗出伴恶风,面色少华,倦怠乏力,气短懒言,脉细弱等。

由于肌表之气亏虚,不能控制毛孔的闭合,所以汗液自出。劳动之后必然耗气,肌表更不能得到固摄而汗出更多。汗出则在表的阳气亦随之消耗,肌表失却温养致恶风觉冷。由于卫表之气虚衰,所以容易感受外邪而经常发生感冒。肺气不足不能充养人体,则面色少华而倦怠乏力、气短懒言。

表虚证的主要特征是自汗出,但自汗并非全属于表虚证。以前所学习的表寒虚证也以自汗出为主症之一,但其是感受风寒之邪而致,尚有各种表证症状;又如阳明气热证由于邪热盛于里而迫津外泄,也有自汗出,但必有各种里热症状。以上两证与表虚证均有自汗,但其他症状有所不同,应予鉴别。

治法 / 处方

益气固表(玉屏风散)。

黄芪 180 克　白术 60 克　防风 60 克

歌诀:玉屏风散术芪防,表虚气弱汗多尝。

用法:上药研为粗末,每次用 6～9 克,开水送服,每天服 2 次。也可取上方剂量的十分之一,加水煎服。

解说

由于表虚证的自汗是肺卫之气虚弱所致,所以方中以黄芪为主药,补益肺气而固摄肌表。同时配合白术健脾,因脾为气血生化之源,脾气健则肺气得充,而且白术本身就有止汗之效,与黄芪相伍可以相得益彰。本证虽为虚证,但由于卫表之气虚弱,外邪每易犯及,而且一旦犯及则难以祛除,所以方中配合防风,可以祛除在表的外邪,而且与黄芪一补一散,有固表而不留邪,祛邪而不损正的配伍妙用。

据现代药理研究,黄芪是一味对体液及细胞免疫均有明显促进或调节作用的药物,能增强细胞的生命力和抵抗力。玉屏风散全方对人体的免疫功能又呈现双向调节作用,即对免疫功能偏低者可提高之,偏高者则可降低之。

玉屏风散不仅对于自汗属表虚者有良好的疗效,而且已成为增强人体免疫功能、治疗上呼吸道多种疾病的常用方,特别对于有肺气虚表现者,用之尤有良效。此外,本方也可用于各类肾小球肾炎或风湿热病人,每因感冒而导致病情反复者。

本方在临床运用时每根据病情而有所加减。汗出较多,甚至终日身汗不断者,可加浮小麦、糯稻根、五味子、牡蛎等,以收敛固表止汗。气虚较甚,还可加入党参、茯苓、黄精等,以助黄芪补气之力。因表虚而感受外邪,外邪未去者,可加入桂枝、白芍以解散肌表风寒,调和营卫之气(即与桂枝汤合方)。用本方治疗慢性鼻炎、过敏性鼻炎反复发作而属表虚者,可加入辛夷花、苍耳子等,以疏风通窍。如气虚而致自汗、盗汗,也可用牡蛎散[1]。

本方以补益为主,只可用于因表气虚而致的自汗,如外邪尚盛,不可轻用本方,以免助长邪势或致邪恋难去。如属阴虚内热所致夜寐出汗,亦非本方所宜。

1. 什么是表虚证?其主要的临床表现是什么?与表寒虚证的主要区别在何处?

2. 玉屏风散由何药组成?该方有何功用?

3. 案例 陈某,女,23岁

自分娩后一直易汗出,现已历2年,汗出仍多,虽隆冬亦时自汗,汗出后身恶风。由于汗后衣衫皆湿,时常受凉感冒。平素易疲劳,稍活动则周身汗出尤甚。面色无华,食少便溏,苔白薄,舌质淡红,脉细弱。请开中药方。(答案:生黄芪15克 防风8克 炒白术10克 当归10克 糯稻根18克 浮小麦18克 水煎服)

[1]牡蛎散:黄芪、麻黄根、牡蛎(煅)各30克。共为粗末。每次服9克,加小麦(或浮小麦)30克,加水同煎,去渣热服。或用原方剂量之半作汤剂煎服。功用:固表敛汗。主治:自汗,夜卧尤甚,心悸惊惕,短气烦倦,舌淡红,脉细弱。

4

⊙ 肺胃阴虚证——沙参麦冬汤

肺胃阴虚证是指肺胃阴液不足,而致人体出现某些干燥症状的一种病证。人体的阴液有许多种类,包括了津液、精、血等在内,主要功能是营养和润泽人体的内外上下、各脏器组织。而阴液主要来源于水谷的精微物质,即以胃阴为全身阴液的基础。胃阴充沛则可滋养肺阴,如素体胃阴不足或病后胃阴耗伤,必然导致肺阴亏虚;另一方面,肺阴亏虚后也会耗伤胃阴。因而在临床上,肺胃阴伤每同时并见而成为一个证型。本证多见于各种肺部感染性疾病(如肺结核、肺炎等)和呼吸道的多种传染病(如白喉、猩红热等)的后期以及慢性胃炎等疾病中。

诊断

本证的主要症状为:口干咽燥,干咳少痰,舌光红少苔。其他见症可有:低热,不思进食,胃中灼热或隐痛,或嘈杂,大便干燥,干呕,脉细数等。

由于肺胃阴液不足,不能滋润于上,所以觉口干咽燥。胃阴不足则无法行使正常的消化功能,所以不思进食,胃中嘈杂。胃中阴液不足,不能滋润胃肠,气机不畅,所以出现干呕,大便干燥,胃中隐痛。如伴有胃中灼热感,为胃阴不足而致虚热内生之故。因肺阴不足,肺气上逆,所以咳嗽而痰少,呈干咳样。舌光红少苔,脉细数,皆是胃阴亏虚的表现。

本证在临床表现上,有的侧重于肺阴伤,有的侧重于胃阴伤。如侧重于肺阴伤,可见干咳、胸痛较甚;如侧重于胃阴伤,可见胃中嘈杂、隐痛、舌光红。本证可见于内伤杂病,也可见于外感病,而见于外感病者,每侧重于肺,且多兼有未尽的病邪,此时往往有低热。

治法 / 处方

滋养肺胃(沙参麦冬汤)。

沙参9克　玉竹6克　生甘草3克　冬桑叶4.5克　麦冬9克　生扁豆4.5克　天花粉4.5克

歌诀:沙参麦冬扁豆桑,玉竹花粉甘草襄;
　　　肺胃阴伤燥象见,胃嘈干咳最堪尝。

用法： 上药用水 1 500 毫升,煮取 400 毫升,每天分 2 次温服。

解说

本证由于属肺胃阴液耗伤,所以方中用沙参、麦冬、玉竹、天花粉等甘寒生津药物滋养肺胃之阴液。又配合生扁豆、甘草扶养胃气,使胃气恢复而津液自生。方中所用桑叶,其目的在于轻清宣透,以祛散肺部未尽的余邪。全方对于肺胃阴伤而以干咳为主症者尤其适用,可使肺阴恢复、余邪消退而干咳得止。

据现代药理研究,沙参、麦冬、玉竹等药分别具有解热、祛痰、止咳、抑菌等作用,而且对于调节人体免疫功能有一定作用。

治疗参考

沙参麦冬汤对肺阴不足及胃阴不足者均可适用,但在具体运用时,则须根据肺阴虚或胃阴虚的侧重而有所变化。偏重于胃阴虚者,可加石斛,并重用玉竹、麦冬等;偏重于肺阴虚者,重用北沙参、梨皮等。胃部隐痛者,可加白芍,与方中甘草相合,既有酸甘化阴以补养阴液之效,又有缓急止痛之功。胃阴虚而胃气郁滞,见胃脘作胀,食后胀甚者,可加厚朴花、玫瑰花、佛手片等。大便干燥难解者,可加火麻仁、瓜蒌仁、柏子仁等。肺余热不清,咳久不愈者,可加地骨皮、枇杷叶等。如肺阴不足,痰少难咳者,可加瓜蒌皮、海蛤壳、川贝母等。肺阴久伤不复者,可加百合、银耳(另炖服)等。此外,由于胃阴一虚,脾胃的运化功能每随之而减弱,气机亦易壅滞,所以在投用滋养肺胃阴液药物时,往往要配合少量疏理气机、健胃助运的药物,如陈皮、砂仁等,同时也可避免甘寒滋养的药物更加妨碍脾胃的运化功能。

注意事项

使用本方要注意病人的脾胃运化功能。同时,对于肺热较甚的干咳、咽燥口干者,不可投用本方,以免滋腻之品造成邪恋不解的后果。

每日练习

1. 肺胃阴虚证的主要临床表现是什么?

2. 沙参麦冬汤由哪几味药组成? 可治疗哪些病证?

3. 案例　金某,男,27 岁

患大叶性肺炎 2 周,经治疗后体温已正常,但下午自觉面部烘热,手足心发热,干咳阵作,胸部闷痛、口干,饮食不香,大便较干,小便黄,舌质红、苔少,脉细数。X 线胸透示:肺部炎性病灶阴影尚未完全吸收。请开中药方。(答案:麦冬10 克　北沙参 10 克　玉竹 12 克　天花粉 10 克　冬桑叶 10 克　瓜蒌皮 12 克　地骨皮 8 克　白扁豆 12 克　生甘草 3 克　水煎服)

5

⊙ 肝肾阴虚证——六味地黄丸

肝肾阴虚证是指肝肾阴液不足,而致人体出现失却阴精滋养、虚火内动等症状的一种病证。肾阴又称为肾精、真阴,是人体结构组成和功能活动的先天基础。肝阴来源于肾阴,所以肾阴不足一般就可导致肝阴不足,而肝阴耗伤后也可导致肾阴匮乏。因而在临床上,肝肾阴伤每同时并见而成为一个证型。又因肾阴与肾阳在正常情况下是互相制约、维持平衡的,如肾阴不足,则可致阳火偏亢,称之为"相火",同样,肝阴不足也会引起肝阳偏亢,从而可出现各种虚热症状。此外,胃阴与肾阴,一为后天,一为先天,胃阴以肾阴为本,并不断地充养肾阴,因而胃阴大虚或久虚后,也可导致肾阴枯竭。本证多见于急性传染病、感染性疾病的后期,也多见于各种慢性病中,如高血压病、糖尿病、消渴病、神经症、慢性肾炎、慢性肾盂肾炎、各种结核病以及多种妇科病中。

诊断

本证的主要症状为:腰膝酸软,头晕耳鸣,五心发热,舌红。其他见症可有:健忘失眠,视物昏花,口咽干燥,颧红盗汗,口渴引饮,男子遗精,女子月经量少或经闭,或崩漏,脉细数。

由于肝肾主筋骨,而肝肾阴液不足,不能充养腰膝,则可见腰膝酸软。肝肾阴虚而虚火上扰,所以头晕、耳鸣、健忘、视物昏花。五心烦热,颧红盗汗,舌红等,均为虚热之象;而口咽干燥,口渴欲饮水等则为阴液不足的表现。精血不足,则妇女经少或经闭,但如虚热内盛,血热妄行,又可致崩漏不止。虚火内扰心神则致失眠,扰于精室则致遗精。

由于肾主骨生髓,而脑又是"髓之海",全赖肾阴涵养,所以肝肾阴虚证的临床症状与脑的关系非常密切。又因肾主人体的泌尿和生殖功能,所以许多泌尿系统、生殖系统疾病每可出现肝肾阴虚证,这与肺胃阴伤证多出现于呼吸、消化系统疾病中有所不同。而在外感热性病的后期所表现的肝肾阴虚证,每见于危重病证之后,除了可见上述有关症状外,还可见低热久留不去,或手足抽掣、强直等筋脉失于滋养、虚风内动的症状。

治法 / 处方

滋补肝肾(六味地黄丸)。

熟地黄 24 克　山茱萸 12 克　干山药 12 克　泽泻 12 克　茯苓（去皮）9 克
丹皮 9 克

歌诀：六味地黄益肾肝，山药丹泽萸苓掺。

用法：上药为末，炼蜜为丸，如梧桐子大。空腹用温开水或淡盐汤化下 6～9 克，每天 3 次。或用上药加水 1 500 毫升煎服。

解说

肝肾阴虚证的治疗重点在于补益肾阴，肾阴充则肝阴也可得到补充，所以方中用熟地滋补肾阴为主药。山茱萸既可助熟地补肾阴，又可补养肝阴，还兼有酸涩收敛之功，因而对肾阴亏虚而有尿频、遗精、月经过多、汗出不止等滑脱不禁症状者尤为适用。方中山药补益脾胃之气，通过加强脾胃的运化功能，使水谷之精微能补充肝肾之阴，即所谓"补后天以充先天"，传统又认为山药可补脾阴。由于肝肾阴液不足后造成肝肾功能减退或失调，所以方中又配合了清虚热的丹皮，祛水湿的泽泻、茯苓，以排除病理产物和调整脏腑功能，有助于肝肾阴液的恢复。所以前人称本方的配伍是"补中有泻"，即指出本方补而不腻、无恋邪助邪之弊。当然，全方的作用主要还是在于滋补，方中补药的用量也较大。

据现代药理研究，六味地黄丸有明显增强细胞免疫功能的作用，可刺激和提高抗体形成，并有一定的强壮作用。本方又能促进尿素的排泄，所以可用于治疗慢性肾炎；本方还对肾性高血压有降压和改善肾功能的作用，并可改善神经系统及性腺的功能，有延缓衰老、抗肿瘤的作用。方中熟地可降血糖、强心、利尿、抗过敏。山茱萸在大剂量使用时有较好的升血压抗休克作用，对病理性高血压则有降压作用，显示了对血压的双向调节作用。山药富含营养成分和淀粉酶等，可强壮滋补，帮助消化。方中丹皮可扩张血管，改善毛细血管的通透性；泽泻则可降血脂，减轻动脉粥样硬化，改善肾脏功能；茯苓也可利尿，并增强细胞免疫功能。因而显示本方对人体的免疫功能失常和多种脏器的病变有较好的治疗作用。

治疗参考

六味地黄丸是补肾阴或肝肾之阴的基本方，在临床上适应的病证甚为广泛。可用于高血压病的阴虚阳亢型、食管上皮细胞增生症、糖尿病、尿崩症、慢性前列腺炎、功能性子宫出血、中心性视网膜炎、突发性耳聋、小儿营养不良、发育迟缓、口舌生疮、再生障碍性贫血等。

在临床具体运用本方时，有许多加减法。阴虚火旺症状较显著，出现五心烦热或骨蒸劳热，盗汗，口舌破碎生疮等症状，可将方中熟地改为生地，以增加凉血清热之力，或加入知母、黄柏等以清虚热，即知柏地黄丸[1]。肾阴不足而肾气上逆,不能收纳而作喘、作呃者,可加入五味子收敛肾气而止喘呃,即都气丸[2]。肝肾阴虚不能上养头目,致眩晕、耳鸣、两目昏花或干涩等症状较显著时,可加入枸杞子、菊花,即为杞菊地黄丸[3]。肾阴不足又兼肺阴不足,以致虚喘较甚时,可加麦冬、五味子,即为八仙长寿丸。如除了有肾阴不足外,还有肾阳不足的表现,如下半身清冷,小便清长,下肢水肿,舌淡而胖等,可加入桂枝(或肉桂)、附子,即为肾气丸[4]。

在外感热性病的后期,如耗竭了肝肾阴液出现了肝肾阴虚证,而往往仍有邪热遗留,所以补肝肾的药物不宜过于滋腻收敛,熟地、山茱萸等不宜用,所以常用加减复脉汤[5],方中以干地黄、阿胶、麦冬、白芍等以滋补肾阴,以麻仁、炙甘草扶正润燥。如兼有汗大出而心慌严重,可加生龙骨、生牡蛎等;如兼有手足抽搐、强直、蠕动不自主表现,即属虚风内动,可加入生牡蛎、生鳖甲、生龟甲等,以养阴潜镇息风。

注意事项

六味地黄丸虽为"补中有泻"之方,但毕竟以滋补为主,若肝肾阴虚而伴有明显的水湿、虚火、痰浊、瘀血等病邪者,宜配合相应的祛邪药物。

每日练习

1. 肝肾阴虚证的主要临床表现是什么? 肾阴与肝阴有何关系?

2. 六味地黄丸由哪些药物组成? 各味药物的主要作用是什么?

3. 请举出 3 个以六味地黄丸加味而成的处方。

4. 案例　陈某,女,36 岁

患肾结核 1 年余,经治后小便化验检查已正常,但腰部仍有酸痛,不能久坐久立,手足心发热,形体消瘦,两颧微红,心烦失眠,夜间口渴,舌面干燥,双目发涩,舌质红而舌形瘦小,苔少,脉细数。请开中药方。(答案:生地 15 克　山茱萸 10 克　丹皮 6 克　泽泻 10 克　炒山药 12 克　茯苓 10 克　知母 10 克　夜交藤 18 克　水煎服)

附方

[1] 知柏地黄丸:六味地黄丸加知母、黄柏。制成丸,每服 3～6 克,每天 2～3 次。功用:滋阴泻火。主治:阴虚火旺,骨蒸潮热,盗汗梦遗,小便黄赤。

[2] 都气丸:六味地黄丸加五味子。制成丸,每服 3～6 克,每天 2～3 次。功用:敛肺补肾。主治:肺肾两虚,气喘咳嗽。

[3] 杞菊地黄丸:六味地黄丸加枸杞子、菊花。制成丸,每服 3～6 克,每天 2～3 次。功用:滋阴补肾,养肝明目。主治:肝肾不足,头晕目眩,视力减弱或复视,两目枯涩疼痛。

〔4〕肾气丸：干地黄 24 克,山药、山茱萸各 12 克,泽泻、茯苓、牡丹皮各 9 克,桂枝、附子各 3 克。为末,炼蜜为小丸。每服 6～9 克,每天 1～2 次,开水或淡盐汤送下,或按上剂量改为汤剂煎服。功用：温补肾阳。主治：肾阳不足,症见腰痛脚软,下半身常有冷感,少腹拘急,烦热不得卧,小便不利或频多,舌质淡而胖,脉虚弱尺部沉微。

〔5〕加减复脉汤：炙甘草、干地黄、生白芍各 18 克,麦冬(不去心)15 克,阿胶、麻仁各 9 克。以水 1 200 毫升,煮取 900 毫升,分 3 次服,每天 3 次。功用：滋阴养血,补益肝肾。主治：邪热耗伤肝肾阴液,低热日久不去,手足心热,口干唇燥,心烦,心悸,脉虚大或促。

第十二周

1

⊙ 气虚证——四君子汤

气虚证是指脾肺之气虚衰而致的一种病证。气虚从广泛的含意来说，是指全身的气不足，因而五脏六腑均可以出现气虚证。但由于脾为气血生化之源，而肺为全身气机运行的总司，脾气又与肺气密切联系，同盛同衰，所以人体的气虚每以脾肺气虚为主。一般所说的气虚证，除了特别加以说明者外，多亦指肺脾之气虚衰。本证多见于各种慢性疾病中，如慢性胃炎、慢性肠炎、慢性肾炎、慢性肝炎、贫血、营养不良、神经衰弱症等，在急性热病的恢复期阶段也可出现。

诊断

本证的主要症状为：面色苍白或萎黄，倦怠乏力，食少便溏。其他见症可有：少气懒言，语声低微，舌质淡，苔薄，脉细缓或细软。

人体的气有充养全身，维持生命活动等重要作用，如发生亏虚，则面色苍白或萎黄，周身无力，倦怠委靡，舌质淡。又因脾气不足不能运化水谷，所以食少而大便稀溏；肺气不足则少气而声音低微。气虚无力鼓动血脉则脉细缓或细软无力。

气虚证和阳虚证都有人体功能活动衰退的表现。一般来说，阳虚证都兼有气虚的症状，而气虚证如进一步发展也会形成阳虚证。两者的主要区别在于：阳虚证由于阳气不足，必有虚寒内生而出现畏寒、四肢不温、得暖稍舒等寒象；气虚证则无明显的虚寒症状。

治法 / 处方

补气健脾（四君子汤）。

人参(去芦)10克　白术9克　茯苓(去皮)9克　甘草(炙)6克

歌诀：四君子汤补脾气，参术茯苓甘草比。

用法：上药为细末，每次用6克，加水800毫升，煎至200毫升温服，不论时候。或按上方剂量加水煎服。方中人参亦可用党参代，但功效稍逊。

解说

四君子汤中以人参大补元气，补脾益肺，是本方的主药。配合白术、茯苓健脾燥湿而补益脾气,再加炙甘草补益脾胃而调和诸药。全方通过补益脾气,恢复运化功能,使气血资生之源充实,则气虚可以得到补养而恢复。

据现代药理研究,四君子汤可增加肝糖原的合成,增强胸腺素活性,提高细胞和体液免疫的功能。该方又可调整胃肠功能,促进骨髓的造血功能,特别是可以加速红细胞的生成,所以在补血剂中经常配合本方以加强补血作用。此外,本方可通过调节神经系统、心脏和内分泌而促进血压上升,有助纠正休克。方中人参可增加红细胞、血红蛋白、白细胞,促进新陈代谢,增强神经系统和肾上腺皮质功能,并有强心、降血糖、抗过敏等多种作用。白术可保护肝脏,防止肝糖原减少,并可利尿。茯苓、白术除有利水作用外,还与人参一样具有促进人体免疫功能的作用。甘草有类肾上腺皮质激素的作用,能解毒,解痉,保护胃黏膜。

治疗参考

四君子汤是补气的基本方,对于体质气虚、病后失调或久病气虚者均可应用,并宜于久服。在临床上可用以治疗各种慢性消化道疾病、贫血、乳糜尿、尿崩症、小儿营养不良、妇女妊娠呕吐、神经衰弱症等疾病。

前人有许多补气方都是在本方基础上加减变化而来。如本方加陈皮,名异功散[1],对于脾胃虚弱而又有气滞,见脘腹胀满者,更为适用。本方加陈皮、半夏,即为六君子汤[2],对于脾胃虚弱又有痰湿内阻,见恶心呕吐、咳痰稀白而苔腻者,较为适宜。六君子汤再加香附(或木香)、砂仁,名香砂六君子汤[3],其补气益脾、理气化痰祛湿的作用较全面。四君子汤加扁豆、薏苡仁、山药、莲子、砂仁、桔梗等,名参苓白术散[4],对于脾胃虚弱而呕吐腹泻、四肢无力,或小儿发育不良者,可以长期服用。

注意事项

本方药性平和,副作用小,所以称为"四君子汤",但毕竟以补益为主,祛除病邪作用较弱,所以对正气虚而病邪存在者,一般不宜单投本方。

每日练习

1. 气虚证有哪些主要临床症状?

2. 四君子汤由哪几样药物组成?有什么治疗作用?

3. 案例 王某,男,31 岁

自幼多病,近半年来食欲不振,大便时溏,每天 2～3 次,周身乏力,经常头昏心慌,活动后易出汗,注意力不易集中,口淡不渴,苔白舌质淡,脉细软无力。请开中药方。(答案:党参 10 克 炒白术 10 克 茯苓 10 克 炒扁豆 12 克 陈皮 6 克 炒山药 12 克 炙甘草 3 克 水煎服)

[1] 异功散：四君子汤加陈皮6克，或与四君子汤诸药等份，为细末，每服6克，加生姜5片，大枣2枚，水煎，食前温服。或按原剂量水煎服。功用：益气健脾，理气助运。主治：脾胃气虚兼气滞，症见食欲不振，胸脘痞闷不舒，呕吐泄泻。

[2] 六君子汤：四君子汤加陈皮、半夏各6克。水煎服。功用：益气健脾，燥湿化痰。主治：脾胃气虚兼痰湿，症见食少便溏，胸脘痞闷，咳嗽痰多色白，恶心呕吐。

[3] 香砂六君子汤：六君子汤加香附（现代多用木香）、砂仁各6克。水煎服。功用：益气补中，健脾和胃，理气止痛。主治：脾胃气虚，湿阻气滞，症见纳呆，嗳气，脘腹胀满或疼痛，呕吐泄泻。

[4] 参苓白术散：莲子肉（去皮）、薏苡仁、人参、白术、桔梗（炒令深黄色）各10克，缩砂仁、甘草（炒）各5克，白扁豆（姜汁浸去皮，微炒）15克，白茯苓、山药各20克。共为细末，每服6～9克，枣汤调服。或作煎剂。功用：益气健脾，和胃渗湿。主治：脾胃气虚夹湿，症见四肢无力，形体消瘦，饮食不化，或吐或泻，胸脘闷胀，面色萎黄，舌质淡苔白腻，脉虚缓。

2

⊙ 中虚气陷证——补中益气汤

中虚气陷证是指脾胃之气虚衰后，不能行使升举职能而致的一种病证。所谓脾胃的升举职能主要表现在脾胃运化输布水谷精微之气时，必须向上升发提举才能由肺布散到全身，同时，人体的许多脏器组织能固定在某一部位，也有赖于脾胃的升举职能。因而当脾胃升举职能反常时就会出现"下陷"的病理变化，即称为中虚气陷。其具体表现在水谷运化输布方面的障碍，精微物质不能向上输布全身，反从下通过大小便排出体外，即为腹泻、乳糜尿等；某些脏器组织，特别是胃、肝、肾、肛门直肠、子宫等下坠甚至有肛门、直肠、子宫外脱。本证多见于各种慢性肠炎、痢疾、肠道功能紊乱、脱肛、子宫脱垂、胃下垂、肝下垂、肾下垂、妇女月经过多、流产、乳糜尿等证。由此可见，本证实际上即为气虚证中的一个类型，即气虚而见有无力升举、中气下陷症状者。

本证的主要症状为：胃脘或腹部坠胀，肛门、子宫等脏器组织下垂或外脱，腹泻日久不止。其他见症可有：倦怠乏力，气短懒言，头目昏花，舌淡苔白，脉细弱。

由于脾胃气虚，中气下陷，升举无力，所以胃脘或腹部觉下坠、胀满不舒，并有肛门或其他脏器下垂或外脱的表现。因全身气虚，功能衰退，所以倦怠乏力，气短懒言。又因人体清阳之气不能上升，所以也可见头目眩晕，但一般以头昏沉重为主，与肝肾阴虚所致的头晕而觉旋转者不同。

治法 / 处方

补益脾胃，升提中气(补中益气汤)。

黄芪3克　甘草(炙)1.5克　人参(去芦)1克　当归(酒焙干，或晒干)0.6克　橘皮(不去白)1克　升麻1克　柴胡1克　白术1克

歌诀：补中益气芪术陈，参柴升草当归身；

　　　　劳倦内伤功独擅，气虚下陷用之神。

用法：上药研为粗末，加水600毫升，煎取200毫升药液，空腹温服，每天2次。也可用上列剂量的5倍，以水煎服，或制成丸剂(补中益气丸)，每服6～12克，每天2～3次，以温开水或姜汤送下。

解说

本方以黄芪补益脾胃之气作为主药，配合升麻、柴胡等升散药后，就有升提中气的作用，这是本方的配伍特点。同时，方中又配伍人参、白术、炙甘草以益气健脾，增强本方补气之效。方中又佐陈皮疏理气机，以防补益之品壅滞气机。人体气血可互相滋生，故方中配伍当归养血，血充则有助于气的化生。因而全方在补益脾胃中气的同时，升提下陷之气，对于中虚气陷而引起的久泻、出血、脏器下垂或外脱之证较为适用。

据现代药理研究，补中益气汤对子宫等内脏有兴奋作用，升麻、柴胡在方中有明显的协同作用。全方可以改善全身状态，还可减轻放射线或其他化学药物对人体的损害，增强免疫功能。实验又表明，本方对肠道有双向调节作用，当肠蠕动亢进时，本方有抑制作用，当肠张力下降时，本方又有兴奋作用。方中黄芪有类性激素和兴奋中枢神经系统的作用，与人参相配合，有较显著强壮和调整人体脏器功能的作用。当归能改善体内的血循环，有助于脏器功能的恢复。

治疗参考

补中益气汤在临床上的运用较为广泛，凡属于气虚而有气机下陷的病证，都可投用，如内科杂病中的胃下垂、肾下垂、溃疡病、慢性肠炎、脱肛、腹股沟疝、乳糜尿等；妇科病中的子宫脱垂、妊娠或产后小便不通、膀胱阴道壁膨出、阴道大出

血或其他出血病证、白带频下等；眼科病中的麻痹性斜视、眼睑下垂等。此外，本方对因脾胃虚弱而致的虚热之证也有较好的益气除热作用，即所谓"甘温除大热"。

本方在临床运用时变化较多。如取其中的人参、黄芪、炙甘草、升麻、白术作为汤剂，即为举元煎[1]，适用于各种气虚下陷或阳气外脱所致的血崩、大汗、虚脱病证，方中黄芪、人参用量较大。如补中益气汤再加入苍术、木香，名调中益气汤[2]，治气虚而湿浊中困者。如中气虚弱而清阳不升所致的头痛，可加入白芷、细辛、川芎、蔓荆子；如在气虚下陷的基础上又见有形寒肢冷等阳虚症状，可酌加肉桂、附子、干姜等；如腹泻不止或汗出不止，可酌加乌梅、五倍子、诃子等。在治疗胃下垂时，可酌加茯苓、郁金、枳壳、山楂、鸡内金、山药、大枣等健脾益气、帮助运化的药物；在治疗产后小便不通时，可加茯苓、冬葵子。治疗小儿秋季腹泻，如兼夹食积，可加神曲、山楂；如泻下不畅而大便有黏液，可加木香、川连；如有热而伤阴者，则可加胡黄连、白芍；有肛门直肠脱垂者，可加御米壳、诃子、儿茶等。

注意事项

由于本方性质温而上升，所以属虚火上炎而致的面赤、口苦、眩晕、口咽干燥及气机上逆所致的恶心呕吐、胃脘膨胀等病证，均不宜投用本方。

每日练习

1. 什么是中虚气陷？其临床表现有什么特点？
2. 补中益气汤由哪些药物组成？其配伍特点是什么？
3. 案例　程某，女，34岁

素体多病，体形瘦长，平素倦怠乏力，纳谷不香，食入则腹部膨胀不适，时时嗳气，大便稀溏，苔白质淡红而胖嫩，脉细弱。体检发现胃下垂、子宫脱垂。请开中药方。（答案：党参10克　炙黄芪15克　炒白术10克　陈皮6克　炒柴胡3克　炙升麻3克　当归10克　茯苓10克　炒枳壳12克　炙甘草3克　水煎服）

附方

[1] 举元煎：人参、炙黄芪各12克，炙甘草、白术各5克，升麻3克。水煎服。功用：益气举陷。主治：气虚下陷，血崩血脱，亡阳垂危等证。

[2] 调中益气汤：人参9克，黄芪12克，甘草、升麻、木香各4克，陈皮、柴胡、苍术各6克。水煎服。功用：益气升阳，燥湿健脾。主治：脾胃气虚而有湿困者。

3

⊙ 气阴两虚证——生脉散

气阴两虚证是指人体阴液与气,主要是心、肺气阴均有亏损而致的一种病证。人体脏腑都有阴阳,其中出现阴阳俱虚者甚多,如胃、肾、肝、心、肺等常有阴阳两虚的证型。但通常所说的气阴两虚证主要指心、肺阴液与气的亏损。其发生的原因,有的是因为外感热性病过程中里热亢盛,迫津外泄而消耗了心肺之气阴;有的是因肺虚久咳不已而致肺之气阴两亏;有的是因思虑、劳倦过度而耗伤了心之气阴等。本证多见于内伤杂病中的肺部慢性疾病(如矽肺、肺癌、肺结核)、风湿性心脏病、心肌炎、冠心病等,以及急性热病大汗虚脱、心力衰竭、休克等病证。

诊断

本证的主要症状为:倦怠乏力,气短,口干渴,汗出。其他见症可有:渴欲饮水,呛咳少痰,舌干红无津或苔薄舌淡而干,脉虚细、虚数或散大无力。

心肺之气不足,则可致倦怠乏力,气短,甚至可致气急而喘。汗出过多不仅会消耗阴液,还可耗散气:心肺阴液不足则口干而渴,或渴欲饮水,舌苔干燥少津;气的耗伤则进一步加重了气虚的症状。呛咳少痰是由于肺阴不足、肺气上逆而致。脉虚无力则是正气虚衰的表现。

本证如发生于外感热病中,如气阴虚极而欲脱,还可见汗出淋漓,高热骤降等症状。如结合检查血压,可见血压下降。本证如进一步发展,则可因汗出不止,气阴不断耗伤而致虚脱。

治法/处方

益阴补气(生脉散)。

人参 10 克　麦冬 10 克　五味子 6 克

歌诀:生脉麦味与人参,气阴两虚急煎斟。

用法:上药加水 800 毫升,煎取 300 毫升药液,去药渣,一天中不拘时候服完。方中人参可用党参代,但功效稍逊。

解说

本方又名生脉饮。方中以人参为主药,其性甘温,为大补元气之品,既可补气,又能生津养阴。再配合甘寒的麦冬,可养阴生津,尤其善于养心阴。还佐以五味子,性酸,可以止汗,又可收敛肺气而止咳喘。因而全方可补益心肺之气阴,有益气、生津、养心、补肺、敛肺之效。

据现代药理研究,生脉散用于各种冠心病和休克,有显著的增强心肌收缩力、改善血液循环,特别是改善冠状动脉血循环的作用,并能促进全身内分泌腺的分泌,调整全身的功能,有明显而持久的升血压、强心作用。生脉散对人体的免疫功能也有的调节作用。由此可见,生脉散对人体有较广泛的作用。

治疗参考

生脉散既可用于急重病证,又可用于许多慢性病,是一张临床常用的补气阴之方。本方除了可用于心肺气阴两虚证,也可用于治疗其他脏腑的气阴两虚者;在临床运用时,既可单独使用,也可加入其他药物使用。现代已将其制为口服液、注射液,更方便使用。本方可用于多种心、肺疾病及心力衰竭、休克的治疗。

在具体使用本方时,有许多加味方法。如对急性热病中出现大汗、神情萎顿、四肢发冷、脉微细的阴阳两脱证,可加入附子、肉桂、干姜等;对心肺之气大虚而自汗、心悸者,可加黄芪、炙甘草等;对形瘦久咳、不思进食、夜寐不安者,可加怀山药、茯苓、莲子、白术等;对心阴不足而失眠、心烦、汗出者,可加茯神、丹参、龙骨、牡蛎等;对有心动过速者,可酌加茯神、龙齿、磁石、酸枣仁、生地、炙甘草等。

注意事项

本方系补虚之剂,对于邪热炽盛于里而致大汗、大渴之证不可误投。前人用本方治暑热病证,并非以其清暑热,而只是用以治疗暑热耗伤气阴的病证。

◉ 血虚证——四物汤

血虚证是指体内血液不足而引起的一种虚衰病证。脾胃虚弱而生化之源不足,或出血过多,或久病而耗伤血液,都可导致血虚证。本证多见于各种贫血、病后康复阶段和多种妇科病。

诊断

本证的主要症状为:面色萎黄,唇爪苍白无血色,头晕目眩,舌淡。其他见症可有:心悸失眠,妇女月经量少或经闭,产后乳少,不孕,脉细等。

血液主要功能是滋养脏腑和形体,血虚必然导致内脏功能的减弱,尤其是对心肝两脏的影响为大。因血液不能上养头目,所以见面色萎黄、唇色苍白、头晕目眩、舌质色淡不红。心血不足,心神不能内守,所以心悸失眠,或表现为健忘。血液不足,月经之源亏虚,则有月经量少、愆期或经闭。因血虚不能化生为乳汁,所以产后乳少或无乳。血液亏损不能充盈脉管,则脉象细。

补血(四物汤)。

当归(去芦,酒浸炒)10 克　川芎 10 克　白芍 10 克　熟地黄(酒蒸)10 克

歌诀:四物归地芍与芎,阴血不足此方宗。

用法:上药研为粗末,每用 9 克,以水 400 毫升,煎取 200 毫升药液,去药渣乘热空腹服,每天早、中、晚服三次。

解说

四物汤中当归可补血、活血,熟地则甘温补养阴血,两药配合作为本方主药。川芎有辛通疏理气血之效,使本方在补血之中又兼能活血。白芍性酸,补阴血而兼收敛。因而全方补血而不滞血,行血而不破血,补中有散,散中有收,成为一张补血的基本方剂。

据现代药理研究,四物汤可改善血液循环,促进红细胞的形成。在体外试验证明,本方可促进细胞免疫和体液免疫功能。这些研究提示,本方不仅可改善贫血状态,而且可以调整全身的多种功能活动。

治疗参考

四物汤是补血和妇科调经的常用方。在临床上除了治疗各种贫血和病后虚弱病证外,还用于各种月经不调、痛经、经闭、妊娠腹痛、胎死腹中、先兆流产等妇科病。

在临床运用本方时,有许多加减方法。血虚而兼有下焦寒盛,小腹疼痛发冷,月经量少而色淡,经期推迟者,可加入艾叶、阿胶,即胶艾四物汤[1]。血虚而兼有瘀血,月经色紫质黏稠,有血块而腹痛甚者,可加桃仁、红花,即为桃红四物汤[2],瘀甚还可加入丹参、桂枝、乳香等。血虚而兼气虚,以致不能固摄血液而月经先期、量多、经色淡者,可加入人参、黄芪,即为圣愈汤[3]。血虚而兼有郁热者,可加黄芩、地骨皮、丹皮等,方中熟地可改用生地。用本方治疗高血压病属血虚动风者,可加菊花、白蒺藜等。治疗多种荨麻疹,必要时可加蝉衣、僵蚕、苦参、丹皮、栀子等。此外,本方还可通过加减后治疗过敏性紫癜、鼻衄、神经性头痛、百日咳、血管神经性水肿等多种疾病。

注意事项

本方组成的药物性质滋腻或酸涩,对于病邪尚盛或脾胃虚弱、消化不良的病人不宜投用。方中熟地、当归都有通下大便的作用,故对于大便稀溏者不宜用。

每日练习

1. 如何诊断气阴两虚证? 其属于急性病证还是慢性病证?

2. 生脉散由哪几味药组成？可治疗哪些病证？

3. 王某,女,63岁

因慢性支气管炎合并气管肺炎继发心力衰竭而住院,给予抗感染、利尿、强心剂治疗。傍晚突然发生面色苍白,倦怠无力,汗出淋漓,胸闷气急,伴恶心呕吐,口干渴,舌干红,脉细缓(每分钟46次)。查血压：75/20毫米汞柱。请开中药方。(答案：党参10克　麦冬10克　五味子6克　丹参12克　炙黄芪15克　炙甘草3克　水煎服)

每日练习

1. 如何诊断血虚证？

2. 四物汤有几味药物？请举出3个以四物汤加味而成的方剂。

3. 案例　时某,女,26岁

月经17岁初潮,每次行经量少而色淡,周期为45～50天,经至则少腹疼痛而有冷感,面色萎黄,时头晕心悸,舌淡而少苔,脉细弱。请开中药方。(答案：熟地12克　当归12克　炒白芍10克　川芎8克　制香附10克　枸杞子12克　水煎服)

附方

[1] 胶艾四物汤：四物汤加阿胶8克,艾叶10克。水煎去渣,入阿胶溶化,温服。功用：养血止血,调经安胎。主治：妇女崩漏下血,月经过多,淋漓不止,产后或流产下血不绝,或妊娠下血,腹中疼痛。

[2] 桃红四物汤：四物汤加桃仁6克,红花4克。水煎服。功用：补血,活血,祛瘀。主治：妇女月经超前,量多,色紫质黏稠,或有血块,腹痛,腹胀。

[3] 圣愈汤：熟地20克,白芍(酒拌)、人参各15克,川芎9克,当归(酒洗)、黄芪(炙)各12克。水煎服。功用：益气,补血,摄血。主治：妇女月经先期而至,量多色淡,精神倦怠,四肢乏力。

4

◉ 气血两虚证——归脾汤

气血两虚证是指气虚与血虚并见的一种虚衰病证。本证可由气虚证发展而来,也可由血虚证发展而来,多见于各种贫血、病后失调、神经衰弱、多种心脏病、营养不良、慢性消耗性疾病及妇科病。

本证的主要症状为：倦怠乏力，面色无华，头晕心悸，舌淡，脉细弱。其他见症可有：少气懒言，自汗，视物昏花，失眠健忘，妇女月经稀少或经闭，或崩漏下血不止。

本证是气虚症状与血虚症状并见，在临床上的表现以脏腑功能的衰退和脏腑组织失于濡养为主，尤以心、脾两脏的病变更为多见，这是由于这两脏与气血的生成运输关系特别密切。由于气虚，所以倦怠乏力，少气懒言。气虚不能固表，可出现自汗。头面失于血液和气的充养，故头晕，视物昏花，面色或苍白或萎黄而无红润之色，舌色、唇色均淡而不红。血不能养心，则心悸、失眠、健忘。气血不足，不能充盈脉道，推动血行，所以脉多细弱。

气血两虚证多与心脾有关，所以有时也称为心脾两虚证，这与气阴两虚证主要是心肺两脏亏损有所不同。

治法／处方

益气补血（归脾汤）。

白术 30 克　茯神（去木）30 克　黄芪（去芦）30 克　龙眼肉 30 克　酸枣仁（炒，去壳）30 克　人参 15 克　木香（不见火）15 克　甘草（炙）8 克　当归 3 克　远志（蜜炙）3 克

歌诀：归脾汤用术参芪，归草茯神远志齐；
　　　　酸枣木香龙眼肉，煎加姜枣益心脾。

用法：上药制成粗末，每次用 12 克，加水 500 毫升，生姜 5 片，枣 1 枚，煎取300 毫升药液，去药渣温服，不拘时候。或用上方剂量的三分之一，加生姜 5 克，红枣 3 枚，以水煎服。或按上方比例制成蜜丸，每丸约重 15 克或如梧桐子大（名归脾丸），每服 1 丸或 9 克，空腹开水送下，每天 3 次。

解 说

归脾汤中以人参、黄芪、白术、甘草、生姜、大枣等甘温之品补气，又以当归、龙眼肉补养阴血，以取气血双补之功，方中以参、芪、归三药为补气血之主药。针对心血不足而致心悸、失眠、健忘等症状，又配合茯神、酸枣仁以养心安神，配合远志以定志宁心。方中又加入木香，既可理气健脾助运化，又可防止补益气血药滋腻而有碍于气机运行和脾胃功能。综合全方的作用可以补益气血，尤其善于健脾养心，脾有统摄血液运行的作用，所以在脾气大虚后，可因统摄无力而出现各种出血病证，如吐血、便血，在妇女则可见崩漏下血不止，血出过多则进一步加重了气血亏虚的程度。本方通过补益心脾，可以加强脾的统血功能，所以方名归脾汤，取其养血归脾之意。

据现代药理研究,归脾汤可以升高血糖、抗烫伤性休克、升高血红蛋白、改善凝血功能,这与方中的人参、当归、黄芪等药物具有的强壮、兴奋神经系统和内分泌功能等复杂的药理作用有关。

治疗参考

归脾汤为治疗心脾不足、气血两虚的常用方。该方的主治病证从原来以治疗思虑过度、劳伤心脾而致健忘、心悸为主,逐步扩大为治疗气血亏损诸证以及脾不统血而致的各种出血病证。现代临床上进一步用本方治疗脾虚而湿浊下注所致的妇女带下、盗汗、神经衰弱症、血小板减少性紫癜、功能性子宫出血、多发性红斑、过敏反应、脑外伤后综合征、心脏病及慢性心衰等多种疾病。

临床上气血两虚证甚为多见,但具体表现各不相同,所以益气补血法的运用变化较多。以归脾汤而言,治疗血虚偏甚之证,可加入熟地、枸杞子;治疗下血过多之证,可加入阿胶珠、血余炭、藕节炭等;治疗更年期综合征时,可加入龙骨、牡蛎;伴有虚热而见面赤、五心烦热,可加地骨皮、丹皮;兼有水肿,可加茯苓、泽泻等。此外,还有其他许多益气补血方可供选用,如前所述及的圣愈汤也是气血两补之方;以四君子汤与四物汤相合,即为八珍汤[1],也是通治气血两虚的方剂。气血不足而虚阳外越,以致发热面赤,烦渴欲饮,脉洪大而虚,或妇女月经来潮时血虚发热头痛者,可重用黄芪配合当归以补气养血,即当归补血汤[2]。

注意事项

本方虽然药性平和,但对伴有中气下陷、病邪未尽者不宜投用。如病人脾胃功能不好,食少便溏者,用本方也应慎重,以防滋腻而有碍脾胃功能。

每日练习

1. 气血两虚证有哪些临床表现?

2. 归脾汤由哪些药物组成? 适用于何种病证?

3. 案例　赵某,女,22岁

面色苍白,倦怠无力,头晕心悸,饮食不香,月经量多,色淡红,时有牙龈出血,皮肤上经常有紫色斑块,舌质淡,脉细弱。查血小板计数 42×10^9/升。请开中药方。(答案:党参 10 克　炙黄芪 12 克　炒白术 10 克　当归 10 克　木香 5克　炒酸枣仁 12 克　茯神 10 克　生地 12 克　炒白芍 10 克　仙鹤草 15 克炙甘草 3 克　水煎服)

附方

[1] 八珍汤:当归(酒拌)、白芍、白术(炒)各 9 克,熟地黄(酒拌)12 克,人参、茯苓、川芎各 6 克,炙甘草 3 克。加生姜 3 片,大枣 2 枚,水煎,食前服。功

用：补益气血。主治：气血两虚，面色苍白或萎黄，头晕目眩，四肢倦怠，气短懒言，心悸怔忡，食欲不振，舌质淡，脉细弱。

[2]当归补血汤：黄芪30克，当归(酒洗)6克。水煎服。功用：补气生血。主治：血虚发热，肌热面赤，烦渴欲饮，脉洪大而虚，妇人经期或产后发热头痛，或患疮疡溃后，久不愈合。

5

十四、夹杂证开什么方

◉ 什么是夹杂证

前面已学习了表证、里证、寒证、热证、虚证和各种病邪所致实证的诊断和治法处方。然而在临床上，疾病的性质往往不是单纯的，以八纲而言，就有表里同病、寒热夹杂、虚实并见等情况，这一类病证称为夹杂证。当然，就夹杂而言，病邪的性质也可夹杂，如邪热夹湿、夹饮、夹痰、夹气滞、夹食积等，但是本单元所学习的夹杂证，主要是指疾病的八纲性质相反的两个方面同时并见的病证。

夹杂证的特征

由于夹杂证中有性质相反的两个方面症状同时出现，所以临床表现更为复杂，加之夹杂证有表里、寒热、虚实等不同的夹杂情况，所以包含范围甚广，很难归纳出统一的临床特征。在临床诊断时，主要掌握在病证中同时出现了表证和里证，或寒证和热证，或虚证和实证的症状，此时即可诊断为夹杂证。这就要求对表里、寒热、虚实各证的临床表现比较熟悉，在此基础上才能对夹杂证做出准确的判断。

◉ 夹杂证种类及治法

夹杂证的种类

按表里、寒热、虚实的夹杂情况来分类，夹杂证大致可分为表里同病、寒热夹杂、虚实并见等病证。如进一步按夹杂的邪正性质、病变部位等情况不同，又可分为许多具体的病证类型，如表寒里热、表热里寒、上热下寒、下热上寒、气虚夹滞、气虚夹瘀、血虚夹瘀、阳虚表寒、阴虚腑实、脾虚湿阻、肺虚痰壅、肝强脾弱、内闭外脱等。本单元将学习其中的阳虚表寒、表寒夹饮、中焦寒热错杂等证的诊治。至于其他病证有的在前面已经论及,有的则不在本书中介绍。

夹杂证的治法

治疗夹杂证应针对邪正盛衰和病邪性质而采取相应的治法,所用的治法往往也是性质相反的药物同时并用。表里同病者,治以解表清里(或解表攻下、解表温阳等);寒热夹杂者,清热祛寒并施;虚实并存之证,又当补虚与祛邪同用,如补气行气、补气化瘀、补气消食、补气化湿、补血行瘀、滋阴攻下等。

夹杂证的诊断与治疗都比较复杂而困难,然而在临床上夹杂证的情况又十分常见,尤其是虚实并见者更多见。在诊断和治疗时要着重注意以下几个方面:一是抓住关键。即在辨证时,要从错综复杂的临床表现中,特别是从一些矛盾的症状中,掌握能够确定表里、寒热、虚实的关键症状,这样才能根据病变的夹杂性质而确定相应的治法。二是分析侧重。即在夹杂证中,其性质不同甚至相反的两个方面往往不是均等的,而多有所侧重。如表里同病证,其中有以表证为主而兼里者,也有以里证为主而兼表者;在寒热夹杂证中,有寒甚于热者,也有热重于寒者;在虚实并存证中,有以正虚为主者,也有以邪实为主者。所以在确立治法时就应分清主次,有所侧重。三是适当兼顾。即在夹杂中既然有性质相反的病理变化存在,就与单一的病证不同,立法用药时更应审慎,不能顾了一方面而给另一方面造成麻烦。例如治疗表寒里热证时,使用散表寒的药物,应注意不可辛温发散过度,以免助长里热之势;治疗寒热夹杂之证,要防止过用寒凉而助寒邪,或过用温热而助热邪;治疗虚中夹实之证,要防止过用滋补而恋邪难解,又要防止攻邪太过而更伤正气。

每日练习

1. 什么是夹杂证? 大体有哪些种类?
2. 在临床上如何判断夹杂证?
3. 杂证的治疗大法是什么? 在诊治夹杂证时应注意哪些问题?

第十三周

1

⊙ 阳虚表寒证——麻黄附子细辛汤

阳虚表寒证是指素体阳气虚衰者,感受了风寒外邪而致的一种表里同病病证。本证多见于某些特殊的感冒或其他感染性疾病初起,也可见于肾炎、克山病、神经血管性头痛的急性发作者。从病证性质来看,本证既是表里同病,又是虚实相兼。

诊 断

本证的主要症状为:发热恶寒,无汗,四肢发冷,脉沉。其他见症可有:头痛,神情倦怠,面色无华,苔白润,舌质淡。

本证为阳气内虚与风寒犯表相夹,由于阳气虚衰,在表的卫阳之气无力驱除外犯的风寒之邪,而风寒之邪又可进一步阻遏和损伤卫表阳气,所以本证比一般的风寒表证病情要重得多。风寒犯表为太阳病,阳气内衰为少阴病,所以本证又称太阳少阴同病,或称寒邪直犯少阴经。由于风寒在表,所以发热恶寒、无汗头痛,又因阳气虚衰,所以四肢发冷、面色无华、神情倦怠而舌淡。本证因人身阳气不能振奋,所以发热之势多不高。

本证与一般风寒表证的区别主要在于见有肢冷、脉沉症状,这是阳气虚衰的重要提示。

治法 / 处方

温阳发汗(麻黄附子细辛汤)。

麻黄(去节)5克　附子(炮,去皮,每枚破成8片)3克　细辛3克

歌诀:麻黄附子细辛汤,温经解表最相当。

用法:用水2000毫升,先煮麻黄,待水减少400毫升后,去上沫,再加入其余两味药,煮成600毫升药液,去渣后温服,每次200毫升,每天服2次。

解 说

本方又称麻附细辛汤。方中麻黄可发汗解表,附子则温补心肾之阳气,以振奋阳气而祛邪,细辛则可温通经脉而发散风寒之邪。对于阳气大虚而又感受风寒者,如只投以辛温发散之品,每因阳气无力振奋而达不到发汗逐邪的目的,如

强使发汗,则可使已衰的阳气因汗出而更加耗散,甚至导致亡阳变证,所以方中加入附子既可促使解散表邪,又可使解表而不伤阳气。

据现代药理研究,附子有增强心肌收缩力的作用,在循环衰竭或心功能不全时,附子可改善全身的循环功能。当风寒表证的病人出现了阳衰现象时,提示其周围循环障碍或有心功能不全,所以用附子是十分必要的;另一方面麻黄、细辛不仅有发汗散热作用,也可扩张血管,从而协助附子改善体内血循环。

治疗参考

麻黄附子细辛汤对于素体阳气虚衰或患有其他慢性疾病(如心脏病、肺部感染、肾炎等)而致阳气虚衰者,在感受风寒外邪后出现的阳虚表寒证较为适用。本方还可用于感受风寒而突然失音,咽部无明显红肿、舌质淡者。也可用于肾炎急性发作而呈表实里虚者。对于感受风寒而头痛连脑者,前人认为属少阴经受寒,也可投用本方,或加入川芎、生姜以增加辛散温通之力。

在临床运用时,如外感风寒之邪较轻而阳气虚衰较严重,可用本方去细辛加入甘草,即麻黄附子甘草汤[1],则发汗之力减弱而药性较为平和。对于阳气虚而感受外寒者,后人取本方配伍之意而制再造散[2],不仅可温阳发汗,还可补气扶正,作用更为全面。

注意事项

如阳气虚衰已极,甚至出现腹泻清水,完谷不化,脉微欲绝者,为亡阳之先兆,即使有表寒见症,应先投用回阳救逆方,不可再投麻黄、细辛等辛散之剂。

附方

[1]麻黄附子甘草汤:麻黄、炙甘草各6克,熟附子9克。水煎服。功用:助阳解表。主治:阳虚外感表寒轻证,恶寒重,发热轻,无汗,脉沉。

[2]再造散:附子、细辛、桂枝、芍药、生姜、大枣、炙甘草、黄芪、人参、川芎、羌活、防风。水煎服。功用:益气助阳,散寒解表。主治:阳虚气弱,外感风寒,症见恶寒发热,寒重热轻,头痛,无汗,肢冷,倦怠嗜睡,面色苍白,语言低微,舌淡苔白,脉沉无力。

◉ 表寒夹饮证——小青龙汤

表寒夹饮证是指素有水饮内停,又感受外界风寒之邪所致的咳喘发作病证。其所说的水饮内停,主要是指水饮停留于肺、胃,即古人所说的"心下有水气"。本证也属表里同病,多见于慢性支气管炎而又患感冒或流行性感冒、哮喘、肺气肿、百日咳等多种肺部疾病。

本证的主要症状为：恶寒发热，无汗，咳喘，吐清稀痰涎。其他见症可有：头痛，身痛，呕吐，口渴喜热饮，肢面浮肿，小便不利，小腹胀满，苔薄白而润，脉浮或弦。

由于有风寒在表，所以出现恶寒发热、无汗、头身疼痛等表寒症状。又因有水饮内停，阻遏胸背阳气运行，所以往往有背部恶寒显著。水饮夹寒邪阻于肺，必致肺气不能宣降而咳喘。咯吐清稀痰涎为内有水饮停留的征象。水饮如外溢于肌肤，则可导致肢面浮肿；水饮内停则小便不利，小腹作胀。胃中如有水饮内停则胃气易上逆而呕吐。口渴喜热饮，苔薄润均为寒饮内停之象。

在临床上，对本证的诊断尤以咳喘、痰多而清稀或多泡沫为主要依据，至于发热则可有可无。其中恶寒一症可由表证引起，也可无表证而由阳气被水饮阻遏而致。因而本证既可见于外感病，也可见于慢性内伤杂病中，不必拘于表里同病。

外解风寒，内散水饮(小青龙汤)。

麻黄(去节)9克　芍药9克　细辛3克　干姜3克　甘草(炙)6克　桂枝(去皮)6克　半夏(洗)9克　五味子3克

歌诀：小青龙汤桂芍麻，干姜辛草夏味加；
　　　　风寒外束内停饮，解表化饮效堪夸。

用法：上八味药，用水2000毫升，先加入麻黄煮，减去400毫升后，去上沫，再加入其他药，煎取600毫升，去渣，每次温服200毫升。

本方中以麻黄、桂枝发汗解表，表邪一去，肺气也易于宣通，有助于止咳平喘，所以是本方主药。同时又配合细辛、干姜助麻、桂祛除风寒外邪，又可借其温通之性以暖肺化饮。在使用以上辛散宣肺药的同时，方中又配合了五味子、芍药酸敛之品。从而本方的作用有开有合，有散有敛，有利于恢复肺的宣降功能。此外，方中又佐用半夏以温化痰饮而和胃，炙甘草益气而调和诸药。因而全方既可散表寒，又可祛除水饮、宣降肺气以止咳平喘，即使不是表寒夹饮的表里同病之证，只要属水饮扰肺而引起的咳喘、咳清稀而多泡沫痰者，也可投用本方。

据现代药理研究，小青龙汤可弛缓支气管平滑肌，有抗组胺作用。方中麻黄与芍药配合，能解除气管的痉挛。半夏、麻黄、甘草可祛痰止咳。桂枝又可促进血液循环,改善血行。五味子可镇咳,增强肾上腺皮质功能。

治疗参考

小青龙汤主要用于治疗素有痰饮而又感受风寒所诱发的咳喘证,在临床上多用于治疗慢性气管炎、哮喘、肺气肿、肺心病又合并外感者,或虽未合并外感而见咳痰清稀、泛吐清水、背恶寒而口不渴者。

对于本方中的药物,可根据病情而变化运用。表实无汗者,麻黄可用生者,并去芍药;表虚有汗者,麻黄可用蜜炙麻黄,必用芍药;只有咳喘而不发热者,可用蜜炙麻黄,去桂枝;肺寒而停饮较甚者,干姜用量需倍于五味子;肺气久虚而咳者,则五味子用量可酌加,甚则倍于干姜;肺虚可用蜜炙干姜。

如水饮郁久化热,症见口渴,痰黄稠,苔黄,脉数,则方中可加石膏,即小青龙加石膏汤[1]。水饮郁结而表证不著,可用本方去芍药、桂枝、干姜、甘草,加入射干、生姜、紫菀、款冬花、大枣,即为射干麻黄汤[2]。水饮夹寒气较甚而致噎膈者,可加附子;水饮内阻而小腹满,小便不利者,可加茯苓。

注意事项

本证原无口渴症状,如服本方后出现口渴者,为水饮将去的表现,不一定是化热之象。

每日练习

1. 什么是阳虚表寒证? 有哪些主要临床表现?
2. 麻黄附子细辛汤的作用是什么? 可用以治疗什么病证?
3. 表寒夹饮证有哪些临床表现?
4. 小青龙汤由哪些药物组成? 主要治疗何种病证?
5. 案例 郑某,男,54岁

患咳喘已十余年,每年冬季为甚。今年入冬后咳喘又作,夜不能平卧,身恶寒,背部尤甚,咳吐稀痰,量多盈碗,苔薄白微腻,脉弦紧。请开中药方。(答案:生麻黄9克 桂枝6克 细辛3克 干姜3克 白芍9克 法半夏9克 五味子3克 射干10克 炙款冬花10克 炙甘草6克 水煎服)

附方

[1] 小青龙加石膏汤:小青龙汤加石膏6克。水煎服。功用:解表化饮,清热除烦。主治:心下有水气,咳喘,烦躁口干,脉浮。

[2] 射干麻黄汤:麻黄、生姜、半夏各9克,细辛、五味子各3克,射干、紫菀、款冬花各6克,大枣2枚。水煎服。功用:宣肺化痰,止咳平喘。主治:咳喘,喉中痰鸣如水鸡之声。

2

⊙ **中焦寒热错杂证——半夏泻心汤**

中焦寒热错杂证是指脾胃阳气不足，虚寒内生，又有热邪乘虚而犯于脾胃，以致脾胃升降失职、中焦寒热错杂的一种病证。本证可发生于外感热病过程中，由于病人素体脾胃阳气衰弱，或误用攻下而损伤了脾胃阳气，热邪又内犯脾胃所致；也可发生于内伤杂病中，由于脾胃阳气素虚，又兼有郁热在中焦而形成寒热错杂之证。本证多见于多种外感热病过程中胃肠宿疾发作以及多种急、慢性胃炎或肠炎、溃疡病、慢性胆囊炎、慢性肝炎及胃肠神经症等病。

诊断

本证的主要症状为：胃脘部痞满不舒，干呕或呕吐，肠鸣腹泻，苔滑腻。其他见症可有：胃脘按之柔软不痛，脉弦数。

由于脾胃阳气不足，热邪中阻，导致气机不畅，因而胃脘部痞满不舒，但又没有痰饮、瘀血、食滞之类有形实邪内结，所以按之柔软而不痛。脾胃虚弱，运化水谷功能下降，再加上热邪影响了脾胃功能，所以造成脾胃升降失常，胃气上逆则干呕或呕吐，水谷不能运化而下行，则致肠鸣腹泻。在诊断时，要注意有腹泻、胃脘痞满、腹中肠鸣如打雷这些临床特征，反映了寒热错杂的病理特点。从病证性质来说，本证不仅寒热错杂，而且也是虚实并存、正虚邪实。

治法／处方

温中泄热，调和肠胃（半夏泻心汤）。

半夏（洗）9克　黄芩6克　干姜6克　人参6克　甘草（炙）6克　黄连3克　大枣（劈）4枚

歌诀：半夏泻心黄连芩，干姜枣草配人参；
　　　辛苦甘温消中痞，吐泻肠鸣此方行。

用法：上七味药，用水2 000毫升，煎取1 200毫升，去药渣后再煎成600毫升药液，每次温服200毫升，每天服3次。也可以加水煎取头汁、二汁分两次在一天内服下。

解说

本方中用黄连、黄芩苦寒之品以除中焦的邪热或郁热，又用干姜、半夏性味辛温之品，以温脾胃阳气而散寒气。方中配合人参、甘草、大枣等甘温药物以补益脾胃之气。方中寒热药并用，补气和中，特别是辛味药与苦味药并用，称为辛开苦降，最擅于调整脾胃的升降功能。所用的辛苦药可燥湿，苦寒药可清热，因而本方也可以祛除湿热之邪，辛开苦降法也是治疗中焦湿热证的大法。

据现代药理研究，半夏有止呕、祛痰作用，黄连有广谱抗菌和抑制病毒作用，还可兴奋肠胃平滑肌。黄芩也有抗菌、抗过敏作用，与黄连都有利胆、增强人体免疫功能的作用。人参、甘草等有强壮作用。可见本方是通过多方面的作用来调整胃肠消化吸收功能。

治疗参考

对于半夏泻心汤的运用，不必拘泥于寒热错杂的传统说法，只要是脾胃功能衰退而伴有胃肠器质性病变和机能失调的病证以及湿热蕴阻中焦的病证，往往用之都能取效。临床上可广泛用于消化系统的各种病证，如消化不良、急性胃肠炎、慢性肠炎、慢性痢疾、慢性胃炎、消化道溃疡、慢性胆囊炎、慢性肝炎、胃肠神经症等。还可用于湿热引起的口舌糜烂和白塞综合征等。

本方为辛开苦降的代表方，在具体运用时有许多加减法。减干姜而加入生姜，即为生姜泻心汤[1]，温散肠胃水气的力量较强。加重甘草，名甘草泻心汤[2]，补中焦之气的力量较强。去黄芩，加入桂枝，加重黄连，名黄连汤[3]，可清胸中之热，祛胃中之寒。

注意事项

由于本方系寒热药并用，在具体运用时应根据脾胃阳气衰弱与邪热或郁热侧重的不同而调节寒热药的主次。在治疗中焦湿热性病证时，如中虚不甚，可去人参、甘草、大枣等甘温之品，以免恋邪难解。

每日练习

1. 中焦寒热错杂证有哪些临床表现？
2. 半夏泻心汤由哪些药物组成？可治疗什么病证？什么是辛开苦降法？
3. 案例　陈某，男，38岁

胃脘痞闷疼痛反复发作已四五年。近一月来疼痛加剧，喜温喜按，有时泛吐清水，入夜则呕吐不止，伴口苦，胸闷，不思进食，全身倦怠，面色无华，舌苔微黄而腻，脉细弱。请开中药方。（答案：党参10克　姜半夏9克　黄芩10克　黄连3克　干姜3克　吴茱萸3克　炒白术10克　炒延胡索10克　炙甘草6克　大枣4枚　水煎服）

附方

[1] 生姜泻心汤：半夏泻心汤中干姜减为4克，加生姜12克。水煎服。功

用：和胃消痞,散结除水。主治：中虚水热内阻,心下痞硬,嗳气有腐臭味,腹中肠鸣,腹泻。

[2]甘草泻心汤：半夏泻心汤加甘草至9克。水煎服。功用：益气和胃,消痞止呕。主治：胃气虚弱,腹中肠鸣,腹泻,有不消化食物,心下痞硬而胀满,干呕心烦。

[3]黄连汤：黄连、炙甘草、干姜、桂枝各6克,人参3克,半夏(洗)9克,大枣(劈)4枚。水煎服。功用：平调寒热,和胃降逆。主治：胸中有热,胃中有寒,胸中烦闷,欲吐,腹痛,肠鸣,腹泻,苔白滑,脉弦。

3

十五、呼吸系统疾病开什么方

前面学习了表里寒热虚实各种病证的一些代表证型的诊治处方内容。本书的最后阶段,则在进一步复习和归纳已学过的中药方,以便有助于运用到临床实际的同时,再介绍一些治疗人体各系统常见病的药方。

呼吸系统在中医学主要属肺,包括了肺脏、气管、支气管及上连的咽喉、鼻在内。肺主全身的气,司呼吸,既能宣发,又可肃降,并可输布水谷精微,通调水液的运行。因而肺的病理变化以肺失宣降、通调水道失职、毛窍开合失司为主。其病变有虚实之别：实证多由六淫外邪侵袭于肺或水饮痰湿阻肺所致;虚证则有肺气虚和肺阴虚之别。其临床表现有咳嗽、气喘、咳血、咽喉肿痛及鼻部炎症或出血等。

◉ 治咳嗽方——止嗽散

咳嗽是肺气上逆而引起的一种常见症状。引起咳嗽的原因甚多,如外感六淫之邪,内伤中的气火上炎、痰湿内阻、水气上干、肺气虚损等,均可导致咳嗽。在以前所学的中药方里,有一些可以用以治疗咳嗽。如属风寒犯肺者,可用麻黄汤或三拗汤;属风热犯肺者,可用银翘散或桑菊饮;属痰湿阻肺者,可用二陈汤合平胃散;属肺热壅盛者,可用麻杏石甘汤;属表寒夹饮者,可用小青龙汤;属肺阴亏损者,可用沙参麦冬汤;属肺之气阴两虚者,可用生脉散等。下面介绍一张治疗外感所致咳嗽的方剂。

化痰止咳,疏表宣肺(止嗽散)。

桔梗(炒)10 克　荆芥 10 克　紫菀(炙)10 克　百部(炙)10 克　白前(炙)10 克　炙甘草 3.5 克　陈皮 5 克

歌诀:止嗽散中用桔梗,紫菀荆芥百部陈;
　　　　白前甘草共为末,化痰止咳效如神。

用法:共为细末,每服 9 克,温开水调服。如初感风寒,以生姜汤调服。或作汤剂煎服。

主治:感受外邪后咳嗽,咽痒,咳痰色白,苔薄白。

止嗽散原方主要适用于外感风寒所致的咳嗽,但如适当加减后,可用于多种病邪所引起的咳嗽。外感风热病邪而致咳嗽,咽痒,痰稠,舌红,苔黄者,方中可加金银花、连翘、牛蒡子、芦根;外感风寒而表证明显者,可加苏叶、杏仁、防风等;外感暑热而身重头重,咳嗽,胸脘痞满,心烦,苔白腻者,可加藿香、佩兰、大豆卷,兼有恶寒、无汗、身疼痛拘急者,可加香薷;燥邪犯肺而干咳阵作者,可加瓜蒌皮、枇杷叶、贝母、梨皮等。

◉ 治气喘方——定喘汤

气喘是肺的宣降功能失常而引起的一种症状。其中又有哮与喘之别:哮指喉中有哮鸣音,喘则指呼吸气促困难。两者可并见,如哮必兼喘,但喘不一定有哮。引起气喘的原因甚多,但也不外感受外邪或病邪阻肺、肺气不足等。一般初发者多属外感,以邪壅于肺为主;久病者多属内伤或外感诱发内伤,以正虚而痰气阻肺为主,亦有纯由肺肾大虚而致喘者。由于气喘一症与咳嗽在致病机制和治法上有相似之处,故处方也大致相似,如治风寒致喘者,可用麻黄汤或三拗汤;治肺热致喘者,可用麻杏石甘汤;治表寒水饮致喘者,可用小青龙汤;治痰湿阻肺致喘者,可用二陈汤合平胃散;治疗肺之气阴不足致喘者,可用生脉散等。此外,如属阳虚水泛致喘者,可用真武汤、五苓散;肺肾两虚而喘者,可用肾气丸等。下面介绍一张治疗气喘较通用的方剂。

宣肺降气,定喘化痰(定喘汤)。

白果(去壳,砸碎,炒黄)9 克　麻黄 9 克　苏子 6 克　甘草 3 克　款冬花 9 克　杏仁 9 克　桑白皮 9 克　黄芩 6 克　半夏 9 克

歌诀:定喘白果与麻黄,款冬半夏白皮桑;

苏子黄芩甘草杏,表寒里热哮喘尝。

用法:水煎服。

主治:哮喘发作,咳痰黄稠,胸膈胀闷,苔黄腻,脉滑数。

治疗参考

定喘汤对于素有痰热内蕴,又感受风寒之邪而致肺气壅闭的气喘较为适用。如痰热较甚,咳吐痰黄稠,口干苦而渴,舌质红者,可加全瓜蒌、金荞麦、鱼腥草、冬瓜仁等;如痰湿壅盛,喉中痰鸣,但热象不明显,可去黄芩、桑白皮,加厚朴、射干等。

◉ **治咯血方——咳血方**

咯血是血由肺或气管溢出,经口咳出的一种症状,又称为嗽血或咳血。发生咯血的直接原因是肺络破损,而肺络受损又多由火热之邪引起。其中有实火与虚火之别:实火是指肺热亢盛,包括肺中热炽、燥热伤肺、肝火犯肺等;虚火是指肺阴不足后,虚火内盛。在以前所学的中药方里,有一些可以用来治咯血。如肺部血热亢盛而咯血者,可用犀角地黄汤;肝胆火旺,上犯于肺而咯血者,可用龙胆泻肝汤;肺阴不足而虚火致咯血者,可用沙参麦冬汤等。在实际运用时还可酌加白茅根、藕节、侧柏叶、血余炭、参三七等止血药。下面再介绍一张治疗肺热咯血的常用方。

治法 / 处方

清火止血,化痰止咳(咳血方)。

青黛(水飞)6 克 瓜蒌仁 9 克 诃子 6 克 海浮石 9 克 栀子(炒黑)9 克

歌诀:咳血方中诃子收,海石栀子共瓜蒌;

青黛泻肝又凉血,咳嗽痰血服之瘳。

用法:共研为末,以蜜同姜汁为丸,噙化,每次 9 克。也可作汤剂煎服。

主治:咳嗽痰中带血,痰黏,咳吐不爽,心烦口渴,颊赤便秘,苔黄,脉弦数。

治疗参考

咳血方一般用于肺热或肝火上犯所致的咯血。肺热壅盛而身热、咳喘者,当配合金银花、连翘、鱼腥草、虎杖等清热解毒药物;咳势较剧而痰少难咳,可加杏仁、浙贝母、枇杷叶、天竺黄、南沙参等;伴有肺阴耗伤,本方可加入北沙参、麦冬;久虚者可加百合、阿胶珠;出血较多,可酌加白及、参三七,或加用市售云南白药,每次 1 克,每天 3 次。

1. 归纳已经学过的治疗咳嗽、气喘的方剂,比较这些方剂适应证的不同。

2. 止嗽散由哪几味药组成? 其作用是什么?

3. 定喘汤由哪几味药组成? 适用于何种病证?

4. 咳血方由哪几味药组成? 适用于何种咯血?

4

⊙ 治肺脓疡方——苇茎汤

> 肺脓疡中医学称为肺痈,是肺部生疮,形成脓肿的一种病证。其发生原因为感受风热之邪内犯于肺。或痰热蕴肺,以致郁滞蕴酿,血败肉腐而成脓肿。其临床特证为:发热、咳嗽、胸痛、咳吐腥臭脓血浊痰。本病初起属邪热犯肺,可用银翘散治疗,如肺热不去而致痰热内蕴,有化脓之势,则须投用下方。

治法 / 处方

清肺化痰,逐瘀排脓(苇茎汤)。

苇茎 60 克　薏苡仁 15 克　冬瓜子 15 克　桃仁 9 克

歌诀:苇茎桃苡冬瓜仁,清热祛瘀痈难成。

用法:用水先煎苇茎(现代多用鲜芦根)取汁,再加其他药煎,分 2 次服。

主治:肺痈热瘀痰结,咳吐腥臭黄痰脓血,胸中隐隐作痛,咳时尤甚,身热,口干,心烦,苔黄腻,脉滑数。

治疗参考

苇茎汤治疗肺脓疡有较好效果,脓未成者可消,脓已成者又可促进排脓。在具体运用时,对未成脓者,或一般的大叶性肺炎,可加重清热解毒药物,如鱼腥草、黄连、黄柏、栀子、黄芩、红藤、金荞麦、败酱草等。如已化脓,咳痰腥臭,或突然痰量增多,有大量脓血吐出,可加浙贝母、桔梗(用量宜大,在 10～15 克以上)、葶苈子等,并重用败酱草、金荞麦(用量均在 30 克以上),以清热化瘀排脓,鱼腥草不宜久煎,可用鲜草 60～90 克捣汁兑入煎液中服。

⊙ 治鼻炎方——苍耳子散

鼻炎的种类较多,有急性鼻炎、慢性鼻炎之分,慢性鼻炎中又有单纯性、肥厚性、过敏性等不同。其发生多与感受外邪,肺气虚寒或痰热内蕴有关。以前学习过的桂枝汤可治风寒外袭所致的鼻炎,玉屏风散可治卫表不固的过敏性鼻炎,银翘散可治风热犯于肺卫所致的急性鼻炎。下面再介绍一张治疗风热所致鼻炎及鼻窦炎的常用方。

治法 / 处方

祛风清热,疏通鼻窍(苍耳子散)。

苍耳子(炒)8克　辛夷15克　香白芷30克　薄荷(后下)1.5克

歌诀:苍耳子散用辛夷,薄荷白芷共配齐;
　　　为末葱茶调服下,鼻塞流涕头痛已。

用法:上药共为细末,每服6克,饭后用葱白、茶叶煎汤送服。

主治:鼻塞不能闻香臭,流黄浊鼻涕,前额疼痛。

治疗参考

本方主要适用于风热上壅而致的各类慢性鼻炎和鼻窦炎。热势较甚,鼻涕似脓,头昏胀而前额痛甚者,可加入生石膏、连翘、黄芩、菊花等;属风寒性质的鼻炎,可见鼻流清涕,过冷则加剧,苔白,方中去薄荷,加入苏叶、升麻、防风、荆芥、细辛等。

⊙ 治鼻衄方——十灰散

鼻衄是鼻腔的出血,可因鼻腔局部或全身性疾病而引起。其发生的原因多为火热亢盛,迫血妄行,溢于脉外,然而火热有因外感者,有因脏腑郁热或阴虚而生热者。以前所学的中药方中有几个方剂可以用来治鼻衄,如风热犯肺致鼻衄者,可用桑菊饮加减;胃热炽盛,上炎伤络而致鼻衄者,可用白虎汤;血热亢盛而鼻衄者,可用犀角地黄汤;肝火上炎而鼻衄者,可用龙胆泻肝汤;阴虚火旺而鼻衄者,可用知柏地黄汤;气血亏虚,不能统摄血行而鼻衄者,可用归脾丸等。下面再介绍一张止鼻衄及其他出血的通用方。

治法 / 处方

凉血止血(十灰散)。

大蓟、小蓟、荷叶、侧柏叶、白茅根、茜草根、栀子、大黄、牡丹皮、棕榈皮各等份

歌诀:十灰散用十般灰,柏茜茅荷丹棕随;

二蓟栀黄皆炒黑,凉降止血此方推。

用法:各药烧灰存性,研极细末,用时先将藕汁或萝卜汁磨京墨适量,每次调服9~15克。也可制成丸剂,名十灰丸,每服9克,温开水送下;还可作汤剂煎服。

主治:血热妄行,呕血,吐血,鼻衄,咯血。

十灰散可用于各种血热引起的出血病证,一般作内服,但治鼻衄也可外用,即以本药末吹鼻腔内。本药是急救止血之方,以治标为主,血止后仍当针对出血的原因进行治疗,才能杜绝再度出血的可能。

每 日 练 习

1. 归纳已经学过的治疗鼻炎、鼻衄的方剂,比较这些方剂适应证的不同。
2. 苇茎汤由哪几味药组成? 其作用是什么?
3. 苍耳子散由哪几味药组成? 临床有哪些主要加减法?
4. 十灰散由哪些药组成? 使用时应注意什么?

5

十六、消化系统疾病开什么方

消化系统在中医学主要属脾胃,并与小肠、大肠、肝、胆等脏腑有关。脾主运化水谷,向上转输于肺而将精微敷布到全身,又可统摄全身血液;胃则主受纳和腐熟水谷。而饮食的消化、吸收、运输功能又需有大小肠的传导、分清泌浊功能和肝胆疏泄功能相辅助。消化系统的疾病多以运化升降失常为主要表现,而病证有虚实之别:实证多由寒湿、湿热、瘀血、痰饮、食滞等病邪内阻所致;虚证则有气虚、阳虚、气陷、阴虚等不同。其临床表现主要有腹胀疼痛,大便异常,呕吐、嗳气、浮肿,不欲饮食,便血等。

◉ 治胃痛方——香砂养胃丸

引起胃痛的原因甚多,主要有寒邪客胃、饮食伤胃、恼怒伤肝或忧思伤脾、体虚久病等造成胃气郁滞、胃失所养均可产生胃痛。在以前所学的中药方里就有一些可用来治疗胃痛。如胃寒而致痛者,可用理中汤、吴茱萸汤;寒湿阻胃而致痛者,可用藿香正气散;食滞阻滞气机而致痛者,可用保和丸;肝郁犯胃而致痛者,可用四逆散、柴胡疏肝散;中焦寒热错杂而致痛者,可用半夏泻心汤;胃阴不足而致痛者,可用沙参麦冬汤等。下面介绍一张治疗由湿阻、寒凝、气滞所致胃痛的方剂。

治法 / 处方

健脾利胃,理气化湿(香砂养胃丸)。

白术 12 克　香附 4 克　砂仁 4 克　茯苓 4 克　厚朴 4 克　枳壳 4 克　藿香 4 克　半夏 4 克　橘皮 2 克　甘草 2 克　豆蔻 2 克　木香 2 克　大枣 1.6 克(或 1 枚)　生姜 0.4 克(或 1 片)

歌诀:香砂养胃术香附,砂仁夏朴枳壳茯;
　　　橘皮藿草蔻木香,专治胃痛胀满苦。

用法:制丸,如梧桐子大。每次服 6~9 克,每天服 2 次。也可按上量作汤剂,但不宜久煎。

主治:湿阻气滞或寒湿气滞所致胃脘胀满疼痛,不思饮食。

治疗参考

本方实系二陈汤与枳术丸合成,又加入了理气温胃化湿的药物。临床上对多种类型的胃痛,只要没有明显的热象、虚象,均可收到良效。

⊙ 治呃方——旋覆代赭汤

呃逆,俗称打呃忒、打嗝,即气逆上冲,喉中呃呃作声,音短而频,不能自制。其发生是由胃气上逆动膈而成,其原因有寒气客胃、胃火上逆、痰湿中阻、脾胃阳衰、胃阴不足等。对于脾胃阳衰或胃阴不足所引起的呃逆,可分别采用已学过的理中汤或沙参麦冬汤。如属胃气虚弱而痰湿中阻致呃者,可用下面介绍的中药方。

治法 / 处方

降逆化痰,益气和胃(旋覆代赭汤)。

旋覆花(纱布包)9 克　代赭石 12 克　人参 6 克　生姜 15 克　炙甘草 9 克　法半夏 9 克　大枣 4 枚

歌诀:旋覆代赭用甘草,半夏人参及姜枣;
　　　呃逆不除心下痞,降逆化痰治相当。

用法：水煎服。

主治：呃逆，心下痞硬，呕吐，舌苔白滑或腻。

旋覆代赭石可用于胃虚或有痰浊内阻的神经性呕吐、膈肌痉挛、胃扩张、幽门不完全性梗阻，或其他胃肠疾病所致的嗳气、呃逆、呕吐。在临床运用时，如见胃气不虚者，可去人参、大枣；痰湿重，胃脘痞满者，可加茯苓、厚朴、陈皮；兼有寒邪客胃，脾胃阳气不足者，可加丁香、柿蒂、刀豆，方中生姜改用干姜；属胃中有虚热而呃逆者，可加竹茹、芦根、石斛等以清胃止呃。

⊙ 治痛泻方——痛泻要方

腹泻在中医学又称为下利，包括了泄泻和痢疾两大类：泄泻是指大便次数增多，粪质清稀，甚至如水样；痢疾则指腹痛、里急后重、大便有红白黏液。发生泄泻的因素甚多，主要与脾失健运和湿胜有关，并与大肠、小肠功能失常以及肝气犯脾、肾阳不足等原因有关。以前所学的中药方里，有不少可以用来治泄泻。如寒湿致泻者，可用藿香正气散；湿热致泻者，可用葛根芩连汤；伤食致泻者，可用保和丸；脾虚致泻者，可用四君子汤或参苓白术散；脾阳虚衰致泻者，可用理中汤或附子理中汤等。下面介绍一张专治肝气犯脾所致腹痛、泄泻的方剂。

泻肝补脾止泻（痛泻要方）。

白术（土炒）9克　白芍（炒）6克　陈皮（炒）4.5克　防风6克

歌诀：痛泻要方用陈皮，术芍防风共成剂；

　　　腹鸣泄泻腹又痛，治在泻肝与健脾。

用法：共为粗末，每次用9～15克，水煎去渣温服。或按上量作汤剂煎服。

主治：由肝郁脾虚而致肠鸣，腹痛，大便泄泻，泻前必腹痛，泻后痛减，苔薄白，脉弦而缓。

本方对急性肠炎、慢性肠炎、精神神经性腹泻等病出现肝旺脾虚者，有较好的疗效。如夹有湿热，可加辣蓼、地锦草。

⊙ 治五更泻方——四神丸

在泄泻中，有因肾阳虚衰不能温暖脾土，致脾运失常而泻者，其临床特证为每至黎明腹痛肠鸣即泄，泻后痛减，称为肾泄，又名五更泻。古有专治本病证的效方，即四神丸。

温肾暖脾,涩肠止泻(四神丸)。

肉豆蔻 12 克　补骨脂(炒)4 克　五味子 12 克　吴茱萸(浸炒)3 克

歌诀:四神骨脂与吴萸,肉蔻五味四般须;

　　　大枣生姜同煎合,五更肾泄最相与。

用法:共为细末,另用生姜 24 克,红枣 10 枚,加水同煮,待水干枣熟时,去姜取枣肉,和上药为丸。每服 9~12 克,空腹或食前开水送下。也可作汤剂煎服,用量参上。

主治:五更泄泻,症见黎明前腹泻,不思饮食,或久泻不愈,腹痛喜温,腰酸肢冷,神疲乏力,舌淡胖,苔薄白,脉沉迟无力。

治疗参考

本方有市售成药,若作汤剂用,可根据症状不同进行加减。伴腰酸肢冷较甚者,为寒盛,可加附子、肉桂;久泻而致脱肛者,可加黄芪、升麻、煨葛根。如属实邪引起的泄泻,不可用本方,以免助长邪势。

◉ 治痢疾方——香连丸

痢疾是由湿热、食滞、寒湿等邪与气血相结在肠道中,致肠中脂膜、血络损伤,腐败化为脓血或黏冻,形成赤白黏液大便。以前所学过的木香槟榔丸、枳实导滞丸可以用来治疗湿热或食滞所致的痢疾;藿香正气散则可治寒湿所致痢疾。下面介绍一张治疗湿热痢疾的常用成方。

治法 / 处方

清热燥湿(香连丸)。

黄连 60 克(用吴茱萸 30 克同炒令赤,去吴茱萸不用)　木香 13 克

歌诀:香连丸治湿热痢,便下脓血服之愈。

用法:共为细末,每 100 克药粉加米醋 8 克,再加适量的水泛丸。每服 3~6克,每天 3 次,温开水送下。也可配入汤剂煎服。

主治:湿热痢疾,脓血相兼,腹痛,里急后重。

治疗参考

香连丸一般用于湿热痢较轻者,如病情较重,可与其他药物同用。湿热较重,可加黄芩、大黄、黄柏、秦皮、苦参等;饮食积滞较甚,可加莱菔子、山楂、槟榔等;痢下次数频多,可加地锦草、辣蓼、石榴皮等。

1. 归纳已经学习过的能治疗胃痛、呕吐的方剂,比较这些方剂适应证的不同。

2. 香砂养胃丸内的药物有哪些? 其作用是什么?

3. 旋覆代赭汤由哪些药物组成? 临床运用时如何加减?

4. 归纳已经学过的治疗腹泻的方剂,比较这些方剂适应证的不同。

5. 痛泻要方、四神丸各由哪几味药物组成? 适应病证有何不同?

6. 香连丸在临床运用时如何加减?

第十四周

1

◉ 治便血方——槐花散

便血可见于大便前或大便后，或混杂于大便中，或单纯便血。发生便血的原因以肠道湿热、血热炽盛、气虚不能摄血、脾胃虚寒为主。以前所学的中药方中，犀角地黄汤可治血热所致的便血，归脾汤可治气虚所致的便血。下面介绍一张治疗大肠湿热所致便血的中药方。

治法 / 处方

清肠止血，疏风下血（槐花散）。

槐花（炒）12克　侧柏叶（焙）12克　荆芥穗（炒）6克　枳壳（麸炒）6克

歌诀：槐花散治大便血，芥穗枳壳侧柏药。

用法：共为细末，每服6克，开水或米汤调下。也可按上用量作汤剂煎服。

主治：肠风脏毒，便前或便后出血，或粪中带血，血色鲜红或晦暗，也可治痔疮出血。

治疗参考

中医学所说的肠风是指大便前出血，色新鲜，直出四射；脏毒是指大便前或后出血，血色瘀晦。槐花散对各种大便出血病证偏热者均可适用。在具体运用时，如肠热较盛，可加黄连、黄柏以清肠泄热；出血量多，可加地榆、茜草炭以止血，如属气虚、虚寒所引起的便血，不宜投用本方。

◉ 治便秘方——麻子仁丸

便秘是指粪便排出艰难，或多日方解，解而不畅。在外感热病中由于热结于肠道，也可造成大便秘结，但一般所说的便秘是指慢性内科杂病中的大便秘结。其所发生的原因有燥热内结肠道、肠道气机郁滞、脾虚传送无力、阴血虚而肠道失润、大肠阴寒凝滞等。下面介绍一张治疗肠胃燥热便秘的方剂。

治法 / 处方

润肠通便（麻子仁丸）。

麻子仁 10 克　芍药 5 克　枳壳(炙)5 克　大黄 10 克　厚朴(炙)5 克　杏仁(去皮尖,炒)5 克

歌诀：麻子仁丸治脾约,枳朴大黄蜜杏芍；

土燥津伤便难解,肠润热泻诸症却。

用法：共为细末,炼蜜为丸。每服 9 克,每天服 1～2 次,温开水送服。也可按上用量作汤剂煎服。

主治：肠胃燥热,津液不足,大便硬而难解,或老人及病后肠燥便秘、习惯性便秘。

治疗参考

本方所治的病证称为脾约,即指脾被燥热所约束,不能敷成津液,所以大便干结难解。在临床上本方多作成药使用,如作汤剂可予加减。津伤较甚,可加沙参、生地、麦冬、玄参；大便坚硬难解,可加玄明粉。

⊙ 治黄疸方——茵陈蒿汤

黄疸是以目黄、身黄、小便黄为主要表现的病证。发生黄疸的原因甚多,中医学认为与湿热蕴蒸、胆汁外溢或寒湿阻滞、脾阳不振有关,可见于各类肝炎、钩端螺旋体病、急性溶血、各种胆道阻塞等疾病。下面介绍一张治疗湿热性黄疸的常用方。

治法 / 处方

清热利湿,退黄疸(茵陈蒿汤)。

茵陈蒿 30 克　栀子 15 克　大黄 9 克

歌诀：茵陈蒿汤大黄栀,湿热阳黄此方施。

用法：水煎服。

主治：湿热黄疸,全身皮肤及眼珠发黄,黄色鲜明如橘子色,腹微满,口渴,小便深黄不利,苔黄腻,脉沉实或滑数。

治疗参考

茵陈蒿汤对各种疾病出现的湿热性黄疸均可适用。在具体运用时,湿邪较甚者,可加茯苓、猪苓、滑石等以利湿热,或用茵陈四苓汤；腹部胀满较甚,可加青皮、郁金；恶心呕吐者,可加橘皮、竹茹、姜半夏；湿浊较甚,可加藿香、白豆蔻、佩兰；两胁疼痛,可加延胡索、川楝子、生麦芽、赤芍等。

◉ 治胆道蛔虫病方——乌梅丸

胆道蛔虫病又称为蛔厥,是由蛔虫钻入胆管所引起的一种疾病,以突然发作的剑突下或右上腹剧烈疼痛,呈间歇发作作为主要特证。下面介绍一张治疗本病的有效成方。

治法 / 处方

温脏安蛔止痛(乌梅丸)。

乌梅 10 克　细辛 3 克　干姜 6 克　黄连 8 克　当归 3 克　附子(炮去皮)3克　蜀椒(炒香)3 克　桂枝 3 克　人参 3 克　黄柏 3 克

歌诀：乌梅丸用细辛桂,黄连黄柏及当归;

人参椒姜加附子,温脏泻热又安蛔。

用法：研末入炼蜜为丸。每服 9 克,每天服 1～3 次,空腹温开水送下。也可按上用量作汤剂煎服。禁食生冷油腻食物。

主治：蛔厥,右上腹阵作剧痛,或脐腹疼痛,心烦呕吐,或吐蛔虫,手足厥冷,脉象乍大乍小。也可治久泻久痢。

治疗参考

乌梅丸除了用于治胆道蛔虫病外,还可治蛔虫内阻肠道引起的脐腹疼痛。此外,也可用于慢性胃肠炎、慢性菌痢、肠道功能紊乱所致的腹泻、神经性呕吐、胃切除后综合征以及妇女崩漏。作汤剂时可加减,无寒象可去附子、桂枝;正气不虚可去人参、当归;腹痛甚者可加木香、延胡索;呕吐甚者,可加姜半夏、吴茱萸。在治疗胆道或肠道蛔虫病时,还可加用常量的驱蛔灵(枸橼酸哌哔嗪)。

每日练习

1. 槐花散由哪些药物组成? 治疗什么病证?
2. 麻子仁丸由哪些中药组成? 治疗什么病证?
3. 茵陈蒿汤的组成与适应病证是什么?
4. 乌梅丸的组成与适应证是什么?
5. 归纳比较已学过的可治胁痛、腹痛的方剂。

2

十七、心血管系统疾病开什么方

心血管系统在中医学主要属心,并与肝、脑等脏腑有关。心主全身的血液与血脉,其病理变化以心失所养、血行失常、血脉痹阻为主。心的病变有虚实之别:实证多为外邪侵袭后犯于心脉,或由气滞、血瘀、痰阻所致;虚证有心气或心阳不足、心阴或心血亏耗等。临床上以心慌、心前区疼痛、胸闷、失眠、出血为常见症状。

⊙ 治心悸方——炙甘草汤

心悸是指病人自觉心中跳动,心慌不安。发生心悸的原因有虚实之别:虚者为心气、阴血亏耗所致,甚则发展为心阳衰竭;实者则由痰火、水饮、瘀血引起。在以前所学的中药方里,有一些可以用来治疗心悸。如气血两虚、心脾不足而致悸者,可用归脾汤;水饮凌心而致悸者,可用苓桂术甘汤;心血瘀阻而致悸者,可用桃红四物汤、血府逐瘀汤;胸阳不振而致悸者,可用瓜蒌薤白半夏汤;痰火扰心而致悸者,可用黄连温胆汤;心气不足而致悸者,可用四君子汤等。下面介绍一张治疗因气阴不足而致悸的常用方。

治法 / 处方

益气养血,滋阴复脉(炙甘草汤)。

炙甘草12克　生姜9克　人参6克　生地黄30克　桂枝9克　阿胶6克　麦门冬9克　麻仁10克　大枣(劈)5~10枚

歌诀: 炙甘草汤参桂姜,麦地胶枣麻仁襄;

心中动悸脉结悸,虚劳肺痿俱可尝。

用法: 水煎加黄酒15毫升,阿胶另加开水炖化后兑入服。

主治: 气阴不足,心中动悸,体虚少气,脉时歇止,呈结代脉。虚劳肺痿,干咳无痰,痰中带血,形瘦气短,自汗盗汗,口干咽燥,大便干结。

治疗参考

炙甘草汤在临床上多用以治疗各种心律不齐以及冠心病、风湿性心脏病、病毒性心肌炎等病见有心悸、气短、脉律不规则而属气阴不足者。在具体运用时,如气虚甚,加黄芪;血虚甚,加当归、熟地;心慌重,加酸枣仁、茯神、五味子、柏子仁;兼有瘀血,加丹参、桃仁、红花;兼有阳虚而汗出怕冷、舌淡者,可加熟附子、龙骨、牡蛎、黄芪。

⊙ 治冠心病方——冠心苏合丸

冠心病即冠状动脉粥样硬化性心脏病,主要症状为前胸心区突然发生疼痛或压迫感,可持续3～5分钟,伴有面色苍白、恐惧、呼吸困难、出冷汗等,在以前所学的中药方中,血府逐瘀汤可治瘀血痹阻的冠心病,瓜蒌薤白半夏汤可治胸阳痹阻的冠心病。下面再介绍一张治疗冠心病的成方。

治法／处方

芳香开窍,行气止痛(冠心苏合丸)。

苏合香50克　冰片105克　乳香(制)105克　檀香210克　青木香210克

歌诀:苏合香用乳香冰,青木香与檀香并;
芳香开窍止心痛,该方专治冠心病。

用法:上方制成1 000丸。每次用1粒,含服或嚼碎服,每天1～3次,或在睡前、发病时服用。

主治:冠心病引起的心绞痛、胸闷憋气,属痰浊气滞者。

治疗参考

本方不仅可治冠心病,而且对于由于胸中气滞湿阻而引起的胸闷气短也有良效。但若病人血压特高或平素胃寒者,用本方应慎重,以防本方升高血压、药性寒凉之弊。

每日练习

1. 归纳已经学过的可治心悸的方剂,比较这些方剂适应证有何不同。
2. 炙甘草汤由哪几味药组成? 适用于何种病证?
3. 冠心苏合丸的组成和作用是什么?

3

十八、泌尿生殖系统疾病开什么方

泌尿生殖系统在中医学主要属肾,包括了膀胱、胞宫在内,并与肺、脾、肝、三焦等脏腑的功能有关,肾主藏精,为生长、发育、生殖之源,并主维持体内水液的平衡和排泄。因而肾的病变以封藏固摄失职、温养失司、阴液耗伤为主,多见虚证,但同时可有虚火、湿浊水液、瘀血等邪相兼。其临床表现以水肿、小便淋痛、小便不通、腰痛、消渴、遗精、阳痿、白带、不孕等为主。

⊙ 治尿淋方——八正散

尿淋是指小便频数短涩,滴沥刺痛,欲出不尽,小腹拘急的病证。其发生原因有湿热蕴阻膀胱、砂石内阻、气机郁结、瘀血停滞、肾虚不摄等。在以前所学的中药方中,也有一些可用以治尿淋。如湿热下注而致淋者,可用龙胆泻肝汤、三妙丸等;瘀血阻于下而致淋者,可用少腹逐瘀汤;脾气下陷而致淋者,可用补中益气汤等。下面介绍一张治疗湿热蕴阻在下而致淋的中药方。

治法 / 处方

清热泻火,利水通淋(八正散)。

车前子 6 克　瞿麦 6 克　萹蓄 6 克　滑石 6 克　栀子仁 6 克　炙甘草 6 克川木通 6 克　大黄(面裹煨,去面切,焙)6 克

歌诀:八正木通与车前,萹蓄大黄栀滑研;
　　　草梢瞿麦灯心草,湿热诸淋宜服煎。

用法:共为粗末,每次服 6～9 克,加灯心草少量,水煎,于食后及临卧服。或按上用量作汤剂煎服。

主治:湿热蕴阻膀胱而致尿频涩痛,排尿淋沥不畅,甚则癃闭不通,小腹胀满,口燥咽干,舌红苔黄,脉数。

治疗参考

本方常用来治疗各种泌尿系感染,如肾盂肾炎、膀胱炎、尿道炎、前列腺炎等,也可治疗泌尿道结石。在具体运用时,如淋而带血,加小蓟、白茅根、生蒲黄;有结石者,加金钱草、海金沙等。但对病久体虚,下焦无湿热及孕妇等不宜投用。

⊙ 治尿血方——小蓟饮子

尿血是指小便中混有血液或血块的病证。其发生原因不外邪热损伤脉络或脾肾统摄血液的功能失职。如属血热而致尿血者,可用犀角地黄汤;如属肾阴不足而虚火内炎者,可用知柏地黄汤;如属脾不统血而尿血者,可用归脾汤。下面介绍一张治疗下焦热盛而致尿血的中药方。

治法 / 处方

凉血止血,利尿通淋(小蓟饮子)。

生地黄 24 克　小蓟 3 克　滑石 3 克　川木通 3 克　蒲黄(炒)3 克　淡竹叶 3 克　藕节 3 克　当归(酒浸)3 克　栀子(炒)3 克　炙甘草 3 克

歌诀：小蓟饮子藕蒲黄，木通滑石生地襄；

归草黑栀淡竹叶，血淋热结服之康。

用法：共为粗末，每服 12 克，水煎去渣，温服，空腹服。也可按上用量作汤剂煎服。

主治：血淋，尿血，小便频数，红赤涩痛，舌红脉数。

治疗参考

本方多用于急性泌尿系统感染、尿路结石、肾结核、急性肾炎见尿血而排尿涩痛者。下焦热盛，可加知母、黄柏、虎杖；排尿涩痛甚，可加琥珀、海金沙；病久而气阴两伤，可酌减滑石、川木通，加黄芪、阿胶。但若见尿血而无小便涩痛者，当警惕有泌尿系统肿瘤，应到医院做进一步检查。

◉ 治遗尿方——缩泉丸

> 遗尿是指小便不能自禁。其中有发生于睡中者，多见于小儿；有因肾气虚衰或腰椎受伤而致小便不能自禁者。以前所学的肾气丸对肾气虚衰而遗尿者有一定疗效。下面介绍一张治疗遗尿的常用成方。

治法 / 处方

温肾缩尿(缩泉丸)。

乌药、益智仁、山药各等分

歌诀：缩泉丸将遗尿治，山药台乌加益智。

用法：上药为细末，以酒制山药粉为糊，制成小丸。每服 6～9 克，米饮送下，每天服 2～3 次。也可作汤剂煎服。

主治：尿频或遗尿。

治疗参考

本方有市售成药，可用于治疗小儿尿床、老年人尿频或尿失禁，并可治口中泛吐唾沫、多涕、神经性尿频、尿崩症等。如症情较重而作汤剂时，可加入菟丝子、金樱子、桑螵蛸、覆盆子、补骨脂等。

每日练习

1. 归纳已经学过的可治尿淋、小便不利的方剂，比较这些方剂适应证有何不同？

2. 八正散的组成和主治病证是什么？

3. 小蓟饮子的组成和主治病证是什么？
4. 缩泉丸的组成和主治病证是什么？

4

◉ 治遗精方——金锁固精丸

　　遗精是指不因性生活而有精液遗泄的病证。其中有睡梦中因淫事而遗者,称为梦遗;无梦而遗,甚至清醒时无由而泄精者,称为滑精。引起遗精的原因有心火扰动精室、湿热下注、心脾气虚不摄精液、肾虚失固等。以前所学的龙胆泻肝汤、六味地黄丸等就可以分别治疗由湿热下注或肾虚失固而致的遗精。下面介绍一张治疗肾虚遗精的常用方。

治法 / 处方

补肾固精(金锁固精丸)。

沙苑蒺藜(炒)12克　芡实(蒸)12克　莲须12克　龙骨(酥炙)6克　牡蛎(煅)6克

歌诀:金锁固精芡莲须,龙骨牡蛎与蒺藜;

　　　连粉糊丸盐汤下,能止遗精与滑遗。

用法:共为细末,以莲子粉糊丸。每次服9克,空腹淡盐汤送下,每天服2～3次。也可按上用量作汤剂煎服。

主治:肾虚封藏失司,遗精滑泄,腰酸耳鸣,神疲乏力,舌淡,脉细弱。

治疗参考

　　本方可用于治疗肾虚不能固摄而致的尿频、遗尿、遗精等证,还可用以治疗乳糜尿、崩漏、带下、久泻等属肾虚者。在临床运用时,如见大便干结,可加当归、肉苁蓉;大便溏泄,可加补骨脂、五味子;腰脊酸痛较甚者,可加炒狗脊、杜仲、桑寄生;如兼见阳痿者,可加锁阳、淫羊藿、菟丝子等。但如属热甚、湿热所致的遗精,本方不宜投用。

◉ 治水肿方——五皮饮

　　水肿是指体内水液潴留,泛溢于肌肤而致面目、下肢,甚至全身浮肿的病证,严重者可发生胸水、腹水。其发病原因系外感风寒、水湿,或内伤饮食、劳倦及气机阻滞,引起肺失通调,脾失输布,肾失蒸化而致津液内聚,小便不利,水液外泛成水肿。在以前所学的中药方里就有一些可以用来治疗水肿。如风邪外袭而致肿者,可用越婢汤;水湿内蓄而外泛致肿者,可用五苓散;脾虚不能化湿而致肿者,可用理中汤、参苓白术散等;肾虚不能化水湿者,可用真武汤、肾气丸等。下面介绍一张治疗脾虚湿盛、气滞水停所致水肿的常用方。

治法 / 处方

利水消肿(五皮饮)。

生姜皮9克　桑白皮9克　陈橘皮9克　大腹皮9克　茯苓皮9克

歌诀:五皮饮用五般皮,陈苓姜桑大腹齐;

或用五加去桑白,脾虚腹胀颇相宜。

用法:共为粗末,每服9~12克,水煎去渣,温服,每天服2~3次。服药期间忌生冷、油腻及咸物。

治疗参考

五皮饮是临床上治疗水肿的常用方,对于各类急慢性肾炎、心脏病水肿、贫血性水肿、妊娠水肿及其他水肿均有明显的利水消肿作用。对于兼有风湿困阻肌表而体表疼痛者,可用五加皮代桑白皮。在临床运用时,对水肿偏于上半身者,可加防风、羌活、紫苏、荆芥;水肿偏于下半身者,可加泽泻、防己、车前子等;兼寒者,可加附子、干姜;兼热者,可加滑石、木通;妊娠水肿,可去桑白皮加白术。

◉ 治白带方——完带汤

白带是妇女从阴道流出白色黏液绵绵不断的一种病证。其发生原因有脾虚湿油下注、肝经湿热下注、湿热蕴结成毒、肾虚不能固摄等。在以前曾学过的中药里,龙胆泻肝汤、三妙丸之类可用于湿热性质的白带;补中益气汤等可用于脾虚气陷所致的白带;知柏地黄丸等可用于肾阴亏虚,虚热内生而致的白带。下面再介绍一张治疗脾虚湿油下注所致白带的中药方。

治法 / 处方

益气健脾,化湿止带(完带汤)。

白术(土炒)30克　山药(炒)30克　人参6克　白芍(酒炒)15克　车前子(酒炒,纱布袋包)9克　苍术(制)9克　甘草3克　陈皮1.5克　黑芥穗1.5克柴胡1.8克

歌诀:完带汤是治带方,二术参草柴山药;

芍药车前荆芥陈,脾虚带下服之康。

用法:水煎服。

主治:脾虚湿浊下注,带下色白或淡黄,清稀无臭,面色白,倦怠便溏,舌淡苔白,脉缓或濡弱。

完带汤是治疗妇女白带的常用方,凡属虚证而无明显湿热之象者,均可投用。临床上常用于慢性盆腔炎、慢性子宫颈炎或其他因体虚而致的白带。带下量多或夹出血,可加煅龙骨、煅牡蛎、乌贼骨、茜草;肾虚亏较甚者,可加沙苑蒺藜、熟地、肉苁蓉、山茱萸等。带下色黄,黏稠腥臭,是湿热之象,可加入黄柏、椿根白皮、丹皮。虚象不著而湿热甚者,其带下多呈脓性,或呈黄绿色,腥臭气较重,则非本方所宜。

每日练习

1. 金锁固精丸由哪几味中药组成? 治疗何种病证?
2. 五皮饮由哪几味中药组成? 有何作用?
3. 完带汤的组成及适应证是什么? 临床运用时如何加减?
4. 归纳比较已经学过的治疗水肿的方剂。

5

十九、神经系统疾病开什么方

神经系统在中医学主要属心、肝、胆、脑。因心主神明,肝胆主情志条达和气机舒畅,脑则统率人身元神(其主要功能多归属于心、肝)。神经系统的疾病有虚实之别:实证多由痰湿、痰火、瘀血、气滞阻于心肝而致;虚证则多由心、肝、肾等脏的阴阳气血亏虚所致。其临床表现主要有神志失常、抽搐、眩晕、头痛或其他部位疼痛、瘫痪、麻木、失眠、感觉异常、出汗异常等。神经系统疾病甚多,现在仅选择其中几个病证介绍其适用的中药方。

◉ 治失眠方——酸枣仁汤

失眠是指经常性睡眠减少的病证,其中轻者为寝后难以入睡,或寐后易醒,醒后难以再入睡,重者则可彻夜不眠。发生失眠的原因有心火炽盛、肝火内扰、痰热扰心、阴虚火旺，或心脾气血虚衰而致心失所养，或心胆虚怯等。以前所学过的某些方剂可以用来治失眠。如肝热致失眠，可用龙胆泻心汤；痰热致失眠，可用黄连温胆汤；阴虚火旺致失眠，可用六味地黄丸；心脾两虚致失眠者，可用归脾汤。下面介绍一张治疗肝血不足、虚热内扰所致失眠的中药方。

治法／处方

养血安神，清热除烦（酸枣仁汤）。

酸枣仁15克　茯苓6克　知母6克　川芎6克　甘草3克

歌诀：酸枣仁汤治失眠，川芎知草茯苓煎；

养血除烦清虚热，安然入睡梦乡甜。

用法：水煎服。

主治：虚劳虚烦不得眠，心悸，盗汗，头目眩晕，咽干口燥，舌红，脉细弦。

治疗参考

酸枣仁汤是治神经衰弱失眠的常用方，还可用于治疗抑郁症、精神焦虑、轻度精神分裂症、更年期综合征等病。如安神力嫌弱，可重用酸枣仁30～60克，并可配合合欢花、夜交藤等；如虚热较甚，可去川芎，加生地、白芍、川黄连；心悸多梦，可加朱茯神、青龙齿、磁石。

◉ **治癫痫方——定痫丸**

癫痫是卒然昏仆不知人事，口吐涎沫，两目上视，四肢抽搐，少时即自行苏醒，反复发作的疾病。其发生的原因与肝风夹痰浊上蒙清窍、肝火夹痰热扰心、肝肾耗伤及脾胃虚弱有关。以前所学的方剂中有一些可用来配合治疗癫痫，如肝火痰热者用龙胆泻肝汤，肝肾阴虚者用加减复脉汤，脾胃虚弱者用六君子汤等，但每须用一些治癫痫的专用方。下面介绍一张治疗癫痫的常用方。

治法／处方

息风化痰，开窍安神（定痫丸）。

明天麻30克　川贝母30克　姜半夏30克　茯苓30克　茯神30克　胆南星（九制）15克　石菖蒲15克　全蝎（去尾，甘草水洗）15克　僵蚕（甘草水洗，去嘴，炒）15克　真琥珀（腐煮）15克　灯心草（研）15克　陈皮21克　远志（去心，甘草水泡）21克　丹参（酒蒸）60克　麦冬60克　朱砂（研细，水飞）9克

歌诀：定痫二茯见天麻，丹麦陈远蒲姜夏；

胆星蝎蚕珀沥砂，姜汁甘草控痫发。

用法：共为细末，用竹沥1小碗，姜汁1杯，再用甘草120克熬膏，和上药为丸，如弹子大，朱砂为衣。每服6克，温开水送下，每天服2次。

主治：癫痫，忽然眩仆倒地，不省人事，甚则抽搐，目斜口歪，痰涎直流，发出牛羊鸣声。也可用于精神分裂症。

治疗参考

本方一般制为成药，治疗癫痫发作较频者。但由于癫痫的发生每与肝风、痰火、阴虚、脾胃气衰、气虚血瘀等因素有关，所以在癫痫发作的间歇时期，当注重祛除引起癫痫发作的病邪和改善病人的体质，不宜一味投用重镇息风之品。在定痫丸作汤剂使用时，可根据病情进行加减，如泛吐黏痰较多，可加全瓜蒌；痰热较重，可加矾水炒郁金、竹黄；吐痰清稀，可加干姜、细辛；久病而频繁发作，可加人参。

◉ 治盗汗方——当归六黄汤

人体汗出异常大致有自汗、盗汗两类，其中不因外界环境因素的影响而时时汗出，动则益甚者，称为自汗；睡着后汗出，醒后自止者，称为盗汗。在以前所学的中药方里，桂枝汤可治疗营卫不和所致的自汗，玉屏风散可治疗表虚肺卫不固所致的自汗，归脾汤可治血气不足、心失所养所致的自汗、盗汗，龙胆泻肝汤可治肝胆里热郁蒸、逼津外泄所致的自汗、盗汗。下面介绍一张治疗阴虚火扰所致盗汗的中药方。

治法 / 处方

滋阴清热，固表止汗（当归六黄汤）。

当归　生地黄　熟地黄　黄芩　黄柏　黄连各等分　黄芪加一倍

歌诀：阴虚盗汗六黄汤，归柏芩连二地黄；

　　　倍用黄芪为固表，滋阴清热敛汗强。

用法：共为粗末，每服15克，水煎服，小儿减半。本方也可改作汤剂煎服。

主治：阴虚火扰之盗汗，五心烦热，盗汗，面赤颧红，口干唇燥，便难溲赤，舌红脉细数。

治疗参考

本方在临床上专治盗汗而有虚热征象者，如汗出较多，可加浮小麦、牡蛎、糯稻根、碧桃干；虚热较甚或低热缠绵，可加秦艽、银柴胡、地骨皮、白薇。阴虚明显而虚热症状不显著者，可改用六味地黄丸加麦冬、五味子。

每日练习

1. 酸枣仁汤的组成和适应证是什么？

2. 定痫丸中主要有哪些药物？如作为汤剂可作哪些临床加减？

3. 当归六黄汤的组成是什么？可用于治疗何种病证？如何随证加减？

4. 归纳已经学过的可治疗汗出异常的方剂,并比较这些方剂适应病证的不同。

www.ingramcontent.com/pod-product-compliance
Lightning Source LLC
Chambersburg PA
CBHW080421270326
41929CB00018B/3106